AF254214

2053

MANUEL DU CHIRURGIEN-DENTISTE

*

ANATOMIE ET PHYSIOLOGIE

DE LA BOUCHE

ET DES DENTS

219

A LA MÊME LIBRAIRIE

MANUEL DU CHIRURGIEN-DENTISTE

Publié sous la direction de Ch. Godon.

5 vol. in-18 avec fig. cart. Prix de chaque vol.... 3 fr.

TOME Ier. — **Anatomie et physiologie de la bouche et des dents,** par le Dr E. SAUVEZ, 1 vol. in-18 avec 78 fig. cart...................... 3 fr.

TOME II. — **Pathologie des dents et de la bouche,** par le Dr Léon FREY, 1 vol. in-18 avec fig. cart... 3 fr.

TOME III. — **Thérapeutique spéciale, anesthésie, formulaire,** par le Dr M. ROY, 1 vol. in-18 avec fig. cart...................... 3 fr.

TOME IV. — **Clinique dentaire et dentisterie opératoire,** par Ch. GODON, 1 vol. in-18 avec fig. cart.. 3 fr.

TOME V. — **Clinique de prothèse, orthodontie,** par M. P. MARTINIER, 1 vol. in-18 avec fig. cart..................................... 3 fr.

BRAMSEN. — **Les dents de nos enfants.** 1889, 1 vol. in-16 de 142 pages avec 50 fig.................... 2 fr.

BRASSEUR. — **Chirurgie des dents et de leurs annexes,** par E. BRASSEUR, directeur de l'École dentaire de France. 1 vol. gr. in-8 de 100 pages à 2 colonnes, avec 127 fig...................... 5 fr.

HAMONAIDE. — **Programmes et questionnaires pour les examens de chirurgien-dentiste.** 1895, 1 vol. in-18 de 100 pages...................... 1 fr.

HEATH (Ch.). — **Lésions et maladies des mâchoires.** Traduit sur la 3e *édition* par G. DARIN. 1 vol. in-8 de 464 pages avec fig...................... 10 fr.

LEFERT (Paul). — **La pratique des maladies de la bouche et des dents,** dans les hôpitaux de Paris, 1896, 1 vol. in-18, 288 p. cart.................. 3 fr.

ROGER (E.) et GODON (Ch.). — **Code du chirurgien-dentiste.** 1893, 1 vol. in-16.................. 5 fr.

ROUSSEAU (Emm.). — **Anatomie comparée du système dentaire,** chez l'homme et chez les principaux animaux. 1 vol. gr. in-8, avec 30 pl. (40 fr.)..... 10 fr.

THOMSON (N.). — **Formulaire dentaire.** 1895, 1 vol. in-18, 288 p., 61 fig. cart...................... 3 fr.

1535-95. — CORBEIL. Imprimerie ÉD. CRÉTÉ.

MANUEL DU CHIRURGIEN-DENTISTE
Publié sous la direction de Ch. GODON
DIRECTEUR DE L'ÉCOLE DENTAIRE DE PARIS

★

ANATOMIE ET PHYSIOLOGIE
DE LA BOUCHE
ET DES DENTS

Par le Dr E. SAUVEZ

Professeur suppléant d'Anatomie à l'École dentaire de Paris.
Dentiste adj. des hôpitaux de Paris.

AVEC 78 FIGURES INTERCALÉES DANS LE TEXTE

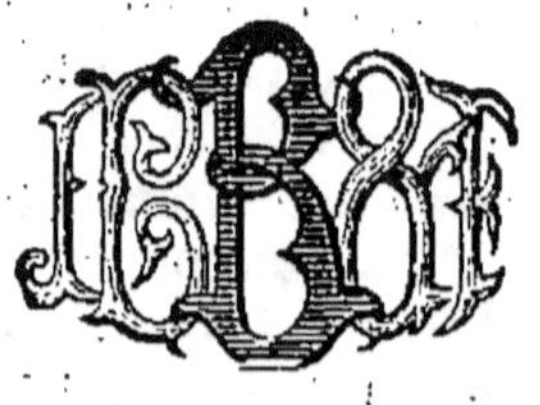

PARIS
LIBRAIRIE J.-B. BAILLIÈRE ET FILS
19, rue Hautefeuille, près du boulevard Saint-Germain

1896

Tous droits réservés

PRÉFACE

Les études odontologiques ont pris en France, par suite de la fondation des Écoles dentaires, un développement qui n'a fait que s'accroître depuis la promulgation de la loi sur la médecine du 30 novembre 1892.

Cette loi, en créant un diplôme officiel de chirurgien-dentiste, oblige ceux qui veulent à l'avenir exercer la profession de dentiste, à des études spéciales et à des examens déterminés.

Mais les livres d'art dentaire destinés aux élèves et aux jeunes praticiens ont été, jusqu'à présent, peu nombreux. Pendant longtemps la France a été tributaire de l'étranger, dont on se contentait de traduire les ouvrages.

Nous avons pensé répondre à un besoin des élèves autant qu'à un désir des professeurs et des examinateurs en réunissant dans un travail d'ensemble, sous une forme facilement assimilable, toutes les matières qui maintenant font officiellement partie de l'enseignement de l'étudiant dentiste et sont exigibles aux examens.

Nous ne nous sommes pas borné là. Nous avons voulu que cet ouvrage pût encore être utile aux praticiens. Nous avons désiré qu'ils pussent retrouver sous une forme claire et précise les matières qu'ils ont apprises au cours de leurs études. Nous y avons ajouté les travaux intéressants qui, jusqu'en ces derniers temps, ont paru dans les revues scientifiques ou professionnelles et qui nous ont semblé constituer un progrès dans la science ou dans la pratique de la « dentisterie ».

Pour rendre ce travail plus complet et plus profitable à l'étudiant et pour en assurer la publication en temps utile, il nous a semblé qu'il y avait avantage à le diviser en plusieurs volumes et à confier chacun d'eux à un collaborateur ayant acquis par des travaux antérieurs une compétence spéciale.

Nous avons suivi, pour la division des matières, le programme des examens tel qu'il a été indiqué dans le décret du 25 juillet 1893, organisant les études dentaires, tel qu'il est appliqué depuis cette époque à la Faculté de médecine de Paris.

Nous avons cru devoir nous limiter aux connaissances spéciales qui se rattachent à la chirurgie buccale ou dentaire.

Quant au choix de nos collaborateurs, il nous a été facile; nous avons trouvé dans quelques-uns des membres du Corps enseignant de l'École dentaire de Paris, une collaboration active et éclairée.

Le Manuel a été divisé en cinq volumes correspondant chacun à l'enseignement du professeur qui a bien voulu s'en charger. Ces volumes ont été ainsi répartis :

Anatomie et Physiologie de la bouche et des dents : Dr E. Sauvez ;

Pathologie des dents et de la bouche : Dr L. Frey ;

Thérapeutique spéciale, anesthésie, formulaire : Dr M. Roy ;

Clinique de Prothèse, Orthodontie : M. P. Martinier ; et *Clinique dentaire, Dentisterie opératoire,* que nous nous sommes réservé.

Nous venons d'exposer les motifs qui ont inspiré la publication de cet ouvrage ; le plan d'après lequel il a été conçu et exécuté ; nous avons fait de notre mieux pour qu'il répondît au but que nous nous étions proposé : faire une œuvre utile à notre profession.

A nos confrères de juger si nous avons réussi.

Ch. GODON.

Novembre 1895.

AVERTISSEMENT

Ce Manuel a pour but de présenter aux étudiants, sous une forme concise, des notions qu'ils étaient forcés jusqu'ici d'aller chercher dans de gros livres.

Les étudiants en chirurgie dentaire qui voulaient se préparer à la partie du premier examen indiquée par les mots : « *Anatomie et physiologie spéciales de la bouche* », n'avaient en effet qu'une ressource : c'était de prendre un traité d'anatomie et de physiologie, et de tâcher de démêler les notions qu'ils devaient nécessairement connaître de celles qui leur étaient moins indispensables. Ils risquaient de s'égarer dans ce travail de sélection et nous avons pu le constater souvent dans les interrogations.

C'est pour remédier à cette lacune que nous avons résumé les matières du cours dont nous avons été chargé, depuis plusieurs années, à l'École dentaire de Paris.

Dans une première partie, nous étudions *l'Anatomie et la Physiologie de la bouche.*

La deuxième partie comprend : *l'Anatomie et le Développement des dents.*

Dans une troisième partie, sous le titre de : *Des dents*

de quelques animaux en particulier, nous avons présenté un résumé des principales notions d'Anatomie comparée du système dentaire.

Ce livre s'adresse aux élèves, qui ont besoin, pour leurs examens comme pour leur pratique courante, d'avoir des notions à peu près suffisantes et précises.

Il pourra rendre également service aux praticiens qui ont souvent besoin de se remémorer un détail dont le souvenir s'est effacé de leur mémoire.

Trop heureux si nous sommes arrivé au résultat souhaité.

Dʳ E. SAUVEZ.

31 janvier 1896.

ANATOMIE
DE LA BOUCHE
ET DES DENTS

PREMIÈRE PARTIE

ANATOMIE DE LA BOUCHE
ET DES RÉGIONS AVOISINANTES

CHAPITRE PREMIER
OS EN GÉNÉRAL

Les os sont des parties dures et résistantes, qui s'unissent les unes aux autres pour former la charpente du corps et qui servent de soutien à toutes les parties molles (Sappey).

CONFIGURATION EXTÉRIEURE. — D'après leur forme générale, les os sont divisés en os *longs*, *plats* et *courts*.

Sur les os longs on distingue la partie moyenne, corps ou *diaphyse* et les extrémités, *épiphyses*.

Les os ne sont pas réguliers, ils portent des *éminences*, des *cavités* et des *trous*. Les éminences contribuent quelquefois à former une portion d'articulation, elles sont alors encroûtées de cartilages et dites *éminences articulaires;* plus souvent elles servent à des insertions musculaires et prennent, suivant leur forme, le nom de *bosse, protubérance, tubérosité, crête, épine, apophyse,* etc. — Les cavités peuvent aussi faire partie d'une articulation ; d'autres fois elles servent à donner insertion à des muscles, à faciliter le passage d'un tendon (*gouttières*) ou bien à agrandir les surfaces osseuses (*cavités d'agrandissement, cellules, sinus,* etc.). Les trous servent presque toujours au passage des vaisseaux et des nerfs; on en compte trois ordres, suivant leurs dimensions. Les plus importants sont des canaux de transmission (*canal, hiatus, scissure,* etc.), les autres offrent un passage aux vaisseaux qui alimentent le tissu osseux (*conduits nourriciers*).

CONFIGURATION INTÉRIEURE. — La substance osseuse se divise en deux variétés de tissus : le premier, étalé en couche plus ou moins épaisse à la surface des os, constitue le tissu compact ; le second, répandu à l'intérieur des os, se compose de lames entrecroisées, de filaments et de colonnes, qui, suivant la laxité des mailles, constituent le tissu spongieux, celluleux ou réticulaire.

Dans un os long, on trouve, de l'extérieur à l'intérieur, du tissu compact, du tissu spongieux et un canal s'étendant à toute la longueur de la diaphyse et dans lequel se trouve logée la moelle (*canal médullaire*).

Dans un os large, le tissu compact superficiel se trouve réduit à une mince épaisseur, constituant les *tables* (table externe et table interne), et, à l'intérieur, on voit une couche de tissu spongieux. Dans les os du crâne, cette couche moyenne de tissu spongieux prend le nom de *diploé.* De plus, dans l'épaisseur de la couche spongieuse des os plats, on observe des *canaux veineux*, qui sont revêtus, à l'intérieur, de la membrane interne des veines.

Un os court est formé d'une mince couche de tissu compact, recouvrant une épaisseur abondante de tissu spongieux. — On y rencontre également des canaux veineux.

COMPOSITION CHIMIQUE. — Les os sont formés de deux substances : une organique et une minérale ; cette dernière est la plus abondante : 100 parties d'os en contiennent 30 à 40 de substance organique pour 60 à 70 de matière minérale. — La matière organique est composée de graisse et d'osséine ; la substance minérale, de phosphate et de carbonate de chaux, de phosphate de magnésie, de chlorure de sodium. La proportion des matériaux constitutifs des os varie suivant le sexe, l'alimentation et surtout l'âge : l'élément organique diminue et l'élément minéral augmente à mesure que les os approchent du terme de leur complet développement ; ces deux éléments restent alors longtemps unis dans une proportion nettement définie. Dans l'extrême vieillesse l'élément organique tend à augmenter, tandis que l'élément minéral diminue (Sappey et Nélaton). D'où il résulte que les os sont plus fragiles aux deux périodes extrêmes de la vie.

La fragilité des os, chez les vieillards, s'augmente encore de ce fait que, chez eux, la conformation intérieure se modifie par la raréfaction et la disparition des trabécules du tissu osseux.

CONSTITUTION HISTOLOGIQUE. — La disposition microscopique du tissu osseux est commandée par la distribution, dans ce tissu, des capillaires sanguins. Ceux-ci cheminent dans des canaux extrêmement ténus, les *canaux de Havers* (fig. 1) ; ces canaux suivent la disposition anastomotique des capillaires sanguins et forment donc, dans l'intérieur de l'os, un réseau dont les mailles très serrées ont au moins un dixième de millimètre. Autour de ces canaux se groupent les *ostéoplastes* et les *lamelles osseuses*.

Les ostéoplastes sont des cavités en forme de fentes aplaties et disposées concentriquement autour des canaux de Havers. Ces cavités offrent des pro-

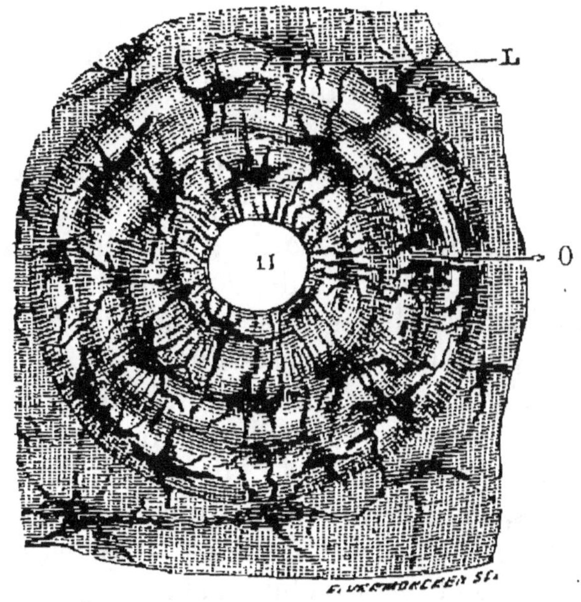

Fig. 1. — Tissu osseux, coupe transversale (*).

longements extrêmement ténus (*canalicules osseux*), qui se répandent dans toutes les directions en se divisant et en s'anastomosant. On a longtemps hésité sur la nature de ces ostéoplastes : on les prenait pour des corpuscules spéciaux (corpuscules osseux). En réalité, l'erreur résultait de ce que la substance examinée provenait d'os secs. Après les travaux de Virchow, Ranvier et Kölliker, on a re-

(*) H, canal de Havers; L, lamelle osseuse; O, ostéoplate.

connu que ces cavités contiennent, à l'état frais, une cellule et que les canalicules osseux livrent passage à des prolongements protoplasmiques très-fins, émanés de cette cellule même.

Les lamelles osseuses constituent autour des canaux de Havers un système de petites couches concentriques, stratifiées, disposées entre les cellules des ostéoplastes. Elles sont formées par la substance fondamentale de l'os, par la substance osseuse. Autour de chaque capillaire sanguin, elles représentent donc un groupe particulier, auquel on a donné le nom de *système de Havers*. De plus, autour du canal médullaire des os longs, on aperçoit une série de lamelles concentriques à ce canal lui-même : c'est le système périmédullaire. Il en est de même à la surface extérieure de l'os, où un groupement de lamelles parallèles à la périphérie de l'os constitue le système sous-périostique.

La *moelle*, qui occupe le canal médullaire et les aréoles du tissu spongieux, est une masse molle et diffluente, dans laquelle, au milieu d'un stroma conjonctif, on trouve des éléments cellulaires. Ce sont surtout de grosses cellules adipeuses, des globules rouges et des myéloplaxes.

Le *périoste* est une membrane fibrovasculaire qui recouvre tous les os. D'épaisseur variable, elle sert de système de contention et surtout de membrane productrice de tissu osseux. Elle est constituée par une couche superficielle d'éléments connectifs et élastiques, et par une couche profonde, à la face interne de laquelle on remarque une ou plusieurs rangées de cellules qui constituent la *couche ostéogène d'Ollier*.

CONFORMATION. EMBRYOLOGIQUE. — Chez le fœtus, avant de s'ossifier, les pièces sont précédées d'une production cartilagineuse ayant à peu près la même forme générale que l'os lui-même. Cette maquette d'os (Testut) s'appelle l'*os cartilagineux;* il est recouvert par une membrane connective, le *périchondre.*

Dans cette pièce primitive apparaissent des *points d'ossification;* ce phénomène coïncide avec la pénétration des vaisseaux sanguins dans le cartilage. Le début de l'ossification se montre donc au voisinage du trou nourricier et sous le périchondre, lequel se transforme par la suite en périoste, et il existe deux centres de prolifération osseuse : le point osseux central et la couche sous-périostée. Le cartilage s'ossifie par la disposition de ses éléments cellulaires en *séries longitudinales* (cartilage sérié) entre lesquelles la substance fondamentale, restée identique à elle-même, constitue les *travées directrices.* A ce moment apparaissent des cellules granuleuses, polyédriques, à noyau, qui se disposent le long des travées; ces cellules ne sont pas autre chose que des *ostéoblastes.* Or, on sait que, en même temps, se fait la pénétration des vaisseaux dans le cartilage ; on s'explique ainsi la formation des systèmes de Havers : les vaisseaux forment le contenu des canaux de Havers, les *ostéoblastes* deviennent les cellules osseuses contenues dans les *ostéoplastes* et les couches successives de l'os, disposées en séries superposées, donnent naissance aux lamelles osseuses.

Contrairement à ce processus, qui s'applique à presque tout le système osseux, les os du crâne se développent directement aux dépens du tissu fibreux. Le substratum de l'os est fibreux, et c'est du périoste directement que partent des aiguilles osseuses qui jouent le rôle de travées directrices.

Les os s'ossifient rarement par un seul point d'ossification. Le pariétal cependant est dans ce cas. Généralement il y en a plusieurs ; seulement il existe toujours un point central, qui joue le rôle de *point osseux primitif*, vis-à-vis duquel les autres sont dits *complémentaires*.

Dans les os longs le point osseux central siège dans la diaphyse. Aux extrémités apparaissent postérieurement des points qui sont dits épiphysaires. La soudure complète entre la diaphyse et les épiphyses se fait généralement très tard, quelquefois seulement à l'âge adulte. Il existe alors une mince couche de cartilage, qui isole les points complémentaires du corps de l'os.

Les lois de l'ossification ont été définies par Serres, en 1819.

Lois de Serres. — 1° *Loi de symétrie*. Tout os médian est double. Les deux points primitifs qui forment ces deux moitiés apparaissent isolément et se soudent ensuite. Les vertèbres font exception à cette loi et se développent par un seul point.

2° *Loi des éminences*. — Toute saillie osseuse se développe par un point osseux particulier.

3° *Loi des cavités*. — Toute excavation des os est formée par la réunion de deux ou plusieurs portions osseuses, développées chacune par un point d'ossification particulier.

Ces lois sont passibles de quelques exceptions.

CHAPITRE II

OS DU CRÂNE

La tête osseuse se compose du *crâne* et de la *face*.

Le crâne est composé de huit os : quatre médians : le frontal, l'ethmoïde, le sphénoïde, l'occipital, deux latéraux doubles, le pariétal et le temporal. Par rapport à la tête, il se trouve situé au-dessus d'un plan passant, en avant, par la racine des yeux et le bord inférieur de l'arcade sourcilière, en arrière par la face supérieure de la 1re vertèbre. Il représente une large cavité formée d'un plancher (*base du crâne*) et d'un volumineux dôme convexe ; il y loge l'encéphale, c'est-à-dire les deux hémisphères cérébraux et le cervelet, et ceux-ci se rattachent à la moelle épinière par une portion renflée : le bulbe rachidien. La communication s'établit par le trou occipital.

La face contient les organes masticateurs et la plupart des organes des sens. On la divise communément en deux portions ou mâchoires : la mâchoire inférieure, formée d'un seul os, le maxillaire inférieur, et la mâchoire supérieure formée de la réunion de treize os : six doubles et latéraux : maxillaire supérieur, os malaire, palatin, unguis, cornet inférieur, os propre du nez, et un seul impair et médian : le vomer.

I. Os frontal. — Le *frontal* ou *coronal* est un os médian, impair et symétrique.

Situation. — A la partie antérieure du crâne, au-dessus de la face. Il contribue à former le front, la racine du nez et la partie supérieure des cavités orbitaires.

Forme. — Les anciens le comparaient à une coquille de pèlerin ; il représente en réalité un segment de sphère creuse (Cruveilhier), mais son quart inférieur s'aplatit pour former un angle avec ses trois quarts supérieurs.

Divisions. — On y considère, en conséquence, trois faces : une antérieure convexe, une postérieure concave et la troisième inférieure qui correspond aux orbites.

Mise en position. — Tourner en avant sa face convexe et directement en bas sa face inférieure.

Développement. — Double chez le fœtus, cet os se développe par deux points d'ossification primitifs : un pour la moitié gauche et un pour la moitié droite.

Description. — I. *Face antérieure ou convexe.* — Elle présente :

1° Sur la partie médiane, les vestiges de la soudure des deux moitiés de l'os et, à l'extrémité inférieure de cette ligne, la *bosse nasale* ou *frontale inférieure* et plus bas l'*échancrure nasale* qui s'articule en haut et en avant avec les os propres du nez, en bas et de chaque côté avec l'apophyse montante des maxillaires supérieurs. De la partie médiane de cette échancrure naît l'*épine nasale* antérieure supérieure.

2° Sur les parties latérales, les *bosses frontales ;* plus bas, les *arcades sourcilières*, qui se confondent sur la ligne médiane avec la bosse nasale ; plus bas encore, l'union de la face antérieure avec la face inférieure donne naissance aux *arcades orbitaires* dont les extrémités sont formées par les *apophyses orbitaires*. L'apophyse orbitaire interne s'unit à l'os unguis, l'externe à l'os malaire.

II. *Face postérieure, concave ou cérébrale.* — Elle présente :

1° Sur la ligne médiane, de haut en bas, une gouttière pour le sinus longitudinal supérieur (1), une crête, *crête frontale*, donnant attache à la faux du cerveau (2), et enfin le *trou borgne ;* 2° de chaque côté de la ligne médiane on rencontre les *fosses frontales* et les *fosses orbitaires*, parsemées « d'impressions di-

---

(1) Le sinus longitudinal supérieur est un canal faisant partie du système nerveux intracrânien : il ne faut pas confondre ces organes avec les cavités osseuses (sinus maxillaire, frontaux) qui portent aussi le nom de *sinus*.

(2) La faux du cerveau est un repli méningien qui sépare sur la ligne médiane les hémisphères cérébraux l'un de l'autre.

gitales et d'éminences mamillaires » en rapport avec les circonvolutions du cerveau.

III. *Face inférieure ou orbitaire*. — Se compose de trois parties : une médiane et deux latérales. La portion médiane représente l'*échancrure ethmoïdale*, laquelle présente à considérer : à sa partie médiane, l'épine nasale qui s'articule avec la lame perpendiculaire de l'ethmoïde et, en s'écartant en dehors de cette épine : *a*, une petite gouttière qui fait partie de la voûte des fosses nasales ; *b*, l'ouverture large et irrégulière des cavités osseuses qui s'appellent les sinus frontaux. Les portions latérales de la face inférieure du frontal portent le nom de *fosses orbitaires* et constituent la voûte des orbites.

IV. *Bords*. — Le frontal a trois bords : un supérieur, un postérieur et un antérieur.

1° Le *bord supérieur*, demi-circulaire, dentelé, s'articule avec le bord antérieur des pariétaux.

2° Le *bord antérieur* ou *orbito-nasal* présente l'échancrure nasale au milieu et, de chaque côté, les arcades orbitaires. Sur ces arcades, le trou ou l'échancrure sus-orbitaire laisse passage au nerf frontal externe.

3° Le *bord postérieur*, rectiligne, présente à sa partie moyenne l'*échancrure ethmoïdale*, et sur tous ses autres points s'articule avec les petites ailes du sphénoïde.

Conformation intérieure. — Au-dessus et sur les côtés de l'échancrure nasale les deux tables de l'os, en s'écartant, forment une cavité double appelée *sinus frontaux*. Les sinus sont, à l'état frais, tapissés par une muqueuse ; ils communiquent avec l'*infundibulum de l'ethmoïde* et, par cet intermédiaire, avec les fosses nasales.

II. **Ethmoïde**. — *Définition*. — Os impair, médian, symétrique, dont une partie, percée de trous fins, ressemble à un crible (du grec *ethmos*, crible).

Situation. — En avant du sphénoïde, dans l'échancrure médiane de la face inférieure du frontal. Il fait donc partie de la base du crâne, et prend part à la formation des cavités nasale et orbitaire.

Forme. — Cet os (fig. 2) se compose essentiellement : 1° d'une lame verticale médiane ; 2° d'une lame horizontale qui, coupe perpendiculairement la

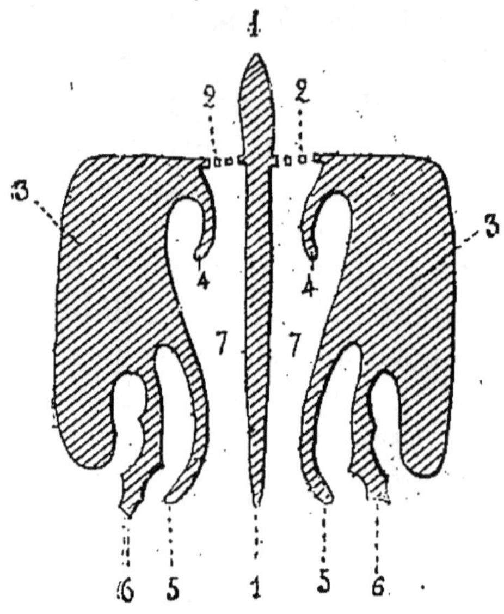

Fig. 2. — Figure schématique représentant la coupe verticale et transversale de l'ethmoïde (d'après Testut) (*).

première en un point voisin de son extrémité supérieure ; 3° de deux masses latérales cubiques, suspendues de chaque côté de la ligne médiane à la face inférieure de la lame horizontale (Testut).

1° *Lame verticale* (fig. 3). — Prend au-dessous de la lame horizontale le nom de *lame perpendiculaire de l'ethmoïde* et forme une partie notable de la

(*) 1, Apophyse crista-galli ; 2, lame criblée ; 3, masses latérales ; 4, cornet supérieur ; 5, cornet moyen ; 6, Apophyse unciforme ; 7, méat supérieur des fosses nasales.

cloison des fosses nasales. Au-dessus de la lame horizontale, elle constitue l'*apophyse crista galli* (crête de coq), qui donne insertion à l'extrémité antérieure de la faux du cerveau.

2° *Lame horizontale*. — Percée de nombreux trous, qui donnent passage aux filets du nerf olfactif et

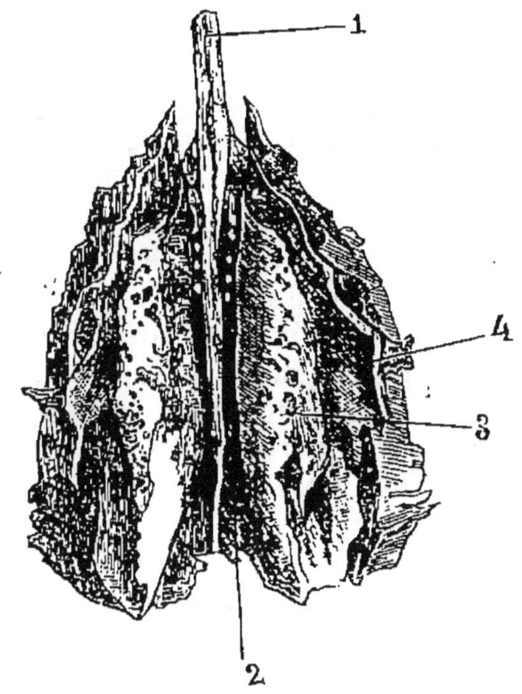

Fig. 3. — Face inférieure de l'ethmoïde (*).

aux artères ethmoïdales, elle prend le nom de *lame criblée*. A ses bords latéraux sont suspendues les masses latérales.

3° *Masses latérales*. — Sont cubiques et placées entre la fosse nasale et l'orbite. Elles sont creusées de

(*) 1, Lame perpendiculaire; 2, gouttières latérales présentant en avant les trous de la lame criblée; 3, cornet moyen; 4, apophyse cunéiforme. (Beaunis et Bouchard.)

cavités et formées de lames enroulées et enchevêtrées, auxquelles on donne quelquefois le nom de labyrinthe. La face externe de cette masse cubique participe à la paroi de l'orbite sous le nom d'*os planum*. Sa face interne constitue la plus grande partie de la paroi osseuse des fosses nasales; il s'en détache deux lames enroulées, à convexité interne, qui sont : le *cornet supérieur* ou *cornet de Morgagni* et le *cornet moyen*, interceptant les *méats supérieur* et *moyen de la cavité nasale*. La face supérieure présente des cellules ouvertes qui se raccordent à des cavités correspondantes du frontal. La face postérieure, creusée également de cellules, s'articule avec le corps du sphénoïde. Il en est de même pour la face antérieure, dont les demi-cellules sont complétées par l'inguis. Enfin la face inférieure n'existe pas en tant que paroi, mais présente successivement : le bord inférieur du cornet moyen, le méat moyen, l'apophyse unciforme qui se détache de la partie antérieure du méat moyen, sous la forme d'une lamelle qui vient rétrécir l'ouverture du sinus maxillaire. Enfin on trouve sur cette face inférieure une surface rugueuse qui s'articule avec le maxillaire supérieur.

A l'intérieur, l'ethmoïde est constitué par une série de cavités ou cellules, lesquelles forment deux groupes distincts : 1° les *cellules ethmoïdales antérieures*, qui s'ouvrent dans le méat moyen par l'intermédiaire de l'infundibulum et communiquent avec le sinus frontal et le sinus maxillaire (Sappey) ; 2° les *cellules ethmoïdales postérieures*, qui s'ouvrent dans le méat supérieur des fosses nasales.

Développement. — L'ethmoïde se développe par quatre points d'ossification : deux pour les masses latérales et deux médians pour la lame perpendiculaire, la lame criblée et l'apophyse crista-galli.

III. Sphénoïde. — *Définition.* — Le sphénoïde (fig. 4) est un os impair, médian et symétrique, occupant la partie antérieure et moyenne de la base du crâne. Il est enclavé là, à la manière d'un coin (d'où son étymologie : grec, *sphèn*, coin) entre l'ethmoïde et le frontal en avant et l'occipital en arrière.

Forme. — Sa forme, très irrégulière, rappelle vaguement celle d'un oiseau aux ailes étendues, plus particulièrement d'une chauve-souris.

On y considère donc un *corps* et des *ailes*, au nombre de quatre : deux grandes et deux petites et, en plus, deux apophyses (*apophyses ptérygoïdes*) annexées à la face inférieure.

I. *Corps.* — C'est un cube à six faces ; il présente :
1° Sur sa face supérieure, qui répond à la face inférieure du cerveau en avant, les *gouttières olfactives* antéro-postérieures, qui reçoivent les bandelettes olfactives ou nerfs olfactifs, puis la *gouttière optique*, au niveau de laquelle se fait l'entrecroisement ou chiasma des nerfs optiques ; plus en arrière, on voit la *selle turcique* ou *fosse pituitaire*, qui loge la glande pituitaire, et qui est limitée à ses quatre coins par les quatre *apophyses clinoïdes*.

2° Sur sa face inférieure une crête médiane s'articule avec le vomer plus en dehors, une gouttière, transformée en trou par la juxtaposition de l'os palatin, donne passage à l'artère ptérygopalatine et au nerf pharyngien de Bock, plus en dehors enfin, se trouvent les apophyses ptérygoïdes.

3° Sa face antérieure répond à la partie postérieure de l'ethmoïde.

4° Sa face postérieure s'unit à l'os occipital. La soudure est le plus souvent complète.

5° Ses faces latérales donnent insertion aux grandes ailes.

II. *Grandes ailes.* — Elles se détachent directement

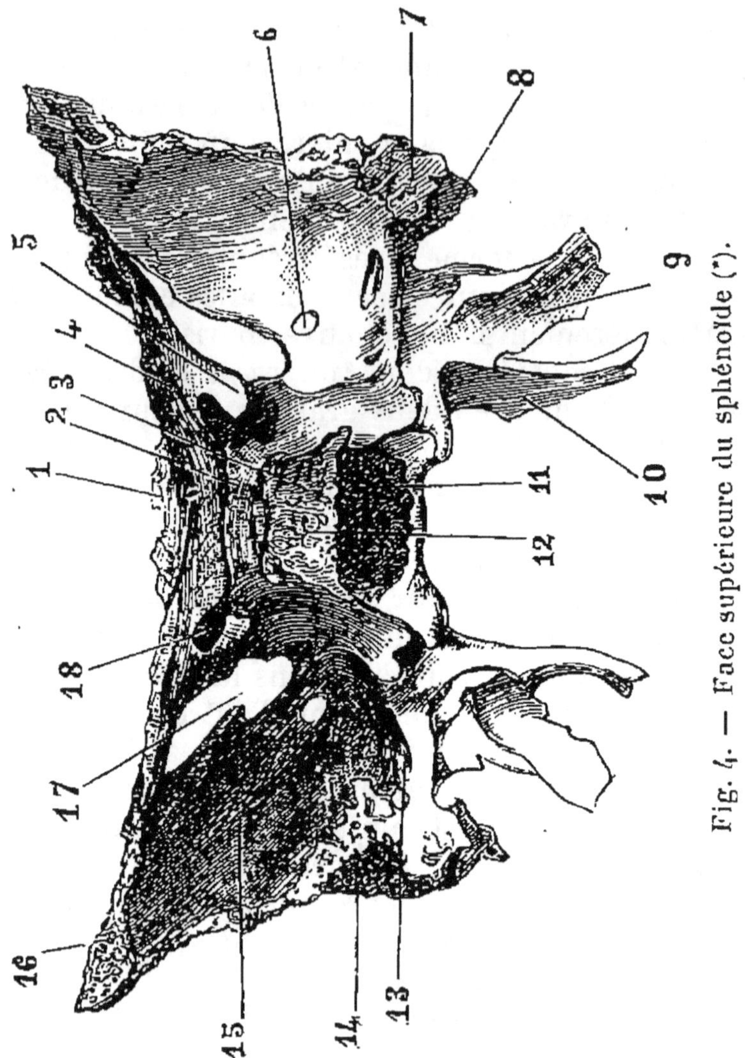

Fig. 4. — Face supérieure du sphénoïde (*).

(*) 1, dépression olfactive ; 2, gouttière optique ; 3, apophyse clinoïde postérieure : 4, apophyse d'Ingrassias ; 5, apophyse clinoïde antérieure ; 6, trou grand rond ; 7, bord externe des grandes ailes ; 8, épine du sphénoïde ; 9, aile externe de l'apophyse ptérygoïde ; 10, aile interne ; 11, lame quadrilatère soudée avec l'occipital ; 12, partie supérieure de cette lame ou dos de la selle ; 13, trou ovale ; 14, bord externe des grandes ailes ; 15, face interne des grandes ailes ; 16, partie articulée avec le frontal ; 17, fente sphénoïde ; 18, trou optique. (Beaunis et Bouchard.)

en dehors du corps de l'os ; elles présentent trois faces :
une supérieure et postérieure (face cérébrale) concave et parsemée d'impressions digitales et d'éminences en rapport avec les circonvolutions du lobe
sphénoïdal du cerveau ; la face antérieure fait partie
de la paroi externe de l'orbite ; quant à la face externe,
elle répond dans sa partie supérieure à la fosse temporale et par sa partie inférieure à la fosse zygomatique. Les grandes ailes du sphénoïde s'articulent
avec la portion écailleuse du temporal par leur bord
externe, avec l'os malaire par leur bord antérieur ;
quant au bord interne, convexe, il se soude au corps
du sphénoïde par sa partie moyenne et s'épaissit à sa
partie postérieure, laquelle s'articule avec le bord antérieur du rocher. Le long de ce bord se rencontrent :
a, la *fente sphénoïdale* qui sépare ce bord des petites
ailes, et qui donne passage aux nerfs moteurs oculaire commun, pathétique, moteur oculaire externe,
branche ophtalmique de Willis (1re branche du trijumeau), à la veine ophtalmique et à une artériole venue de l'artère méningée moyenne ; *b*, le *trou grand
rond* qui donne passage au nerf maxillaire supérieur
(2e branche du trijumeau) ; *c*, le *trou ovale* qui laisse
passer le nerf maxillaire inférieur (3e branche du
trijumeau) et l'artère petite méningée et enfin *d*,
un quatrième orifice placé un peu en arrière, le *trou
petit rond*, qui donne accès, dans le crâne, à l'artère
méningée moyenne. Ces quatre orifices sont situés
à la suite les uns des autres suivant une ligne courbe
dont la concavité est dirigée en dehors ; le trou grand
rond n'est séparé de la fente sphénoïdale que par
un espace de 1 à 3 millimètres ; le trou ovale est
placé à 1 centimètre environ en arrière du trou
grand rond ; une distance de 2 millimètres sépare
le trou petit rond du trou ovale (Testut).

III. *Petites ailes ou apophyses d'Ingrassias* (fig. 5).

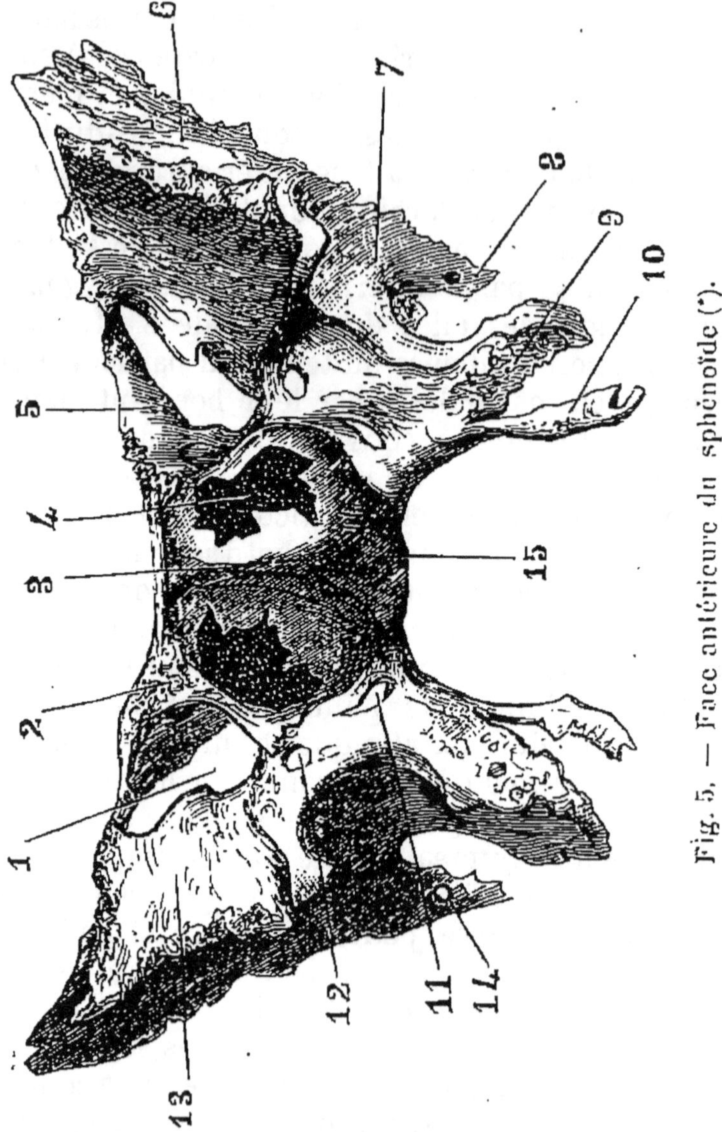

Fig. 5. — Face antérieure du sphénoïde (*).

(*) 1, fente sphénoïdale; 2, partie des petites ailes articulées avec le frontal; 3, crête sphénoïdale; 4, orifice du tissu sphénoïdal; 5, petites ailes; 6, partie de la face externe des grandes ailes appartenant à la fosse temporale; 7, partie appartenant à la fosse zygomatique; 8, épine du sphénoïde; 9, aile externe de l'apophyse ptérygoïde; 10, aile interne; 11, canal vidien; 12, trou grand rond; 13, face orbitaire des grandes ailes; 14, trou petit rond; 15, canal de Bertin. (Beaunis et Bouchard.)

— Ce sont des prolongements triangulaires et allongés qui partent des parties latérales et antérieures du corps de l'os. On y considère également deux faces et deux bords :

1º La face supérieure répond aux lobes antérieurs du cerveau ;

2º La face inférieure fait partie de la voûte de l'orbite ;

3º Le bord antérieur s'articule avec le bord inférieur du frontal et la lame criblée de l'ethmoïde ;

4º Le bord postérieur se termine en dedans par l'*apophyse clinoïde antérieure* et en dehors par une pointe très aiguë, l'*apophyse unciforme*. C'est au-dessous des petites ailes que se trouvent les *fentes sphénoïdales*. A la partie interne de la face inférieure ou orbitaire des apophyses d'Ingrassias s'ouvre le *trou optique*, par où passent le *nerf optique* et l'*artère ophtalmique*. En arrière de ce trou, et immédiatement au-dessous de l'apophyse clinoïde antérieure, existe une échancrure sous laquelle passe l'artère carotide interne. Enfin, au-dessous des apophyses clinoïdes et en arrière des fentes sphénoïdales, se placent les *gouttières caverneuses* qui limitent la fosse pituitaire et reçoivent le sinus caverneux (sinus veineux) et l'artère carotide interne (1).

IV. *Apophyses ptérygoïdes*. — Ce sont des appendices qui descendent verticalement des parties latérales de la face inférieure du corps du sphénoïde. Elles délimitent entre elles un espace quadrilatère qui fait partie de l'ouverture postérieure des fosses nasales. Leur face antérieure, large supérieurement,

____

(1) La carotide interne, en effet, après avoir parcouru le canal carotidien, se place sur les côtés de la selle turcique, décrivant ainsi une courbe très prononcée. Elle se recourbe d'ailleurs de nouveau, en haut, au niveau de l'apophyse clinoïde antérieure.

concourt à former le sommet de la fosse zygomatique (Sappey). Leur face postérieure est excavée
profondément et a reçu le nom de *fosse ptérygoïde*.
Sur le tiers supérieur de cette fosse, on remarque la
fossette scaphoïde, qui donne insertion au muscle
péristaphylin externe ; plus bas, elle donne attache
au muscle ptérygoïdien interne et se divise en deux
ailes, distinguées en interne et externe (Sappey). A
l'extrémité de l'aile interne, se trouve un petit crochet, sur lequel se réfléchit le tendon du muscle
péristaphylin externe. — La face interne des apophyses ptérygoïdes est recouverte par la pituitaire,
la face externe constitue la paroi interne de la fosse
zygomatique, le tendon du muscle ptérygoïdien
externe y prend insertion (1).

Intérieurement le corps du sphénoïde est, comme
l'ethmoïde, creusé de cavités appelées *sinus sphénoï-
daux*. Au nombre de deux, un droit et un gauche,
ils s'ouvrent dans le méat supérieur des fosses
nasales.

Développement. — Le sphénoïde se développe par
quatorze points d'ossification, lesquels se répartissent en deux groupes, comme si l'os était formé de
deux parties distinctes, un sphénoïde antérieur et
un postérieur. On compte deux points d'ossification pour la partie antérieure du corps, quatre pour
sa partie postérieure, deux pour les petites ailes, deux
pour les grandes ailes et l'aile externe des apophyses
ptérygoïdes, deux pour l'aile interne de ces apophyses
et deux pour les sinus (Sappey). — Vers l'âge de seize
à dix-sept ans, le sphénoïde s'unit si intimement à
l'occipital que la suture disparaît.

IV. Occipital. — *Définition*. — Os impair, médian,

---

(1) Les muscles péristaphylins font partie des muscles du
voile du palais, les ptérygoïdiens font partie des muscles masticateurs. (Voir *Muscles*, p. 69).

symétrique, situé à la partie postéro-inférieure du crâne, au-dessus de la colonne vertébrale ou rachis, avec laquelle il s'articule.

Forme. — C'est un os plat, mais recourbé, présentant une face antérieure concave et une face postérieure convexe. Sa forme générale est celle d'un losange, de sorte qu'on y considère deux faces et quatre bords ; de plus, vers sa partie inférieure, il est percé d'un trou assez large et arrondi ; cet orifice se met en rapport avec le canal rachidien de la colonne vertébrale, c'est par là que passent l'extrémité supérieure de la moelle épinière et le bulbe qui aboutissent aux hémisphères cérébraux et au cervelet.

Mise en position. — Tourner la face convexe en arrière, le trou occipital étant en bas ; de plus, donner au plan de cet orifice une direction absolument horizontale.

Description. — 1° *Face postérieure ou convexe.* — Se divise en deux parties : la première ou *écaille de l'occipital*, la seconde ou région du trou occipital et surface basilaire.

L'écaille de l'occipital présente la *protubérance occipitale externe* (inion des anthropologistes) de laquelle se détache la crête occipitale externe qui descend vers le trou occipital. De cette crête se détachent :

a. Les deux *lignes courbes supérieures* qui partent de la protubérance elle-même, et qui donnent insertion au muscle sterno-cléido-mastoïdien en dehors, au muscle trapèze en dedans, et légèrement au-dessus, au muscle occipital.

b. Les deux *lignes courbes occipitales inférieures* qui divergent d'un point situé à peu près à égale distance de la protubérance et du trou occipital, et qui donnent insertion aux muscles splénius et oblique supérieur et, au-dessous, aux grand et petit droits postérieurs de la tête ; entre les deux lignes courbes s'insèrent les muscles grand et petit complexus.

La région du trou occipital est remarquable par l'existence, sur les côtés de l'orifice, de deux surfaces elliptiques lisses et arrondies, à l'état frais encroûtées de cartilage, et qui ne sont autres que les masses osseuses par lesquelles la tête s'articule sur la colonne vertébrale ; on les appelle les *condyles de l'occipital*. En avant des condyles, au fond d'une fossette, se trouve le *trou condylien antérieur*, par lequel le nerf grand hypoglosse sort du crâne ; en arrière existe également le *trou condylien postérieur*, mais qui est inconstant et qui ne donne passage qu'à une artériole, branche de l'artère méningée postérieure. — En avant du trou occipital se trouve la *surface basilaire*, dont la partie antérieure forme la voûte du pharynx.

2° *Face antérieure, concave ou cérébrale.* — Présente à considérer la *protubérance occipitale interne*, diamétralement opposée à l'externe, la *crête occipitale interne*, la gouttière verticale occupée sur le vivant par l'extrémité du sinus veineux longitudinal supérieur et les deux gouttières horizontales réservées aux sinus veineux latéraux. Au-dessus de ces gouttières latérales se trouvent les *fosses occipitales supérieures* qui sont en rapport avec les lobes postérieurs du cerveau ; au-dessous, on voit les *fosses occipitales inférieures* ou *cérébelleuses* pour les hémisphères du cervelet. Au-devant du trou occipital se place la *gouttière basilaire*.

3° Les *bords supérieurs* s'articulent avec les bords postérieurs des pariétaux. La suture occipito-pariétale, qui a la forme de la lettre grecque *lambda*, s'appelle *suture lambdoïde*.

4° Les *bords inférieurs* sont divisés en deux parties

presque égales par l'*apophyse jugulaire ;* en avant de celle-ci se trouve une échancrure qui concourt à former le *trou déchiré postérieur.* Ces bords s'articulent avec le temporal. .

5° L'*angle supérieur* est reçu dans l'angle rentrant que forment les pariétaux ; c'est à ce niveau qu'existe chez l'enfant la fontanelle postérieure.

6° L'*angle inférieur* est formé par le bord épais de l'apophyse basilaire. Il se soude au corps du sphénoïde.

Développement. — L'occipital naît par cinq points primitifs : un pour l'apophyse basilaire, deux pour les condyles, deux pour l'écaille.

V. Pariétal. — *Définition.* — Son étymologie (*paries*, paroi) montre que cet os prend une part importante à la constitution de la boîte crânienne ; c'est, en effet, un os pair situé sur les parties latérales du crâne, au-dessus du temporal, entre le frontal en avant, l'occipital en arrière.

Forme. — Assez régulier, quadrilatère, on y considère deux faces, une externe et une interne, et quatre bords.

Mise en position. — Tourner sa face convexe en haut et en dehors et placer son angle le plus aigu en bas et en avant (Sappey).

Description. — 1° *Face externe, convexe ou cutanée.* — Régulièrement arrondie, recouverte par l'aponévrose épicrânienne et le cuir chevelu. Le muscle temporal s'insère à sa partie inférieure.

2° *Face interne, concave ou cérébrale.* — Représente une large dépression qui porte le nom de *fosse pariétale,* sur laquelle sont dessinées les gouttières ramifiées dans lesquelles se logent les ramifications de l'artère et de la veine méningées moyennes.

3° Le *bord supérieur* s'articule avec le bord supérieur du pariétal du bord opposé pour former la *suture sagittale.*

4° Le *bord inférieur* s'articule avec la portion écailleuse du temporal.

5° Le *bord antérieur* s'articule avec le frontal.

6° Le *bord postérieur* s'articule avec l'occipital.

Développement. — Le pariétal naît par un seul point d'ossification.

VI. Temporal. — *Définition*. — Os pair, occupant la région de la tempe au-dessous du pariétal, en avant de l'occipital, en arrière du sphénoïde. Il joue un double rôle dans la constitution du squelette de la tête : il sert à compléter la boîte crânienne et il contient à son intérieur les organes de l'audition.

Forme. — Sa forme est irrégulière : on y considère une portion supérieure mince et demi-circulaire, l'*écaille*, une portion postérieure et inférieure, courte et épaisse, la *portion mastoïdienne*, et enfin une portion interne pyramidale et volumineuse, le *rocher*.

Mise en position. — Placer sa portion écailleuse en haut et en avant et donner à l'apophyse qui se détache de la face externe de l'écaille (apophyse *zygomatique*) une direction horizontale (Sappey).

Description. — 1. *Portion écailleuse*. — Présente deux faces et un bord demi-circulaire :

1° La face externe fait partie de la *fosse temporale*, et est recouverte par le muscle temporal, par les muscles auriculaires qui la séparent de la peau et plus superficiellement par le pavillon de l'oreille. De la partie inférieure de cette face naît l'*apophyse zygomatique* ou *zygoma*, qui se porte en avant pour s'articuler avec l'os malaire et constituer l'*arcade zygomatique*. Le bord supérieur de cette arcade donne insertion à l'aponévrose temporale, son bord inférieur, au muscle *masséter*. C'est entre cette arcade et la paroi latérale du crâne que passe le muscle temporal. La base d'implantation de cette apophyse sur l'écaille présente une importance considérable, étant données ses connexions avec l'articulation de la mâchoire. Cette base se fait par deux racines : l'une dite *racine postérieure* continue la direction générale de l'apophyse, l'autre, *racine transverse*, se dirige transversalement en dedans. Encroûtée de cartilage, à l'état frais, sur ses faces inférieure et postérieure, elle forme la partie antérieure de la cavité glénoïde de l'articulation temporo-maxillaire et porte souvent le nom de *condyle du temporal*. Au point de jonction des deux racines existe le *tubercule zygomatique*, sur lequel s'insère le ligament latéral externe de l'articulation. En arrière de la racine transverse de l'apophyse, se trouve une large cavité qui s'appelle la *cavité glénoïde du temporal* et qui est séparée en deux par la *scissure de Glaser*.

2° La face interne de la portion écailleuse du temporal, parsemée de reliefs, se met en rapport avec l'encéphale.

3° Le bord s'articule avec le pariétal et, en avant, avec le sphénoïde.

II. *Portion mastoïdienne*. — Présente, à sa partie inférieure, une saillie volumineuse en forme de dent, l'*apophyse mastoïde* ; c'est sur cette saillie que viennent prendre insertion les muscles sterno-cléido-mastoïdien, splénius, petit complexus, qui sont les muscles rotateurs de la tête ; on remarque à sa partie inférieure et postérieure la *rainure digastrique*, dans laquelle vient s'insérer le muscle du même nom. — Sur la face interne de cette portion mastoïdienne on voit une rainure profonde qui reçoit le *sinus latéral* (sinus veineux) et qui répond à l'encéphale. Le bord de la région mastoïdienne s'articule avec le pariétal en haut, l'occipital en arrière et en bas.

III. *Portion pétreuse, pierreuse ou rocher*. — Elle est située entre les portions écailleuse et mastoïdienne ; elle a la forme d'une pyramide à grand axe horizontal présentant trois faces (antérieure, postérieure et inférieure), un sommet et une base.

1° La *base* répond à la surface externe de l'os et est surtout marquée par la présence de l'orifice du conduit auditif, entre l'apophyse mastoïde en arrière, la racine de l'apophyse zygomatique et la cavité glénoïde en avant.

2° La *face antérieure* répond à l'encéphale, la face *postérieure* répond au cervelet ; sur cette dernière on voit, à l'union de son tiers interne avec ses deux tiers externes, le *conduit auditif interne* dans lequel s'engagent les nerfs acoustique, facial et l'artère auditive.

3° La *face inférieure* est inégale et rugueuse ; on y remarque la longue et mince *apophyse styloïde*, sur laquelle viennent s'insérer les muscles stylo-pharyngien, stylo-hyoïdien et stylo-glosse, les ligaments stylo-hyoïdien et stylo-maxillaire. La forme divergente de ces divers éléments anatomiques les a fait comparer à un bouquet : le *bouquet de Riolan*. En arrière de l'apophyse styloïde se trouve le *trou stylomastoïdien* par où le nerf facial sort du crâne et du rocher.

4° Le *bord supérieur* offre une crête saillante où vient s'attacher le repli méningien, qui s'appelle la *tente du cervelet*.

5° Le *bord antérieur* s'articule, dans sa partie interne, avec la grande aile du sphénoïde en ménageant le *trou déchiré antérieur*, et dans sa partie externe se confond avec le bord de l'écaille du temporal.

6° Le *bord postérieur* s'articule avec le bord correspondant de l'occipital.

Conformation intérieure du rocher. — La portion écailleuse ne comprend que le diploé, mais la portion mastoïdienne est creusée des cellules mastoïdiennes qui communiquent avec la caisse du tympan; quant au rocher, il est presque entièrement formé de tissu compact, mais à son intérieur, on trouve:

1° Les cavités de l'oreille interne qui sont le *limaçon* en avant, le *vestibule* au centre et les trois *canaux demi-circulaires* en arrière et qui constituent les *cavités du labyrinthe;*

2° Le *canal* ou *aqueduc de Fallope*, long de 20 à 25 millimètres, contourné et plusieurs fois coudé, qui donne passage au nerf facial;

3° Le *canal carotidien* par où passe l'artère carotide interne: son orifice inférieur se trouve sur la face inférieure du rocher en avant et en dehors de la fosse jugulaire, son orifice supérieur se trouve au sommet du rocher.

Développement. — L'écaille et le rocher se développent chez le fœtus d'un façon indépendante; de plus la région tympanique procède d'un point d'ossification spécial. Quant à la mastoïde, elle se développe par un point dépendant du rocher (Béclard, Sappey) ou par un point spécial (Debierre).

VII. Os wormiens. — Les os wormiens (du nom du Danois Wormius ou Worm qui les décrivit en 1611) sont des fragments osseux que l'on rencontre fréquemment entre les os du crâne; ils dérivent de points d'ossification surnuméraires et se trouvent soit entre les sutures, soit au niveau des fontanelles.

Crâne. — Les os du crâne (fig. 6) constituent une boîte ayant la forme d'un ovoïde dont la grosse extrémité se dirige en arrière et en bas. La capacité de cette boîte osseuse varie suivant l'âge et le sexe. Elle est plus grande dans le sexe masculin que dans le féminin, et se trouve, d'après Sappey, dans le rapport de 113 à 100. De plus, la capacité varie suivant la race : elle se réduit très notablement en passant de la race européenne à la race nègre et de celle-ci à la race australienne (Sappey).

Au point de vue de sa conformation extérieure, le crâne doit être examiné à l'extérieur et à l'intérieur et suivant les trois régions de la *voûte*, de la *base* et des *parties latérales*.

A. SURFACE EXTÉRIEURE. — I. *Voûte*. — Présente : *a*, sur la ligne médiane, la suture des deux frontaux : *suture médio-frontale* ou *métopique*, qui disparaît chez l'adulte, mais qui persisterait à l'état de suture une fois sur 10 (Debierre), puis la *suture bipariétale* ou *sagittale* qui commence à la rencontre de la suture pariéto-frontale en un point désigné sous le nom de *bregma*, pour aboutir au *lambda*, d'où partent les sutures occipito-pariétales, réalisant la *suture lambdoïde ; b*, sur les côtés, on voit d'avant en arrière : l'arcade orbitaire, l'arcade sourcilière, la bosse frontale, la suture fronto-pariétale ou coronale, la bosse pariétale, la suture lambdoïde, puis la bosse occipitale avec ses lignes courbes. La voûte du crâne est lisse et recouverte par le muscle occipito-frontal.

II. *Régions latérales* (fig. 6). — Sont bornées, en haut, par la *ligne courbe temporale*, qui part de l'apophyse orbitaire externe (stéphanion) pour aboutir en un point appelé *astérion* qui représente l'emplacement de la fontanelle postéro-latérale, et où se rencontrent à la fois le temporal, le pariétal et l'occipital. Chacune de ces deux régions latérales est formée par le pariétal, le frontal, le temporal et la grande aile du sphénoïde, elle constitue la *fosse temporale*, largement ouverte en bas, où elle se confond avec la fosse zygomatique, et qui, sur le vivant, est occupée

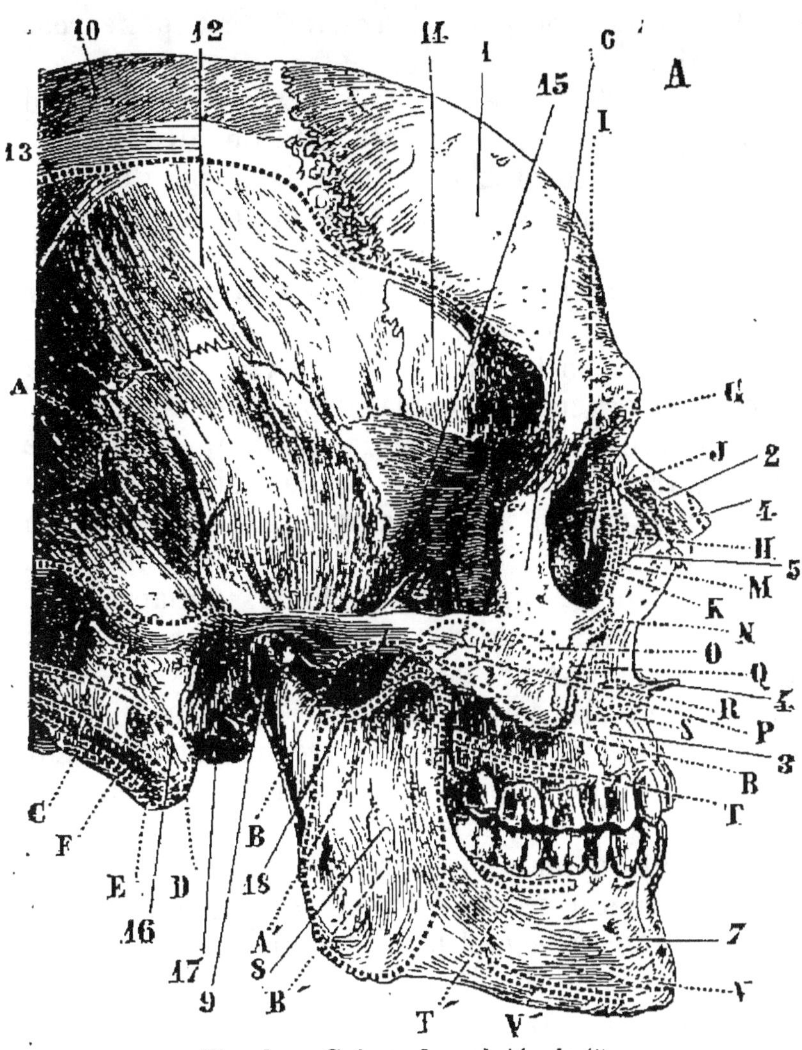

Fig. 6. — Crâne, face latérale (*).

(*) 1, frontal; 2, os nasal; 3, maxillaire supérieur; 4, épine nasale antérieure et inférieure; 5, apophyse montante; 6, os malaire; 7, corps du maxillaire inférieur; 8, branche du maxillaire inférieur; 9, condyle; 10, pariétal; 11, ligne courbe temporale; 12, fosse temporale; 13, écaille du temporal; 14, surface temporale du frontal; 15, grandes ailes du sphénoïde; 16, apophyse mastoïde; 17, conduit auditif externe; 18, arcade zygomatique; 19, occipital.

Insertions musculaires. — A,A', temporal; B.B', masséter; C, auriculaire postérieur; D, sterno-mastoïdien; E splénius;

par le muscle temporal recouvert de l'aponévrose temporale.

III. *Base du crâne.* — Très accidentée, s'étend de la protubérance occipitale externe aux arcades orbitaires. À peu près au milieu de la base on voit le trou occipital. En arrière de cet orifice se trouvent les quatre lignes courbes supérieures et inférieures de l'occipital et les fosses occipitales. Sur les côtés, les condyles, avec les trous condyliens antérieurs et postérieurs ; l'apophyse jugulaire de l'occipital s'articulant avec la surface correspondante du rocher et la fosse jugulaire, dont l'extrémité loge l'extrémité supérieure de la veine jugulaire interne ; la suture pétro-occipitale, le trou déchiré postérieur, la face inférieure du rocher ; puis, tout à fait en dehors, l'apophyse styloïde, la mastoïde et la rainure digastrique. En avant du trou occipital, se trouve la surface basilaire, et sur les côtés de cette surface la continuation de la suture pétro-occipitale, la face inférieure du rocher avec le trou déchiré antérieur, et le trou carotidien, puis la suture pétro-sphénoïdale et le trou ovale.

En avant du plan de la suture occipito-sphénoïdale, la base du crâne se trouve en rapport intime avec les os de la face et presque entièrement recouverte par eux : c'est la *portion faciale* de la base. Dans cette région, on rencontre sur la ligne médiane d'avant en arrière l'épine nasale du frontal, la lame perpendiculaire de l'ethmoïde et l'insertion du vomer sur la crête sphénoïdale inférieure. Sur

F, petit complexus ; G, sourcilier ; H, tendon direct de l'orbiculaire des paupières ; I, tendon réfléchi ; JK, orbiculaire des paupières ; L, pyramidal ; M, releveur superficiel de l'aile du nez et de la lèvre supérieure ; N, releveur profond ; O, petit zygomatique ; P, grand zygomatique ; Q, canin ; B, transverse du nez ; S, myrtiforme ; T, T', buccinateur ; V, carré du menton ; V', triangle des lèvres. (Beaunis et Bouchard.)

les côtés, on rencontre la lame criblée et les masses latérale de l'ethmoïde, la moitié supérieure de l'orbite, et en arrière, les apophyses ptérygoïdes du sphénoïde ; tout à fait en dehors, cette partie de la base du crâne se confond dans la fosse zygomatique (grande aile du sphénoïde). C'est également dans cette région faciale de la base que s'ouvrent les trous olfactif et optique, les fentes ethmoïdale et sphénoïdale.

B. Surface intérieure (fig 7). — I. *Voûte.* — Présente, quant aux sutures, la même disposition que la surface extérieure, les bosses y sont remplacées par des fosses : frontales, pariétales et occipitales. Le long de la suture médio-frontale et de la suture sagittale, on voit la gouttière que loge le sinus veineux longitudinal supérieur, lequel, au niveau de la protubérance occipitale interne, se divise en deux sinus latéraux.

II. *Base du crâne* (fig. 7). — Se divise en trois étages allant en dégradant d'avant en arrière :

1° *Étage antérieur* ou ethmoïdo-frontal. — Limité en arrière par la crête saillante du bord postérieur des petites ailes du sphénoïde. On y voit, sur la ligne médiane, l'apophyse crista-galli et le trou borgne ; sur les côtés, les lames criblées de l'ethmoïde et la suture ethmoïdo-frontale, puis les fosses cérébrales antérieures avec les bosses orbitaires et, en arrière de celles-ci, les sutures sphénoïdo-frontales, la face supérieure des petites ailes et la suture ethmoïdo-sphénoïdale ;

2° *Étage moyen* ou sphéno-temporal. — Il est limité en arrière par le bord supérieur saillant du rocher. Il présente, dans sa région médiane, la fosse pituitaire ou selle turcique, limitée par ses quatre apophyses clinoïdes et de chaque côté par les gouttières caverneuses. En avant de la fosse, se voient les orifices intérieurs des trous optiques. Dans ses régions latérales, cet étage moyen est excavé pro-

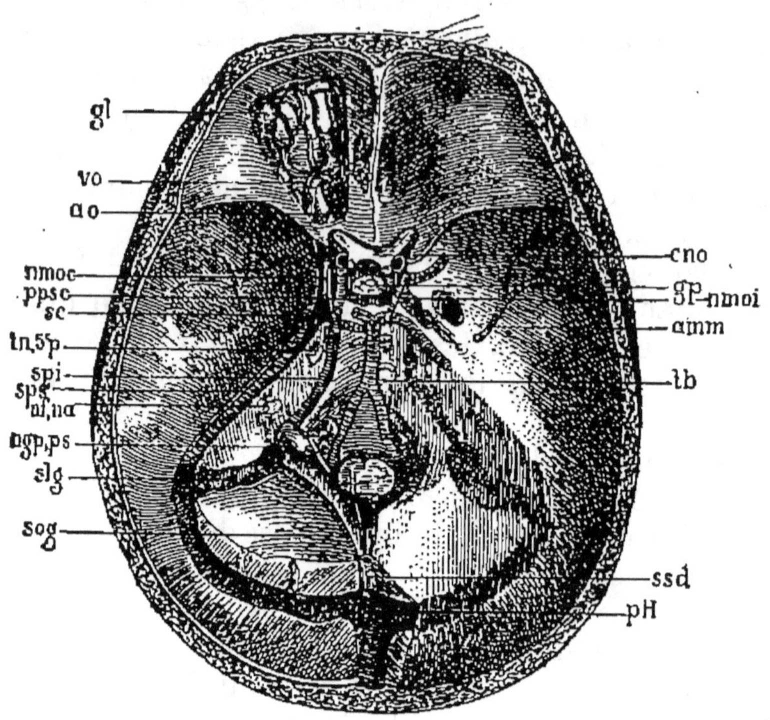

Fig. 7. — Base du crâne (*).

fondément pour former les *fosses sphéno-temporales* dans lesquelles s'ouvrent : la fente sphénoïdale, le trou grand rond, le trou petit rond, le trou ovale,

(*) *gl*, glande lacrymale ; *vo*, veine ophtalmique : *ao*, artère ophtalmique ; *cno*, chiasma des nerfs optiques ; *gp*, glande pituitaire ; *nmoi*, nerf moteur oculaire interne ; *amm*, artère méningée moyenne ; *tb*, tronc basilaire ; *ppc*, partie postérieure du sinus coronaire ; *nmoc*, nerf moteur oculaire commun; *sc*, sinus caverneux du côté droit ; *spi*, sinus pétreux inférieur; *sps*, sinus pétreux supérieur ; *slg*, sinus latéral gauche ; *sog*, sinus occipital gauche ; *pH*, pressoir d'Hérophile ou confluent des sinus ; *in.5ep*, tronc du nerf de la cinquième paire ; *nf.na*, nerf facial et nerf auditif ; *ngp*, nerf glosso-pharyngien pneumogastrique et spinal. (Beaunis et Bouchard.)

l'hiatus de Fallope, le trou déchiré antérieur et l'orifice interne du canal carotidien ;

3° *Étage inférieur*. — Il est constitué par toute la face interne de l'occipital, la face postérieure du rocher et le versant postérieur de la lame quadrilatère du sphénoïde. Sur la ligne médiane, on voit le trou occipital et la gouttière basilaire sur laquelle reposent la protubérance annulaire et le tronc basilaire, tronc artériel important formé par la réunion des deux artères vertébrales et qui irrigue la plus grande partie de l'encéphale ; sur les côtés on trouve les fosses occipitales, le trou déchiré postérieur, le conduit auditif interne. Sur la ligne médiane, traverse la suture sphéno-occipitale, des extrémités de laquelle partent les sutures occipito-temporales.

TABLEAU RÉSUMÉ DES PRINCIPAUX ORIFICES DE LA BASE DU CRÂNE.

Fente ethmoïdale	{ Nerf nasal interne. { Branche de l'artère ethmoïdale antérieure.
Trou optique (débouche dans l'orbite)	{ Nerf optique (IIe paire). { Artère ophtalmique.
Fente sphénoïdale (débouche dans l'orbite)	{ Nerf moteur oculaire commun (IIIe paire). — — — externe (VIe paire). — pathétique (IVe paire). — nasal. — lacrymal. } Trijumeau. — frontal. Veine ophtalmique. Rameau de l'artère méningée moyenne.
Trou grand rond	Nerf maxillaire supérieur (trijumeau).
Trou ovale	{ Nerf maxillaire inférieur (trijumeau). { Artère petite méningée.
Trou petit rond	{ Artère et veine méningées moyennes. { Filets du sympathique.
Canal carotidien	Artère carotide interne.
Trou déchiré antérieur	{ Nerf vidien. { Branche de la pharyngienne ascendante.

Trou déchiré postérieur...	Veine jugulaire interne. Nerf glosso-pharyngien (IXe paire). — pneumogastrique (Xe paire). — spinal (XIe paire). Artère méningée postérieure.
Trou occipital............	Bulbe rachidien. Artère vertébrale. Nerfs spinaux.
Trou condylien antérieur...	Nerf grand hypoglosse (XIIe paire).
Conduit auditif interne (visible seulement sur la surface intérieure)........	Nerf facial (VIIe paire). — auditif (VIIIe paire).
Trou stylo-mastoïdien (Id.).	Nerf facial (VIIe paire). Artère et veine stylo-mastoïdiennes.
Scissure de Glaser (Id.)....	Artère tympanique.

Développement du crâne. — Comme nous l'avons dit précédemment (p. 6), les os du crâne ne se développent pas comme ceux du reste du corps; ils dérivent d'une capsule crânienne *membraneuse*, qui, dans sa base, subit secondairement la chondrification (crâne cartilagineux, plaque basilaire de Kölliker), mais qui, pour la voûte, voit des points d'ossification se développer spontanément dans son squelette membraneux (crâne membraneux). — A la naissance, le crâne de l'enfant n'est pas encore complètement ossifié, il subsiste des espaces membraneux qui ont reçu le nom de *fontanelles*. On compte six fontanelles; deux médianes : l'antérieure au bregma (grande fontanelle ou fontanelle bregmatique), la postérieure au lambda (petite fontanelle ou fontanelle lambdatique) et quatre latérales, deux de chaque côté : une au *ptérion* (point de convergence du frontal, du pariétal, du temporal et de la grande aile du sphénoïde), l'autre à l'*astérion* (point de convergence de l'occipital, du pariétal et du temporal, portion mastoïdienne). La *période fontanellaire* se termine entre deux et cinq ans par la fermeture de la grande fontanelle.

Chez l'adulte, vers l'âge de quarante-cinq ans, les diverses pièces du crâne peuvent se souder complètement entre elles, par disparition de la suture (synostose physiologique).

CHAPITRE III

OS DE LA FACE

Le squelette de la face se divise en deux parties :

1° La mâchoire inférieure, formée d'un seul os, le maxillaire inférieur ;

2° La mâchoire supérieure formée de treize os : ce sont les deux maxillaires supérieurs, les deux malaires, les deux os propres du nez, les deux unguis, les deux palatins, les deux cornets inférieurs ; un seul os est impair et médian, c'est le vomer.

1. **Maxillaire supérieur.** — *Définition.* — Os pair, se réunissant à celui du côté opposé, sur la ligne médiane et formant un massif osseux autour duquel se groupent les dix autres os pairs de la face. — Il est situé au-dessus de la cavité buccale, de chaque côté des fosses nasales, au-dessous des orbites, et prend part à la constitution de ces différentes cavités naturelles.

Forme. — Irrégulièrement cubique, creusé à l'intérieur d'une vaste cavité (sinus maxillaire), qui s'ouvre dans la cavité nasale, cet os est remarquable par la présence d'une longue apophyse qui se porte verticalement en haut (apophyse ou branche montante). — On considère néanmoins au maxillaire supérieur trois faces (une antérieure et externe, une postérieure et externe et une interne), et quatre bords, deux verticaux et deux horizontaux.

Mise en position. — Tourner en dedans l'ouverture du sinus maxillaire, placer en avant la branche montante et diriger en haut le sommet de cette apophyse (Sappey).

Description (fig. 8). — A. *Description extérieure.* — I. *Face antéro-externe.* — Présente en allant de dedans en dehors :

1° La *fossette myrtiforme*, entre la cavité nasale en haut et les deux incisives en bas ;

2° La *bosse canine*, qui répond à la racine de la dent canine et qui sépare la fossette précédente de la *fosse canine*, où s'insère le muscle canin, et à la partie supérieure de laquelle, on aperçoit le *trou sous-orbitaire*, par où sortent le nerf et les vaisseaux sous-orbitaires. Plus haut, entre la cavité orbitaire et la cavité nasale, on voit se profiler l'apophyse ou branche montante du maxillaire, dont le bord antérieur s'articule avec les os propres du nez, le bord postérieur est creusé en gouttière (gouttière lacrymale) et s'articule avec l'os unguis, tandis que le sommet de cette apophyse se met en contact avec l'os frontal. En dehors de la fosse canine, se trouve l'*apophyse transverse, pyramidale* ou *malaire* qui, sur cette face antéro-externe, s'articule avec l'os malaire et qui présente à considérer deux parties, une antérieure, cutanée, qui se confond avec la fosse canine, et une supérieure, qui forme la paroi inférieure ou plancher de l'orbite et dans laquelle on remarque la *gouttière* ou le *canal sous-orbitaire*, qui aboutit au trou sous-orbitaire. Avant sa terminaison au trou sous-orbitaire, le canal sous-orbitaire émet un petit canalicule, qui descend, dans la paroi osseuse, pour porter aux dents incisives et canines le nerf dentaire antérieur et une artériole.

II. *Face postéro-externe.* — Constituée presque entièrement par la face postérieure de l'apophyse malaire (tubérosité maxillaire), elle est entièrement

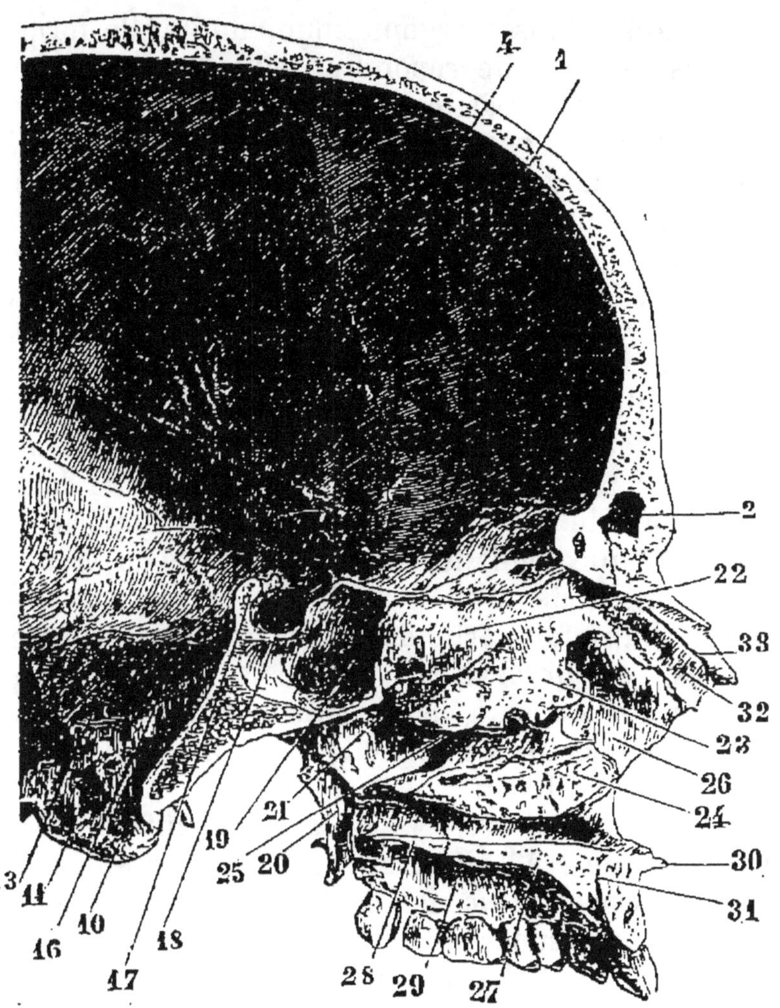

Fig. 8. — Crâne et face : coupe médiane et antéro-
postérieure (*).

(*) 1, frontal ; 2, sinus frontal ; 4, sillons de l'artère méningée moyenne ; 10, condyles de l'occipital ; 11, trou condylien
antérieur ; 13, trou déchiré postérieur ; 16, sinus pétreux inférieur ; 17, dos de la selle turcique ; 18, selle turcique ; 19, sinus
sphénoïdal ; 20, aile interne de l'apophyse ptérygoïde ; 21, trou
sphéno-palatin ; 22, cornet supérieur ; 23, cornet moyen ; 24,
cornet inférieur ; 25, méat moyen et ouverture du sinus maxillaire ; 26, apophyse montante du maxillaire supérieur ; 27, apophyse palatine ; 28, lame horizontale du palatin ; 29, voûte pa

située dans la fosse zygomatique, dont elle forme une des parois. Elle répond au muscle temporal et présente, dans sa partie reculée, les orifices des *conduits dentaires postérieurs et supérieurs*, par où passent les nerfs dentaires postérieurs et les artérioles de l'artère alvéolaire qui se rendent aux dents molaires.

III. *Face interne*. — Remarquable par la présence de l'apophyse palatine, large lame osseuse, qui se rencontre avec son homologue au côté opposé sur la ligne médiane pour former la *voûte palatine*. Cette voûte présente, en avant, l'ouverture du *canal palatin antérieur*; en arrière, elle s'articule avec la lame horizontale de l'os palatin. Sur sa face supérieure et sur la ligne médiane, se trouve la crête du vomer. — Au-dessus de la voûte palatine la face interne du maxillaire fait partie de la face externe des fosses nasales; on observe sur sa partie inférieure une crête transversale où vient s'articuler le cornet inférieur et au-dessus de laquelle se trouve l'ouverture du sinus maxillaire.

IV. *Bord antérieur*. — Dans sa partie inférieure, il présente une crête située sur la ligne médiane et se terminant par l'*épine nasale antérieure et inférieure*; dans sa partie supérieure il forme également, sur la ligne médiane, l'articulation des branches montantes de chaque côté, et dans sa partie moyenne il figure la vaste échancrure de l'ouverture des fosses nasales.

V. *Bord externe*. — Il est mousse et sépare la face antéro-externe de la face postéro-externe.

VI. *Bord postérieur*. — Il est très mousse et s'articule avec l'apophyse ptérygoïde et le palatin.

latine; 30, épine nasale antérieure et inférieure; 31, conduit incisif; 32, os nasal; 33, sillon du nerf ethmoïdal. (Beaunis et Bouchard.)

VII. *Bord inférieur*. — Est formé par l'arcade alvéolaire supérieure.

B. *Description intérieure*. — L'os maxillaire supérieur doit sa légèreté à la présence à son intérieur d'une vaste cavité, le *sinus maxillaire* ou *antre d'Highmore*. Cette cavité a trois parois fort minces, qui correspondent exactement aux faces du maxillaire, et trois bords : un inférieur, un antérieur et un postérieur; elle s'ouvre par un orifice qui débouche dans le méat moyen des fosses nasales (Voir p. 178).

Développement. — Le maxillaire supérieur se développe par cinq points d'ossification; ces cinq points, comme ceux de la voûte crânienne, ne sont pas précédés de cartilage (Sappey, Testut). On compte un point malaire, un orbito-nasal, un nasal, un palatin et un incisif. Avant la suture de cette pièce avec ses voisines, elle constitue l'*os intermaxillaire*, elle se soude normalement vers le troisième mois de la vie intra-utérine. La difformité appelée *bec-de-lièvre* provient généralement d'un défaut de soudure de cet os intermaxillaire avec le maxillaire correspondant.

II. **Os malaire**. — *Définition. Situation*. — L'os malaire forme l'os de la pommette; on l'appelle encore os jugal ou os zygomatique; c'est un os pair, situé au-dessus et en dehors du maxillaire supérieur, sur l'apophyse malaire duquel il repose.

Forme. Division. — Il est irrégulièrement quadrilatère et présente deux faces, quatre bords et quatre angles.

Mise en position. — Diriger en dehors sa face lisse et convexe, en avant, le bord le plus échancré, en haut, la plus longue apophyse.

Description. — La face cutanée ou antéro-externe est convexe, lisse, et présente un ou deux orifices, par où passent des nerfs et des vaisseaux (trous malaires). La face postéro-interne présente à sa partie supérieure une lame (*apophyse orbitaire*), qui se dirige en arrière pour contribuer à former la paroi externe de l'orbite en s'articulant avec le bord antérieur de la grande aile du sphénoïde ; au-dessous de cette apophyse orbitaire, la face interne se divise en deux parties, dont l'une, postérieure, lisse et unie, fait partie de la fosse zygomatique, l'autre antérieure et rugueuse, s'articule avec l'apophyse malaire du maxillaire.

Les deux bords qui regardent en arrière, bords postérieurs, sont l'un supérieur, l'autre inférieur ; le supérieur ou temporal, contourné en S, limite en avant la fosse temporale et donne attache au feuillet superficiel de l'aponévrose temporale ; l'inférieur ou massétérin donne attache au muscle masséter.

Des quatre angles, l'un supérieur s'articule avec l'apophyse orbitaire externe du frontal ; un autre, inférieur, court, fait partie de l'articulation du malaire avec le maxillaire et présente, à sa face externe, le *tubercule malaire ;* un troisième, antérieur, s'articule avec le maxillaire ; le quatrième, dentelé, s'articule avec l'extrémité antérieure de l'apophyse zygomatique du temporal, pour former l'arcade zygomatique ; il est à remarquer que cette articulation se fait de telle façon que tous les chocs violents que l'os malaire peut subir, par suite de son voisinage avec l'enclume que représente le maxillaire supérieur, ne peuvent que presser plus fort l'apophyse zygomatique du malaire contre celle du temporal.

III. Os propres du nez. — *Définition. Situation. Forme. Division.* — Ces deux os sont situés au-dessus de l'orifice antérieur des fosses nasales ; ils sont rectangulaires et forment la charpente de la racine du nez ; ils ont deux faces et quatre bords.

Mise en position. — Mettre en bas l'extrémité large et à bord mince, en avant, la face la plus unie, en dedans le bord le plus épais.

Description. — La face antérieure ou cutanée est unie, concave de haut en bas ; la face postérieure ou pituitaire est concave transversalement ; cette dernière est parcourue par un sillon qui loge le filet ethmoïdal du rameau nasal.

Le bord interne s'articule avec l'os nasal opposé, l'épine nasale de l'os frontal et la lame perpendiculaire de l'ethmoïde ; l'externe, mince, long, avec le bord antérieur de l'apophyse montante du maxillaire supérieur ; quant aux deux autres, le supérieur, très épais, s'articule avec l'échancrure nasale du frontal, l'inférieur, mince, limite en haut l'orifice antérieur des fosses nasales.

IV. **Os unguis.** — *Définition. Situation. Forme. Division.* — Les os unguis sont appelés ainsi parce qu'ils ont la forme et la consistance d'un ongle ; on les appelle encore *os lacrymaux* ; ils sont situés à la partie interne de l'orbite, en arrière de l'apophyse montante du maxillaire supérieur. On peut y considérer deux faces, l'une externe, l'autre interne, et quatre bords.

Mise en position. — Mettre en dehors la face qui présente une crête, en dirigeant cette crête verticalement, son crochet terminal étant en bas, et en avant la gouttière qu'elle contribue à former (Sappey).

Description. — La face externe ou orbitaire est divisée en deux parties par une crête verticale (crête de l'unguis), la partie antérieure fait partie de la gouttière lacrymale et est la plus petite ; en bas de cette crête, se trouve un petit crochet qui contribue à fermer en arrière et en dehors l'orifice du canal nasal.

La face interne ou ethmoïdale est divisée également en deux parties par une rainure correspondant à la crête précédente ; la moitié antérieure libre fait partie du méat moyen des fosses nasales ; la moitié postérieure s'applique sur les cellules antérieures de l'ethmoïde.

Le bord antérieur s'unit avec le bord postérieur de l'apophyse montante du maxillaire, le long de la lèvre postérieure de la gouttière lacrymale de cette apophyse. Le bord postérieur s'unit à l'os planum ou lame papyracée de l'ethmoïde ; le bord supérieur s'articule avec l'apophyse orbitaire interne du frontal ; l'inférieur s'articule en avant avec le cornet inférieur, en arrière avec le maxillaire.

V. Os palatin. — *Définition. Situation. Forme. Division.* — Les os palatins contribuent à former la partie postérieure du squelette de la voûte palatine osseuse ; ils sont formés d'une sorte de lame verticale antéro-postérieure, à laquelle est réunie à angle droit, comme les deux parties de la lettre L majuscule, une lame horizontale quadrilatère. Chacune de ces lames présente deux faces : la lame verticale a une face externe et une interne ; la lame horizontale, une face supérieure et une inférieure.

Mise en position. — Mettre la petite lame quadrilatère en bas et en dedans, en plaçant son bord concave en arrière.

Description. — Nous décrirons séparément chacune des deux lames (fig 9, 10 et 11).

I. *Lame verticale.* — Elle présente deux faces et quatre bords.

1º La *face interne* fait partie des fosses nasales et présente de haut en bas : tout en haut, une crête horizontale articulée avec le cornet moyen, et au-dessous de laquelle est une gouttière faisant partie du méat moyen ; plus bas, une crête articulée avecle cornet inférieur, au-dessous de laquelle est une gouttière appartenant au méat inférieur ; c'est à ce niveau que se détache la lame horizontale que nous étudierons ensuite.

2° La *face externe* présente, en avant, une petite surface lisse qui contribue à rétrécir l'orifice du sinus maxillaire. En arrière, on trouve une surface rugueuse qui s'articule avec le bord postérieur du maxillaire et dont la limite postérieure est formée par une gouttière verticale. Celle-ci constitue le *canal palatin postérieur*, lorsqu'elle est fermée par la présence du maxillaire ; elle contient les nerfs et vaisseaux palatins et présente quelquefois les petits orifices des canaux palatins accessoires.

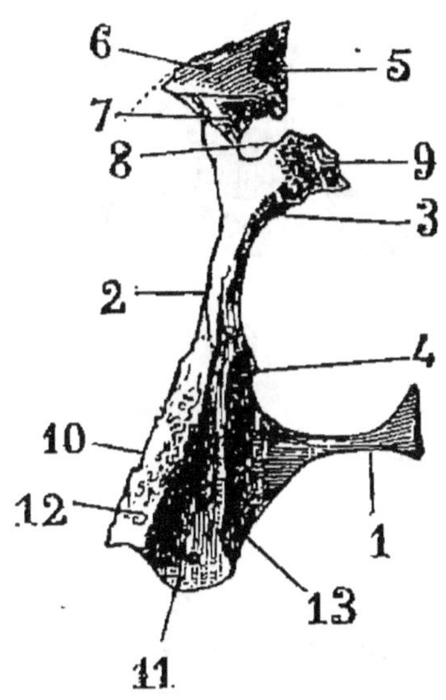

Fig. 9. — Face postérieure du palatin droit.

3° Le *bord antérieur* de la lame verticale du palatin s'appuie sur la face interne du maxillaire et, venant s'adapter à la partie inférieure de l'entrée du sinus maxillaire, en rétrécit notablement l'entrée.

4° Le *bord postérieur* s'applique au bord antérieur de l'aile interne de l'apophyse ptérygoïde. De la partie inférieure de ce bord postérieur, à son union avec le bord postérieur de la lame horizontale du palatin, naît l'*apophyse ptérygoïdienne* ou *pyramidale*. Celle-ci, dont le sommet est reçu dans l'échancrure de l'apophyse, présente, à sa partie supérieure, cinq facettes, deux latérales qui s'articulent respectivement avec les bords postérieurs de l'aile externe et de l'aile interne de l'apophyse ptérygoïde, et une médiane qui, reçue dans l'écartement des deux ailes, complète la

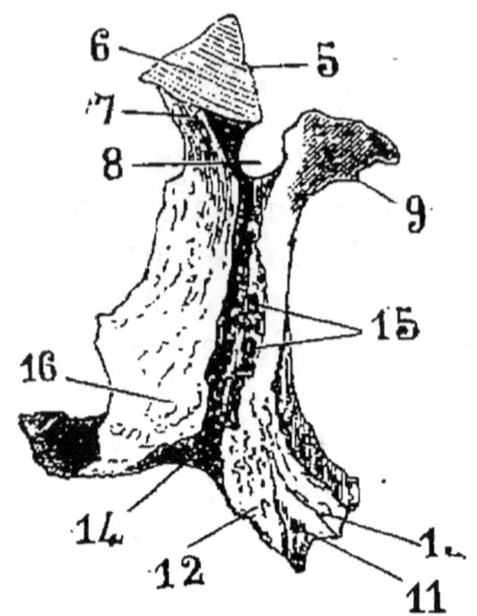
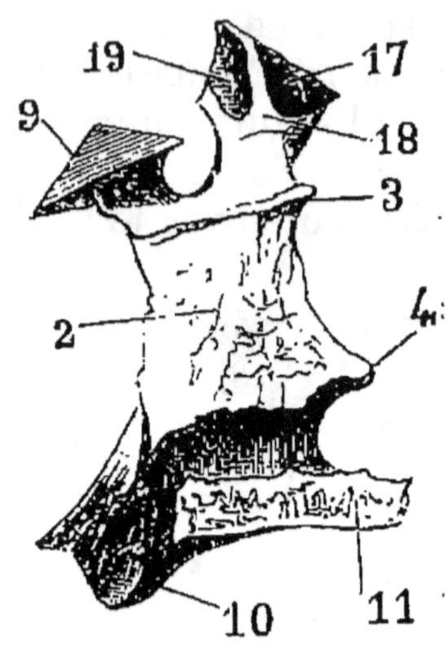

Fig. 10. — Face externe du palatin droit.

Fig. 11. — Face interne du palatin droit (*).

fosse ptérygoïde et donne insertion au muscle ptérygoïdien interne. Quant à la face inférieure de cette apophyse pyramidale, elle fait partie de la voûte pa-

(*) 1, lame horizontale ; 2, lame verticale ; 3, crête transversale articulée avec le cornet moyen; 4, crête transversale articulée avec le cornet inférieur ; 5, apophyse orbitaire; 6, facette orbitaire ; 7, facette faisant partie de la fosse ptérygomaxillaire ; 8, échancrure contribuant à la formation du trou sphéno-palatin ; 9, apophyse sphénoïdale; 10, apophyse pyramidale; 11, surface faisant partie de la fosse ptérygoïde; 12, surface rugueuse articulée avec l'aile externe de l'apophyse ptérygoïde ; 13, surface rugueuse articulée avec l'aile interne de l'apophyse ptérygoïde ; 14, gouttière qui contribue à former le canal palatin postérieur ; 15, conduits palatins accessoires ; 16, surface rugueuse articulée avec le maxillaire supérieur ; 17, facette de l'apophyse orbitaire articulée avec le maxillaire supérieur ; 18, facette articulée avec l'ethmoïde ; 19, facette articulée avec le sphénoïde. (Beaunis et Bouchard.)

latine et présente les orifices des deux canaux palatins accessoires.

5° Le *bord supérieur* présente deux apophyses, l'une antérieure, apophyse sphénoïdale, l'autre postérieure, apophyse orbitaire.

a. L'*apophyse sphénoïdale* a une face, l'interne, qui fait partie de la paroi des fosses nasales, tandis que l'externe fait partie de la fosse zygomatique.

b. L'*apophyse orbitaire*, plus considérable, présente, en dehors, deux facettes ; une forme la partie la plus reculée du plancher de l'orbite, l'autre prend part à la formation de la partie la plus élevée de la fosse zygomatique. En dedans, cette apophyse orbitaire présente trois autres facettes, dont l'une s'articule avec le corps du sphénoïde, l'autre avec l'ethmoïde et la troisième avec le maxillaire. L'apophyse orbitaire est creusée à son intérieur d'une cavité, le *sinus palatin*, qui s'applique tantôt contre les cellules ethmoïdales, tantôt sur le sinus sphénoïdal.

6° Le *bord inférieur* se confond avec le bord externe de la portion horizontale.

II. *Lame horizontale.* — Située en arrière de l'apophyse palatine, elle a la forme d'un quadrilatère. On y considère deux faces et quatre bords.

1° *Face supérieure*, lisse, fait partie des fosses nasales dont elle constitue la partie la plus reculée et la plus large du plancher.

2° *Face inférieure*, constitue le tiers postérieur de la voûte palatine ; présente à sa partie postérieure un orifice, complété le plus souvent par l'adossement de la tubérosité du maxillaire : c'est l'*orifice inférieur du conduit palatin postérieur*.

3° *Bord antérieur*, s'articule avec le bord postérieur de l'apophyse palatine du maxillaire.

4° *Bord postérieur*, représente le bord de la voûte

palatine osseuse et donne insertion à l'aponévrose du voile du palais.

5° *Bord externe*, se confond avec le bord inférieur de la lame verticale.

6° *Bord interne*, se soude sur la ligue médiane avec le bord interne du palatin opposé. Il ménage à la face supérieure une gouttière où vient se loger le vomer, et présente à sa partie la plus reculée l'*épine nasale postérieure*.

Développement. — Le palatin se développe par un seul point d'ossification qui occupe l'angle de réunion de ses deux lames (Sappey).

VI. Cornet inférieur. — *Définition.* — Os pair, situé dans la cavité des fosses nasales à la paroi externe desquelles il s'accroche. C'est une lamelle osseuse qui, comme les autres cornets, s'interpose entre deux des méats des cavités nasales, l'inférieur et le moyen.

Description. — On y décrit deux faces et deux bords.

1° *Face interne*, est convexe et regarde la cloison des fosses nasales.

2° *Face externe*, est concave, regarde en bas et en dehors et fait partie du méat inférieur.

3° *Bord supérieur*, s'articule avec une crête située sur la branche montante du maxillaire supérieur.

4° Le *bord inférieur* est libre.

Cet os, par ses deux extrémités, s'articule en avant avec le maxillaire supérieur et en arrière avec le palatin. Il se développe par un seul point d'ossification.

VII. Vomer. — *Définition.* — Os impair, médian, faisant partie de la cloison des fosses nasales.

Description. — Il a la forme d'une lame quadrilatère qui forme toute la partie postérieure et inférieure de la cloison. Par son bord supérieur qui se creuse en gouttière, il s'articule avec le sphénoïde; par son bord inférieur, avec l'apophyse palatine des maxillaires en avant, avec la portion horizontale des palatins en arrière. Son bord antérieur s'unit, par moitié, au bord de la lame perpendiculaire de l'ethmoïde et au cartilage de la cloison ; son bord postérieur est libre et sépare les orifices postérieurs des fosses nasales.

VIII. **Maxillaire inférieur.** — *Description.* — Os impair, symétrique, constituant à lui seul le squelette de la mâchoire inférieure.

Situation. — Partie inférieure de la face, au-dessous du maxillaire inférieur et des temporaux avec lesquels il s'articule.

Forme. — Il représente schématiquement un fer à cheval dont la concavité serait tournée en arrière ; aux deux extrémités de cette courbe, l'os se relève pour former les branches de la mâchoire.

Mise en position. — Tourner en avant sa face convexe, placer en haut le bord alvéolaire et donner à celui-ci une direction horizontale (Sappey).

Description. — On divise le maxillaire inférieur en *corps* et *branches*.

A. *Corps.* — On y considère généralement deux faces : une antérieure et une postérieure, et deux bords, un supérieur et un inférieur.

I. *Face antérieure.* — Présente, sur sa partie moyenne, la *symphyse*, dernier vestige de la soudure des deux moitiés primitives de la mandibule et qui se termine, en bas par l'*éminence mentonnière*. De cette éminence partent les *lignes obliques externes*, une pour chaque côté, sur lesquelles s'insèrent les muscles triangulaire des lèvres, carré du menton et paucier. Au-dessus, et au niveau de la deuxième molaire se voit le *trou mentonnier*, orifice externe du conduit dentaire inférieur, par lequel passent les vaisseaux et nerfs mentonniers.

II. *Face postérieure.* — Sur la ligne médiane se trouvent les deux couples des *apophyses géni* : les deux supérieures donnent insertion aux muscles génio-glosses, les deux inférieures aux muscles géni-hyoïdiens. De ces apophyses se détachent les *lignes obliques internes*, une pour chaque côté, qui donnent insertion au muscle mylo-hyoïdien et prennent souvent le nom de lignes mylo-hyoïdiennes. Au-dessus de cette ligne

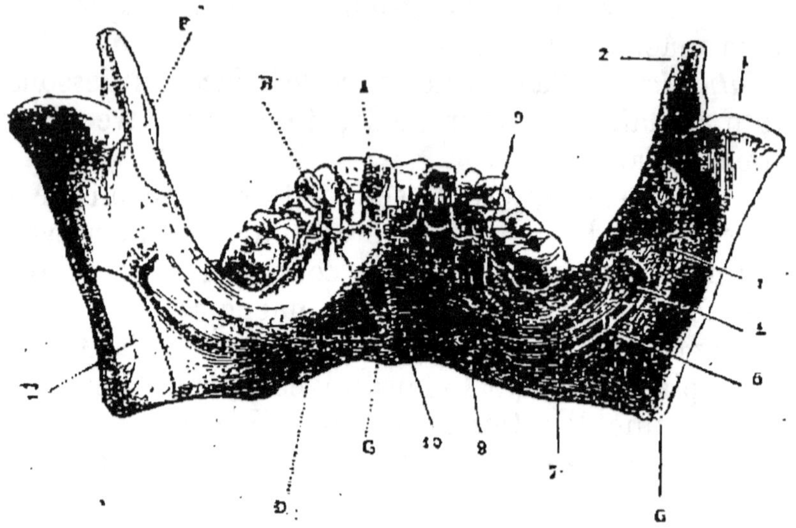

Fig. 12. — Maxillaire inférieur, face postérieure (*).

et en dedans, se trouve la *fossette sublinguale*, qui sert à loger la glande du même nom ; au-dessous et en dehors, se trouve la *fossette sous-maxillaire* pour la glande sous-maxillaire.

III. Le *bord supérieur* ou *alvéolaire* présente une série de cavités destinées à recevoir les racines des dents.

(*) 1, branche de la mâchoire ; 2, apophyse coronoïde ; 3, condyle ; 4, orifice du canal dentaire inférieur ; 5, sillon mylo-hyoïdien ; 6, angle de la mâchoire ; 7, ligne mylo-hyoïdienne ; 8, partie basilaire de l'os ; 9, partie linguale ; 10, apophyse géni.

Insertions maxillaires. — A, génio-glosse ; B, génio-hyoïdien ; C, digastrique ; D, mylo-hyoïdien ; E, ptérygoïdien interne. (Beaunis et Bouchard.)

IV. Le *bord inférieur*, arrondi, est remarquable par sa fossette digastrique située au-dessous de la saillie du menton et où s'attache le ventre antérieur du muscle digastrique.

B. *Branches.* — Présentent deux faces et deux bords.

I. *Face externe.* — Quadrilatère et plane, représente, surtout dans sa partie inférieure, l'insertion du *muscle masséter*.

II. *Face interne.* — Porte, dans sa partie inférieure, des rugosités où s'attache le muscle ptérygoïdien interne. Au-dessus, et vers la partie médiane de cette face, s'ouvre l'*orifice supérieur du canal dentaire*, par lequel les vaisseaux et le nerf dentaires inférieurs s'engagent dans l'intérieur de l'os. Cet orifice est protégé par l'*épine de Spix*, éperon triangulaire auquel s'attache la bandelette fibreuse qui porte le nom de ligament sphéno-maxillaire. A la partie inférieure de l'orifice, un petit sillon marque l'empreinte du passage des vaisseaux et du nerf mylo-hyoïdiens.

III. *Bord antérieur.* — Vertical et légèrement oblique en bas et en avant, simple supérieurement, se dédouble inférieurement pour se prolonger avec les *lignes obliques* externe et interne correspondantes.

IV. *Bord postérieur.* — Est arrondi. En s'unissant avec le bord inférieur du corps de l'os il forme l'*angle de la mâchoire*, dont l'amplitude varie avec l'âge. Chez le fœtus il s'élève à 150°, à la naissance il se réduit à 135°, à l'âge adulte à 120°, mais, dans la vieillesse, il tend à revenir à 125 ou 130° (Sappey).

V. *Bord supérieur.* — Est constitué en avant par l'*apophyse coronoïde*, sur laquelle vient s'insérer le muscle temporal; en arrière, le bord remonte pour constituer le *condyle de la mâchoire* supporté par le *col du condyle*. Entre ces deux éminences, le bord de la branche montante s'incurve pour former l'*échan-*

crure sigmoïde, par laquelle passent les *vaisseaux* et *nerf massétérins*.

Conformation intérieure. — Formé d'une masse de tissu spongieux, enveloppée extérieurement par deux lames de tissu compact, le maxillaire inférieur présente dans son intérieur un canal longitudinal qui commence sur la face interne, se dirige obliquement en avant et en bas, atteint le voisinage de la racine des dents, devient horizontal, puis se bifurque vers la partie moyenne du corps de l'os ; sa branche externe vient s'ouvrir au dehors par le tissu mentonnier (*canal mentonnier*), sa branche interne continue le trajet primitif et aboutit à la symphyse (*canal incisif*). L'ensemble de ce conduit constitue le *canal dentaire inférieur*. C'est par là que cheminent les vaisseaux et les nerfs qui se rendent aux dents de la mâchoire inférieure.

Développement. — Le maxillaire inférieur se développe aux dépens d'une couche purement celluleuse qui se montre au début du deuxième mois de la vie intra-utérine, sous la forme d'un petit arc ogival composé de deux moitiés symétriques, qui s'appliquent angulairement l'une à l'autre, sur la ligne médiane (Sappey). Cet arc celluleux est soutenu par un cartilage de même forme, dit *cartilage de Meckel* (fig. 13 et 14), qui n'est, comme l'a démontré Serres en 1822, qu'un *maxillaire inférieur temporaire*.

Le maxillaire inférieur est donc primitivement double ; il s'ossifie, par la suite, par six points d'ossification : 1° point inférieur ; 2° point incisif situé de chaque côté de la symphyse dans la région qu'occuperont d'abord les incisives ; 3° point condylien ; 4° point coronoïdien ; 5° et 6° deux points accessoires pour l'orifice du trou mentonnier et pour l'épine de Spix (Rambaud et Renault). La soudure des deux moi-

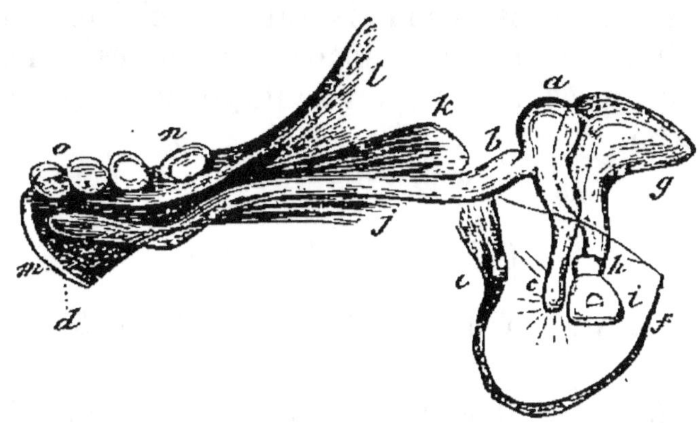

Fig. 13. — Cartilage de Meckel, vu par sa face interne (*).

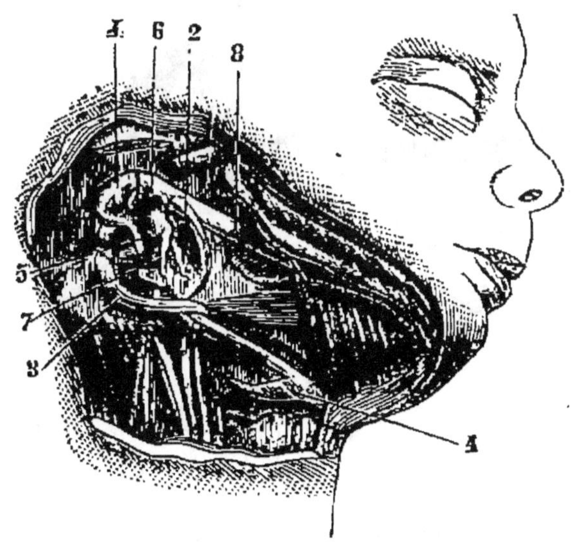

Fig. 14. — Cartilage de Meckel, vu par sa face externe (**).

(*) *a*, marteau ; *b*, son apophyse grêle ; *c*, son manche ; *d*, cartilage de Meckel ; *ef*, cercle tympanique ; *g*, enclume ; *h*, os lenticulaire ; *i*, étrier ; *jklm*, maxillaire inférieur ; *o,n*, dents (Beaunis et Bouchard).

(**) 1, os hyoïde ; 2, cercle du tympan ; 3, apophyse styloïde 4, enclume ; 5, son apophyse verticale ; 6, marteau ; 7, son manche ; 8, cartilage de Meckel, d'après Kölliker.

tiés du maxillaire ne se forme que deux ou trois mois après la naissance. A la naissance, les cloisons inter-alvéolaires ne sont pas encore complètes. Chez le vieillard, après la chute des dents, le bord alvéolaire se résorbe.

CHAPITRE IV

ARTICULATION TEMPORO-MAXILLAIRE

Définition. — L'articulation temporo-maxillaire représente l'ensemble des moyens par lesquels le

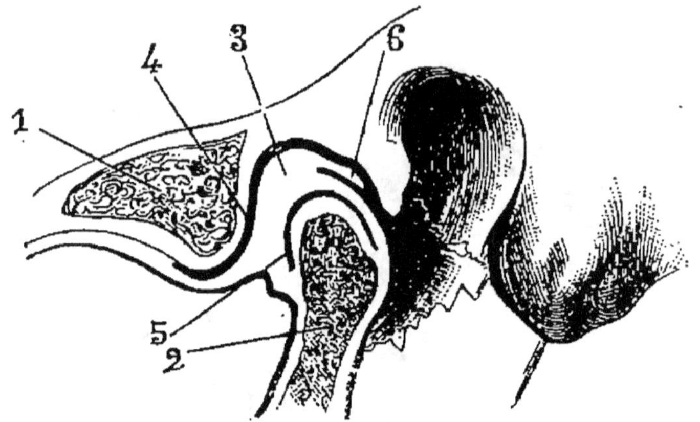

Fig. 15. — Coupe de l'articulation temporo-maxillaire dans l'occlusion de la bouche (*).

maxillaire inférieur s'unit avec le crâne. Elle appartient à la variété des articulations bicondyliennes. Elle porte quelquefois le nom d'articulation mandibulaire (fig. 15 et 16).

(*) 1, coupe de l'arcade zygomatique; 2, coupe du condyle du maxillaire inférieur; 3, ménisque interarticulaire; 4, synoviale supérieure; 5, synoviale inférieure; 6, prolongement du ménisque· (Beaunis et Bouchard).

SURFACES ARTICULAIRES. — I. *Du côté de la mâchoire inférieure :* le *condyle de la mâchoire,* saillie ellipsoïde dont le grand axe est transversal et légèrement incliné d'avant en arrière et de dehors en dedans. Cette saillie est supportée par un col aplati. A l'état frais, le condyle est revêtu non pas d'une couche de cartilage, mais d'un prolongement du périoste comprenant du tissu conjonctif et du tissu

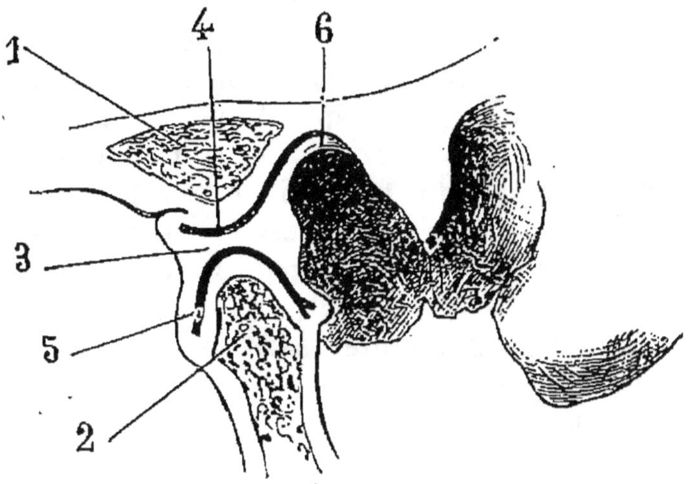

Fig. 16. — Coupe de l'articulation temporo-maxillaire dans l'ouverture de la bouche (*).

cartilagineux (Gosselin) et qui arrondit considérablement le condyle.

II. *Du côté du temporal,* on rencontre en arrière une *cavité glénoïde* profonde, limitée par la scissure de Glaser et, en avant, un condyle, *condyle du temporal,* formé par la racine transverse de l'apophyse zygomatique. Cette surface articulaire est tapissée par un prolongement du périoste, très mince dans le fond de la cavité glénoïde qui s'épaissit et se feutre de cartilage sur le condyle.

(*) Même légende que pour la fig. 15. (Beaunis et Bouchard.)

Les surfaces articulaires présentent donc, en haut comme en bas, un condyle arrondi. Leur concordance est rétablie par un *fibro-cartilage interarticulaire* elliptique, mince et biconcave (ménisque interarticulaire). Cette pièce, interposée entre les surfaces articulaires temporale et maxillaire, se trouve, pour ainsi dire, comprise dans l'articulation. Elle est inclinée en bas et en avant et présente deux faces : la supérieure, pour se mouler successivement sur la cavité glénoïde, puis sur le condyle du temporal, est convexe en arrière et concave en avant ; la face inférieure, qui ne répond qu'au condyle du maxillaire, est concave dans toute son étendue. Le centre de ce ménisque très mince est quelquefois percé d'un trou ; son pourtour est très épais, et certains ligaments de l'articulation prennent insertion sur lui.

Ligaments. — Deux ligaments intrinsèques et deux extrinsèques (Sappey).

A. *Ligaments intrinsèques.* — I. *Ligament latéral externe*, très court, mais très important, s'attache par son extrémité supérieure au tubercule de l'apophyse zygomatique, au bord inférieur de cette apophyse, immédiatement en avant du tubercule, et, par son extrémité inférieure, s'insère à la partie supérieure et externe du col du condyle. Quelques fibres de ce ligament adhèrent au bord du cartilage interarticulaire, ainsi qu'à la synoviale supérieure.

II. *Ligament postérieur*, s'attache en haut au bord antérieur de la scissure de Glaser, et se divise en bas en deux faisceaux : un profond qui va s'attacher à la partie postérieure du fibro-cartilage et au col du condyle, et un superficiel qui se fixe au bord postérieur du maxillaire inférieur.

Ces ligaments intrinsèques sont les véritables

moyens de contention de l'articulation; ils ont, de plus, l'attribution de fixer solidement le ménisque interarticulaire. Quelques auteurs groupent ces deux ligaments pour en faire une *capsule* résistante, surtout en arrière et en dehors.

B. *Ligaments extrinsèques ou accessoires.* — I. *Ligament latéral interne ou sphéno-maxillaire.* — Se fixe en haut à l'épine du sphénoïde et à toute l'étendue de la scissure de Glaser (Sappey), et descend sous la forme d'une longue et large bandelette, pour se fixer à la crête et à l'épine que l'on remarque à l'entrée du conduit dentaire inférieur (épine de Spix). Ce ligament contribue très peu à la fixité de l'articulation, mais il protège efficacement les vaisseaux et nerfs dentaires inférieurs.

II. *Ligament stylo-maxillaire.* — C'est une bandelette fibreuse qui s'insère, d'une part, sur l'apophyse styloïde, d'autre part sur l'angle du maxillaire inférieur. Il sert surtout à prolonger l'apophyse styloïde du temporal et à fournir des points d'attache au muscle stylo-glosse.

Synoviales. — Au nombre de deux. La première ou supérieure sert à l'articulation ménisco-temporale, la seconde ou inférieure sert à l'articulation ménisco-maxillaire. Cette dernière est de beaucoup la plus petite.

Mécanique. — Les mouvements de la mâchoire sont de quatre sortes (fig. 17 et 18) :

1° Mouvement d'*abaissement* et d'*élévation*, dans lequel la mâchoire tourne autour d'un axe fictif transversal, passant, à peu près, par les conduits dentaires inférieurs. Les muscles moteurs dans ce mouvement sont les muscles sous-hyoïdiens et les digastriques.

2° Mouvement de *propulsion du menton en avant*, dans lequel les arcades dentaires inférieures glissent sur les arcades dentaires supérieures et arrivent à les dépasser. La propulsion en arrière ramène le maxillaire inférieur en sa place. Les muscles moteurs sont ici les ptérygoïdiens (propulseurs) et les digastriques (rétromoteurs).

3° Mouvement de *latéralité*, qui fait passer de droite à gauche et de gauche à droite les molaires

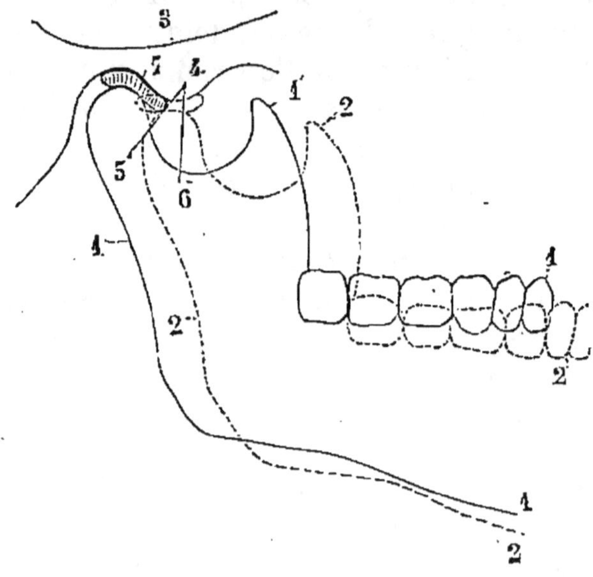

Fig. 17. — Mécanisme de l'articulation temporo-maxillaire, figure schématique (*).

inférieures sur les supérieures. C'est le mouvement de broiement des ruminants ; il est actionné par les muscles ptérygoïdiens.

4° Enfin l'ensemble des trois mouvements précé-

(*) **A,** mouvement en avant du maxillaire inférieur ; 1, maxillaire inférieur ; 2, sa nouvelle position ; 3, arcade zygomatique ; 4, tubercule externe de l'apophyse zygomatique et insertion du ligament latéral externe ; 5, 6, points de l'insertion inférieure du ligament latéral externe ; 7, ménisque dans ses deux positions, ancienne (ombrée) et nouvelle (indiquée au trait).

dents donne un mouvement de *circumduction* très léger.

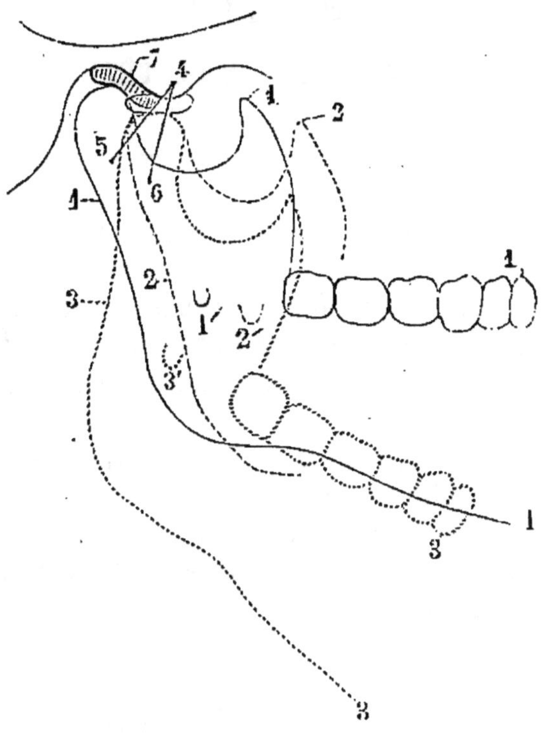

Fig. 18. — Mouvement d'abaissement du maxillaire
inférieur (*).

(*) 1, position primitive de l'os; 2, position intermédiaire ou
premier temps de l'abaissement ; 3, position finale, ou dernier temps de l'abaissement; 1', 2', 3', positions successives
que prend l'orifice supérieur du canal dentaire. Les autres
chiffres comme à la figure précédente. (Beaunis et Bouchard.)

CHAPITRE V

MUSCLES DE LA TÊTE

I. Muscles en général.

Depuis Bichat on divise les muscles en deux classes :

1° Les *muscles de la vie animale*, organes soumis à l'action de la volonté, se groupent, pour la plupart, autour du squelette et sont les agents des fonctions de relation.

2° Les *muscles de la vie organique*, au contraire, sont indépendants de l'action de la volonté; ce sont les agents de nos fonctions végétatives, et, à ce titre, ils font partie des organes de la digestion, de la circulation, etc.

Ces distinctions se retrouvent dans la constitution anatomique de chacun de ces deux ordres d'organes. Les muscles volontaires, le cœur étant excepté, sont des muscles à fibres striées (fig. 19), les muscles involontaires sont formés de fibres lisses (fig. 20).

Muscles striés. — Ils présentent, au point de vue de la conformation extérieure et du volume, toutes les variétés : ils sont *longs*, *larges* ou *courts*. Leur direction est, pour la plupart rectiligne, mais quelques-uns peuvent se couder en suivant un trajet réfléchi; exemple : le muscle obturateur interne. Libres en leur partie moyenne, les muscles se fixent par leurs extrémités, qui sont dites points ou lignes d'insertion. Cette fixation se fait, pour la plupart des muscles striés, par l'intermédiaire d'un *tendon* fibreux. Ces insertions se font aux os dans la très grande majorité des cas; mais quelques muscles s'attachent

à la face profonde de la peau (m. peaucier), d'autres
se fixent à la face profonde des muqueuses, exemple :
le muscle lingual.

Le muscle, dans son ensemble, est enveloppé par
une gaine de tissu connectif qui se continue avec
celle qui enveloppe le tendon, c'est l'*aponévrose d'enve-*

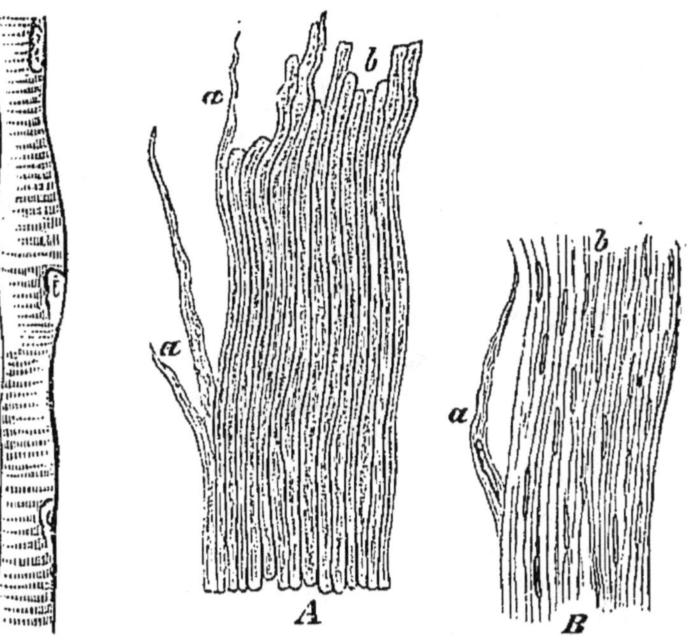

Fig. 19. — Fi-
bre muscu-
laire striée.

Fig. 20. — Muscles lisses : A, avant l'action
de tout réactif ; B, après l'action de l'acide
acétique dilué (*).

loppe. De cette gaine partent des cloisons secondaires,
qui, se rendant à l'intérieur du muscle, le divisent en une multitude de faisceaux (*faisceaux secondaires*). Chacun de ces faisceaux est divisible à son
tour en faisceaux plus petits. On arrive ainsi à isoler
dans le muscle les *faisceaux primitifs.* Ceux-ci, longs

(*) *a a a,* fibres isolées ; *b b,* fibres restées accolées les unes
aux autres par leurs bords.

d'environ 3 à 4 millimètres, sont larges de 30 à 40 μ. Ils sont striés transversalement et chaque strie, alternativement claire et foncée, donne au faisceau musculaire l'apparence d'un assemblage de disques empilés les uns sur les autres (disques de Bowmann). De plus, dans le sens de la longueur, on remarque des stries plus fines. Chaque faisceau primitif est entouré d'une membrane très mince, désignée sous le nom de *sarcolemme* ou *myolemme*.

Les *artères* pénètrent dans le muscle et s'y divisent de façon à y constituer des réseaux capillaires à mailles rectangulaires. Les *veines* naissent dans les cloisons qui séparent les faisceaux secondaires. Les *lymphatiques* des muscles sont encore peu connus.

Les *nerfs* deviennent de plus en plus grêles à mesure qu'ils pénètrent dans le muscle et, réduits à quelques tubes nerveux, ils abordent le faisceau primitif. Ils sont alors généralement isolés (à la langue, cependant, ils sont à l'état de réseau). Leur mode de terminaison se fait par une *plaque motrice*, située sur un des côtés du faisceau musculaire.

Au point de vue chimique, le muscle strié contient, pour 100, 72 à 77 parties d'eau. Dans la chair musculaire on trouve plusieurs substances albuminoïdes dont la plus connue est la *myosine;* la substance contractile est constituée par de la *fibrine musculaire* ou *syntonine*. Parmi les sels minéraux ce sont les sels de potasse et les phosphates qui dominent. Enfin, dans le muscle, on trouve des produits de désassimilation : créatine, créatinine, xanthine, acide lactique, etc.

Annexes des muscles striés. — Les *aponévroses* sont des toiles fibreuses, blanches et nacrées, inextensibles et résistantes qui brident les muscles et les engainent (Debierre). Les unes font suite aux tendons dont elles ne sont que l'épanouissement : ce sont les *aponévroses d'insertion;* les autres servent de contention aux muscles, ce sont les *fascias* ou *aponévroses d'enveloppe.* Les *gaines tendineuses* ou *gaines fibreuses des tendons* sont des arcades fibreuses qui, se fixant aux deux lèvres d'une gouttière osseuse, la complètent, la transforment en un canal fermé dans lequel passe un tendon.

Les *gaines synoviales* sont, au contraire, des sacs sans ouverture, d'une minceur extrême qui, dans tous les points où un tendon glisse à frottement, l'entourent et favorisent son libre jeu. Ce sont de véritables séreuses, au point de vue anatomique comme au point de vue pathologique.

Enfin, dans tous les endroits où deux muscles frottent l'un sur l'autre, et dans tous ceux où un muscle glisse sur un plan résistant, se développe une petite pelote de forme vésiculaire qui s'interpose à tous les frottements, ce sont les *bourses séreuses.*

II. Muscles superficiels de la tête.

Les muscles de la tête se divisent en deux grands groupes : les muscles peauciers et les muscles masticateurs (fig. 21).

I. *Muscles peauciers.*

Muscles peauciers du crâne. — Les muscles peauciers, sur le crâne, sont au nombre de deux de chaque côté : l'*occipital* en arrière, et le *frontal* en avant. Ils sont réunis l'un à l'autre par une forte aponévrose, l'*aponévrose épicrânienne.*

Dans la région de l'oreille on compte trois *muscles auriculaires,* un supérieur, un postérieur et un antérieur.

Muscles peauciers de la face. — A la face les

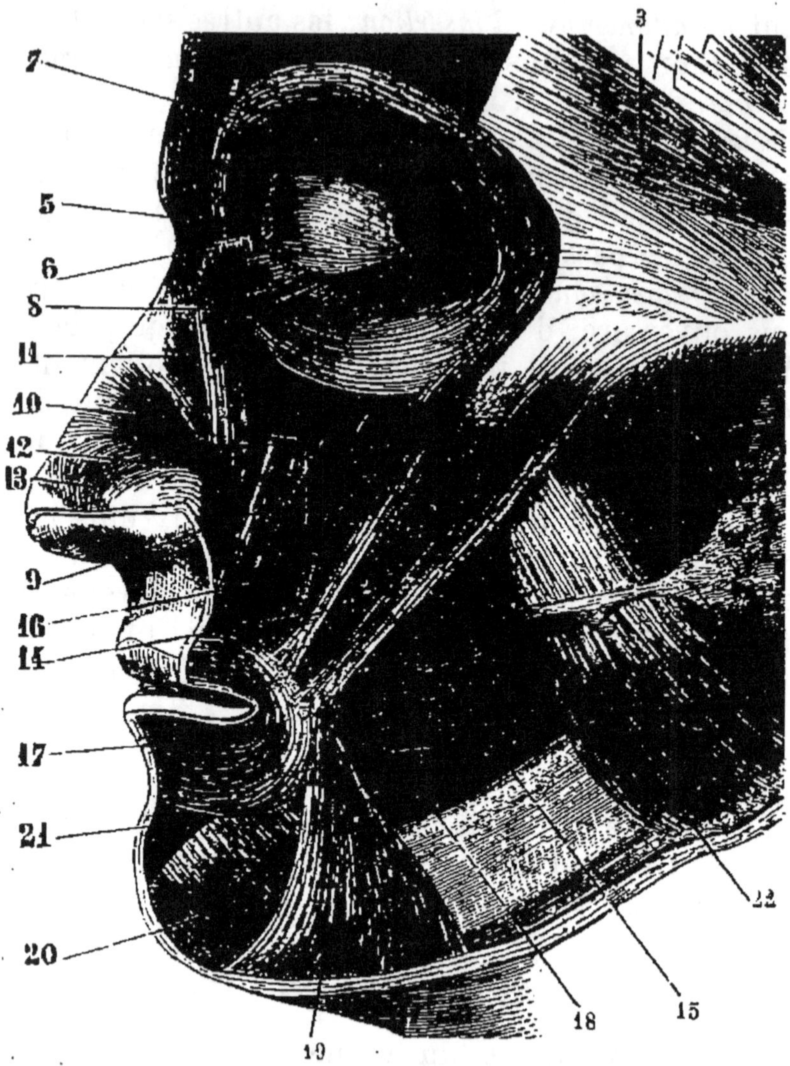

Fig. 21. — Muscles de la tête ; couche superficielle (*).

(*) 3, auriculaire supérieur ; 5, pyramidal ; 6, tendon direct de l'orbiculaire ; 7, orbiculaire des paupières ; 8, releveur superficiel de l'aile du nez et de la lèvre supérieure ; 9, releveur profond ; 10, transverse du nez ; 11, transverse supérieur ; 12, myrtiforme ; 13, muscle dilatateur de l'aile du nez ; 14, petit zygomatique ; 15, grand zygomatique ; 16, canin ; 17, orbiculaire des lèvres ; 18, buccinateur, triangle des lèvres ; 20, carré du menton ; 21, houppe du menton ; 22, masséter. (Beaunis et Bouchard.)

muscles peauciers sont plus importants : ils sont distribués autour des trois grands orifices, et on peut en distinguer trois groupes : *palpébral, nasal* et *buccal.*

1. — *Groupe palpébral.*

Il se compose de l'orbiculaire des paupières, du sourcilier et du pyramidal.

I. **Orbiculaire des paupières.** — C'est un muscle large et mince, situé dans l'épaisseur des paupières. Il a une forme circulaire et s'étend même, par son bord extérieur, au delà des bords de l'orbite. Ce muscle prend son insertion par un tendon principal sur l'apophyse montante du maxillaire supérieur et sur la crête de l'unguis, plus loin les fibres de l'orbiculaire se détachent de l'apophyse orbitaire interne du frontal et du tiers interne de la circonférence de la base de l'orbite. De cette large origine, les fibres se dirigent vers l'angle externe de l'œil, en suivant une double direction : les uns dans la paupière supérieure, les autres dans la paupière inférieure, en décrivant deux demi-circonférences. Arrivés dans la région de l'angle externe, les faisceaux supérieurs se croisent avec les inférieurs et réciproquement, et finalement s'attachent sur la face profonde de la peau de la région. En réalité, le tendon principal de l'orbiculaire est double, toute la portion qui s'insère à l'unguis se rattache à l'existence d'un faisceau nettement défini, en rapport avec le sac lacrymal et et qui prend le nom de muscle de Horner.

L'orbiculaire des paupières est un muscle très important; non seulement il préside à la fermeture de l'orifice palpébral, mais encore il joue un rôle dans la résorption des larmes, le clignement et le sommeil.

II. Muscle sourcilier. — C'est un petit muscle situé sur l'arcade sourcilière et recouvert par le frontal, le pyramidal et l'orbiculaire. Il s'attache sur la partie la plus interne de l'arcade sourcilière, et de là se porte en haut et en dehors, en décrivant une courbe à concavité inférieure ; finalement, il s'attache à la peau des sourcils. Ces deux petits muscles ont une certaine influence sur les jeux de la physionomie : en tirant les sourcils en dedans et en bas, ils indiquent la tristesse et la soüffrance.

III. Muscle pyramidal. — Comme les deux précédents, il est double. Il s'insère en bas sur les os propres du nez, en haut sur la face profonde de la peau. Il sert donc à abaisser la peau du front et la plisse dans le froncement du sourcil. Ses deux petits faisceaux, très rapprochés l'un de l'autre, sont situés à la racine du nez, entre les deux sourcils. On les désignait autrefois sous le nom de *piliers du frontal ;* on voit qu'au point de vue physiologique ce sont les antagonistes de ce muscle.

2. — *Groupe nasal.*

1. **Muscle transverse du nez.** — C'est un faisceau lamelliforme et triangulaire (on l'appelle quelquefois *triangulaire du nez*), qui s'attache supérieurement à une mince aponévrose, qui se continue sur le dos du nez avec celle du côté opposé. Inférieurement les fibres de ce mucle se groupent et se rapprochent pour former un faisceau de plus en plus étroit, dont les éléments s'attachent aux téguments qui recouvrent la partie verticale du sillon de l'aile du nez.

Ce muscle est un constricteur des narines, il plisse la peau en travers et déprime l'aile du nez (Albinus).

II. Muscle myrtiforme. — C'est un petit muscle mince, rayonné, situé au-dessous de l'aile du nez. Il s'ouvre en bas sur le maxillaire supérieur, dans la fossette myrtiforme et sur la saillie de la dent canine; de là il se porte en haut, en divergeant, pour s'attacher à la sous-cloison du nez et au bord postérieur du cartilage de l'aile du nez. Il porte quelquefois le nom de muscle pinnal radié. Son action est d'abaisser l'aile du nez, de rétrécir la narine et, par ce moyen, d'imprimer à la voix un timbre nasillard.

III. Muscle dilatateur des narines. — Il s'attache à la peau qui recouvre le bord postérieur de l'aile du nez et à celle qui borde l'orifice des narines. C'est un tout petit faisceau musculaire qui manque fréquemment.

3. — Groupe buccal.

Ce groupe, le plus important, comprend douze muscles dont les uns sont propres aux lèvres, les autres sont communs à l'aile du nez et à la lèvre supérieure.

I. Muscle élévateur commun de l'aile du nez et de la lèvre supérieure. — Situé dans le sillon naso-génien, c'est un petit muscle verticalement étendu du bord interne de l'orbite à la lèvre supérieure. — Il s'insère en haut, sur l'apophyse montante du maxillaire; en bas, il s'élargit, passe au niveau du sillon qui limite l'aile du nez en arrière, abandonne à cette aile ses fibres les plus internes, et, continuant son chemin, se fixe aux téguments de la lèvre supérieure. — Ce muscle passe donc par-dessus deux muscles que nous avons signalés, le transverse du nez et le myrtiforme, de plus il recouvre, en partie, l'élévateur propre et l'orbiculaire des lèvres. — Il est recouvert par la peau.

II. **Muscle élévateur propre de la lèvre supérieure.** — Plus volumineux que le précédent, il s'insère en haut au rebord orbitaire, au-dessus du trou sous-orbitaire, descend verticalement et se termine à la peau de la lèvre supérieure.

Les deux muscles élévateurs ont des rapports respectifs, qui les font appeler souvent : le commun, *élévateur superficiel*, le propre, *élévateur profond*. Dans leur moitié supérieure ils sont, en effet, situés sur le même plan, l'un à côté de l'autre, mais plus bas, ils se superposent en se croisant à angle aigu.

III. **Muscle canin.** — C'est un petit faisceau musculaire quadrilatère s'insérant, en haut, dans la partie supérieure de la fosse canine, au-dessous du trou sous-orbitaire, et se terminant à la commissure des lèvres, à la face profonde de la peau et aussi de la muqueuse. Il est, en grande partie, recouvert par le muscle précédent, duquel il partage d'ailleurs l'action. Il est releveur des commissures.

IV. **Muscle grand zygomatique.** — C'est une bandelette allongée qui part de la face externe de l'os malaire et se rend à la face profonde des téguments de la commissure des lèvres. Il est recouvert par la peau, mais il recouvre successivement dans son trajet oblique le masséter et le buccinateur.

V. **Muscle petit zygomatique.** — Il présente la même forme et les mêmes insertions que le précédent, mais n'est guère qu'une toute petite bandelette, située en dedans de celui-ci et qui, d'ailleurs manque souvent.

Les deux zygomatiques, attirant en haut et en dehors les commissures, sont les muscles du rire.

VI. **Muscle Risorius de Santorini.** — Petit muscle triangulaire très mince, s'attachant en arrière, dans le tissu fibro-celluleux qui recouvre la région parotidienne ; de là, il vient aux commissures, entrecroiser ses fibres avec les zygomatiques, desquels il partage l'action, — ce serait même le muscle du sourire. — Beaucoup d'auteurs le considèrent comme une dépendance du muscle peaucier du cou.

VII. **Muscle triangulaire des lèvres.** — Situé sous la peau du menton, s'insère en bas (insertion fixe) au bord inférieur du maxillaire inférieur, au niveau de l'orifice de la ligne oblique, et en haut s'attache à la face profonde de la peau des commissures. — Il attire en bas les coins de la bouche, et donne à la physionomie une expression de tristesse et de dégoût.

VIII. **Muscle transverse du menton.** — Ce n'est qu'un petit faisceau du muscle précédent, isolé par J. Weber, et qui, se détachant au niveau du bord inférieur du menton pour s'entrecroiser sur la ligne médiane avec celui du côté opposé, constitue pour quelques auteurs un muscle séparé.

IX. **Muscle buccinateur.** — C'est un muscle plat, quadrilatère, situé dans l'épaisseur des joues. Il s'insère en haut à la tubérosité du maxillaire, sur le bord alvéolaire, dans la partie qui correspond aux trois grosses molaires; en bas, au maxillaire inférieur, sur le bord alvéolaire, dans sa moitié postérieure; en arrière, il se fixe sur le sommet du crochet de l'aile interne de l'apophyse ptérygoïde, ainsi que sur une bandelette fibreuse étendue de ce même crochet à l'épine de Spix du maxillaire inférieur (ligament ptérygo-maxillaire de Sabatier et Boyer, aponévrose buccinato-pharyngienne de quelques auteurs). — De cette triple insertion les fibres du muscle se rendent, en convergeant, à l'angle des lèvres et, là, s'attachent à la face profonde de la muqueuse.

Ce muscle est situé profondément; il se trouve mmédiatement en rapport avec la muqueuse de la partie jugale de la bouche; en dehors, il est recouvert successivement par l'apophyse coronoïde, le tendon du temporal, le masséter, une pelotte graisseuse constante, qui porte le nom de boule graisseuse de Bichat, le grand zygomatique et le triangulaire des lèvres. Il est traversé dans sa partie supérieure par le canal excréteur de la glande parotide, canal de Sténon, qui aboutit dans la bouche.

L'action de ce muscle est très importante : il forme une partie de la joue et sert dans la mastication ; il attire en arrière la commissure de la bouche, et de plus, lorsque l'air est emmagasiné dans la bouche, celle-ci étant fermée, il peut comprimer cet air, provoquant ainsi l'action de souffler, d'où son nom : *buccinare*, jouer de la trompette.

X. Muscle orbiculaire des lèvres. — C'est un double faisceau semi-circulaire situé dans l'épaisseur des lèvres. En réalité il est formé de deux muscles que, depuis Winslow, on désigne sous le nom de demi-orbiculaire supérieur et inférieur.

a) Demi-orbiculaire ou labial supérieur. — Situé dans l'épaisseur de la lèvre supérieure, il s'attache dans toute sa longueur à la muqueuse labiale, et, par ses extrémités, à la muqueuse des commissures. De plus, deux faisceaux accessoires s'attachent l'un à la partie interne de la fossette incisive, le second aux téguments de la sous-cloison du nez, et vont se perdre dans le faisceau principal.

b) Demi-orbiculaire ou labial inférieur. — Par sa portion principale il s'attache à la muqueuse labiale, et par ses extrémités, à la muqueuse des commissures ; un faisceau accessoire s'insère au maxillaire inférieur, de chaque côté de la symphyse, et se confond presque immédiatement avec le faisceau principal.

Le muscle orbiculaire se trouve en rapport, en dedans, avec la muqueuse des lèvres, dont il est, en partie, séparé par une couche de glandules muqueuses; en dehors, il est recouvert, en haut, par les deux élévateurs de la lèvre supérieure, par le petit zygomatique et par la peau; en bas, par le muscle carré du menton et par la peau. — Les extrémités de ces faisceaux principaux entremêlent leurs fibres d'insertion, au niveau des commissures; elles se croisent, de plus, avec les fibres du buccinateur desquelles on a beaucoup de peine à les isoler.

Ce muscle, par ses deux faisceaux demi-circulaires, constitue un véritable sphincter de l'orifice buccal, il le rétrécit et le ferme hermétiquement. D'autre part, les fibres du bord libre forment une zone marginale dont la contraction isolée fronce les lèvres et les porte en arrière; les fibres excentriques constituent une zone extérieure ou périphérique dont la contraction fronce les lèvres et les porte en avant. D'où il résulte que l'orbiculaire joue un rôle très important dans une foule d'actions: prononciation des consonnes labiales, préhension des aliments, action de siffler, de donner un baiser, etc.

XI. **Muscle carré du menton.** — Faisceau quadrangulaire s'insérant en bas du tiers interne de la ligne oblique externe du maxillaire inférieur et en haut à la peau de la lèvre inférieure. Il abaisse donc la lèvre. Réunis en haut sur la ligne médiane, les mucles carrés du menton s'en séparent inférieurement et circonscrivent un espace triangulaire dans lequel sont compris les muscles suivants.

XII. **Muscle de la houppe du menton.** — C'est un petit faisceau triangulaire qui s'attache en haut (insertion fixe) sur le maxillaire supérieur dans la fossette mentonnière et, en bas, à la peau du menton.

Le bord interne de l'un n'est séparé du bord externe de l'autre que par une petite lamelle de tissu fibro-élastique, adhérant à la face profonde de la peau et déterminant la fossette du menton. — Ces petits muscles dépriment la peau du menton et, par suite, soulèvent la lèvre inférieure.

II. *Muscles masticateurs.*

Les muscles masticateurs sont au nombre de huit, quatre de chaque côté. Sur ces quatre, deux sont situés en dedans du maxillaire inférieur : les muscles *ptérygoïdiens externe* et *interne ;* deux sont placés en dehors : le *temporal* et le *masséter* (fig. 22).

1. **Muscle temporal** ou **crotaphite** (d'un mot grec qui signifie tempe). — Muscle volumineux large et mince en haut, épais et étroit en bas, dont les fibres affectent une direction radiée et qui occupe presque toute la fosse temporale.

Il s'insère en haut sur toute la surface de la fosse temporale, au-dessous de la ligne temporale infé-rieure, et, par quelques fibres, sur l'extrémité anté-rieure de la face interne de l'apophyse zygomatique. De là, ses fibres descendent, en convergeant, pour aboutir à un fort tendon qui se fixe solidement sur l'apophyse coronoïde, dont il recouvre le sommet, les deux bords et la face interne.

Ce muscle recouvre la paroi osseuse de la fosse temporale ; il passe par-dessus les muscles ptérygoï-diens externe et buccinateur. En dehors, il est re-couvert par *l'aponévrose temporale,* laquelle prend naissance sur la ligne temporale inférieure et va s'at-tacher à l'arcade zygomatique. Sur la face profonde de cette aponévrose résistante, dans sa moitié supé-rieure, s'insèrent des fibres du muscle temporal. Plus bas, le muscle temporal est recouvert par l'arcade zygomatique et par le masséter.

Le temporal est innervé par les filets temporaux du nerf maxillaire inférieur : c'est un élévateur de la mâchoire inférieure.

II. Muscle masséter. — Il est court, épais et de forme quadrilatère.

Il s'insère en haut au bord inférieur de l'arcade zygomatique, en bas à la face externe de l'angle de la mâchoire et sur le tiers supérieur de la branche montante. En réalité, ce muscle est formé de deux faisceaux, un antérieur et un postérieur, le premier superficiel et le second profond, qui se croisent et sont séparés par du tissu celluleux dans lequel passe le nerf massétérin, branche du nerf maxillaire inférieur.

Le masséter recouvre l'os, l'apophyse coronoïde et le tendon d'insertion du temporal ; en avant il empiète sur l'origine du buccinateur, duquel il est séparé par la boule graisseuse de Bichat. Il est recouvert par une toile fibreuse, appelée *aponévrose massétérine*, et par la peau ; en arrière la glande parotide empiète sur lui ; enfin sur sa face externe, il est croisé par le conduit excréteur de la glande, les divisions du nerf facial et l'artère temporale superficielle.

Ce muscle est un élévateur de la mâchoire.

III. Muscle ptérygoïdien interne (fig. 23). — Ce muscle, avec son congénère, le ptérygoïdien externe, fait partie des muscles de la région ptérygo-maxillaire. Il est court et épais, son trajet est oblique. Il s'insère en haut dans la fosse ptérygoïde, sur sa paroi externe. De cette insertion fixe, il se dirige obliquement en bas, en arrière et en dehors, et vient se fixer à la face interne de l'angle de la mâchoire. En dedans, le muscle ptérygoïdien interne répond à l'aile interne

de l'apophyse ptérygoïde, de laquelle il est séparé
par un muscle du voile du palais, le péristaphylin

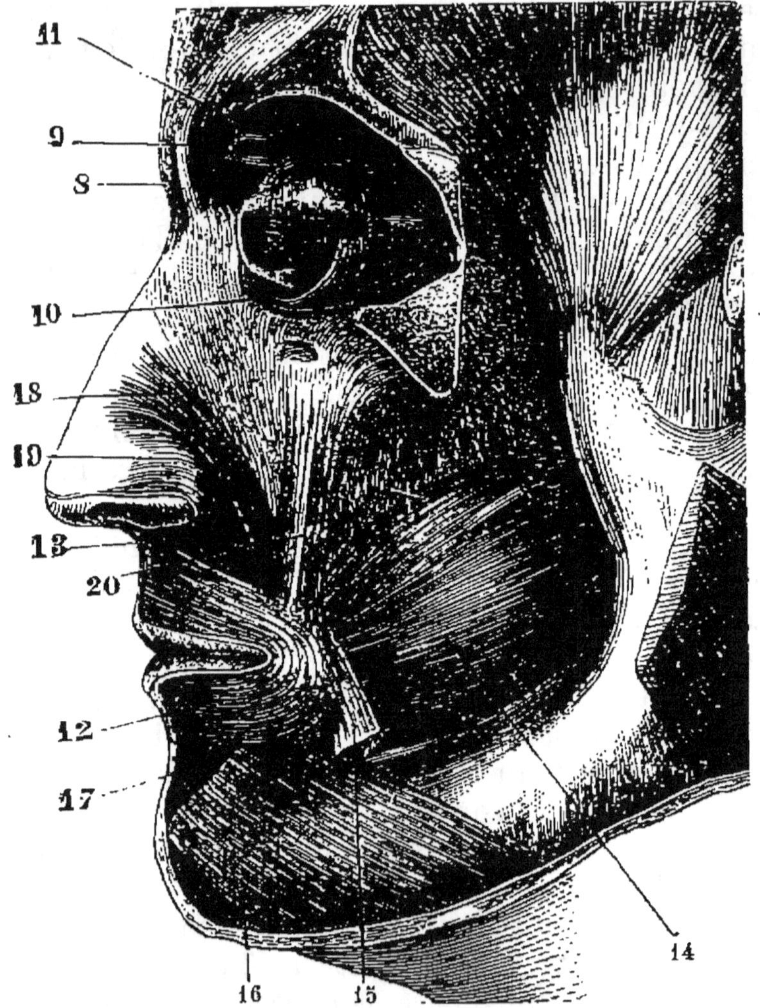

Fig. 22. — Muscles de la tête ; couche profonde (*).

(*) 8, pyramidal ; 9, sourcilier ; 10, muscle petit oblique de
l'œil ; 11, muscle grand oblique ; 12, orbiculaire des lèvres ; 13,
son faisceau allant à la sous-cloison ; 14, buccinateur ;
15, triangle des lèvres, coupé ; 16, carré du menton ; 17, houppe
du menton ; 18, transverse du nez ; 19, myrtiforme ; 20, canin.
(Beaunis et Bouchard).

externe. Médiatement, il est en rapport avec la paroi latérale du pharynx. En dehors, il répond à la branche montante de la mâchoire et au muscle ptérygoïdien externe. Les vaisseaux et nerf dentaires inférieurs, avant de s'engager dans le canal dentaire, passent dans l'espace compris entre le muscle et l'os maxillaire. C'est encore un élévateur de la mâchoire ; il est innervé par un filet du nerf maxillaire inférieur.

IV. **Muscle ptérygoïdien externe** (fig. 23). — C'est un muscle épais et court situé dans la fosse zygomatique. Sa direction est transversale.

Il s'insère en dedans (insertion fixe) à la base de la grande aile de l'apophyse ptérygoïde, à la facette correspondante de l'apophyse ptérygoïdienne du palatin, et en dehors il s'attache à la partie antéro-interne du col du condyle de la mâchoire ; quelques fibres s'attachent même au fibro-cartilage de l'articulation.

Le ptérygoïdien externe, par sa face interne et inférieure, répond au muscle ptérygoïdien interne duquel il est séparé par les vaisseaux et nerf dentaires inférieurs, en arrière il se met en rapport avec les branches du nerf maxillaire inférieur. Par sa face externe, le muscle répond au tendon du temporal. L'artère maxillaire interne passe en avant de lui et quelquefois elle glisse entre deux de ses faisceaux.

Ce muscle est innervé par une branche du nerf masticateur. Son action est double : quand les deux ptérygoïdiens externes se contractent simultanément, ils sont propulseurs de la mâchoire ; un seul entre-t-il en jeu, la mâchoire se déplace latéralement ; quand les deux muscles se contractent successivement, ils impriment à la mâchoire un mouvement régulier de diduction, qui sert à la trituration des aliments et qui est si marqué chez les ruminants.

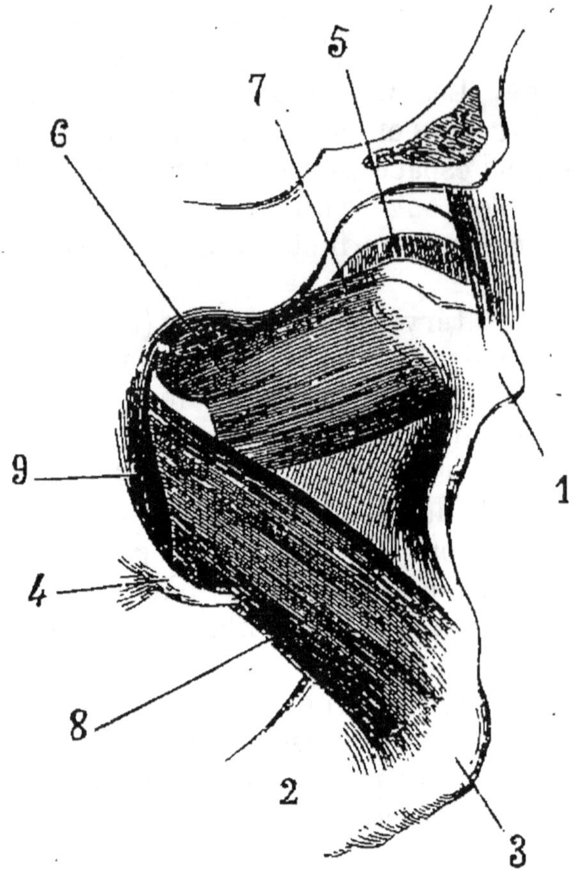

Fig. 23. — Muscles ptérygoïdiens (*).

(*) 1, condyle ; 2, corps du maxillaire inférieur ; 3, angle du maxillaire ; 4, aile interne de l'apophyse ptérygoïde ; 5, fibro-cartilage interarticulaire ; 6, ptérygoïdien externe ; 7, faisceau supérieur ; 8, ptérygoïdien interne ; 9, péristaphylin externe. (Beaunis et Bouchard.)

CHAPITRE VI

MUSCLES DE LA RÉGION SUS-HYOIDIENNE

L'os hyoïde est un os épais, médian, symétrique, en
forme de fer à cheval, situé à la partie supérieure

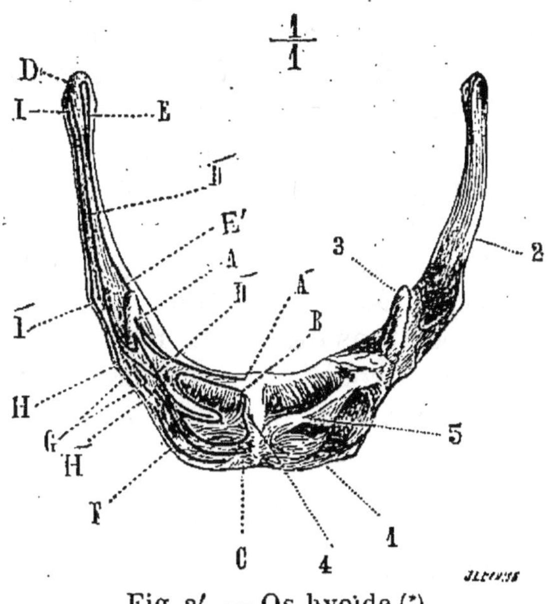

Fig. 24. — Os hyoïde (*).

et antérieure du cou. Il se compose d'une partie médiane (*corps*), de deux latérales (*grandes cornes*) et de
deux supérieures (*petites cornes*).

Les muscles de la région sus-hyoïdienne sont ceux

(*) 1, corps ; 2, grandes cornes ; 3, petites cornes ; 4, crête
verticale médiane de la face antérieure ; 5, crête transversale.
Insertions musculaires. — AA', génio-glosse ; B, génio-hyoïdien ; C, mylo-hyoïdien ; DD', hyo-glosse ; EE', constricteur
moyen du pharynx ; F, sterno-hyoïdien ; HH', omo-hyoïdien ;
II', thyro-hyoïdien. (Beaunis et Bouchard.)

qui sont compris entre l'os hyoïde, en bas, et le bord inférieur de la mâchoire, en haut.

Ils sont au nombre de quatre : le *digastrique*, le *stylo-hyoïdien*, le *mylo-hyoïdien* et le *génio-hyoïdien*.

I. **Muscle digastrique.** — Il est situé dans la partie supérieure et latérale du cou et présente une direction peu ordinaire dont l'ensemble figure une ligne à concavité supérieure. En réalité, il se compose de deux muscles réunis par un tendon médian et que l'on nomme les ventres du digastrique.

Le ventre postérieur s'insère dans la rainure digastrique de l'apophyse mastoïde du temporal ; il a une direction oblique en bas et en avant. Le ventre antérieur s'attache dans la petite fossette rugueuse, située sur le maxillaire inférieur, à droite et à gauche de la symphyse ; il a une direction oblique en bas et en arrière. De ces directions différentes résulte que les deux portions du digastrique convergent au voisinage de l'os hyoïde et se réunissent par un tendon. Celui-ci passe sous un pont aponévrotique, qui le retient à l'os hyoïde.

Le muscle digastrique présente une double action physiologique : le ventre antérieur, prenant son point fixe sur l'os hyoïde (préalablement fixé), tend à abaisser la mâchoire, c'est donc un auxiliaire des muscles masticateurs ; s'il prend son point fixe sur la mâchoire, il soulève l'os hyoïde et coopère au réflexe de la déglutition. Le ventre postérieur tire l'os hyoïde en haut et en arrière.

II. **Muscle stylo-hyoïdien.** — C'est un petit muscle grêle qui se trouve placé à la partie supérieure et latérale du cou, en dedans et au-dessus du ventre postérieur du digastrique.

Il s'attache en haut et sur le côté externe de l'apophyse styloïde, il se dirige en bas et en avant et se fixe sur l'os hyoïde, presque à l'union de la grande corne avec le corps de l'os. Au niveau de son insertion inférieure, ce muscle est traversé par le tendon intermédiaire du digastrique, dont il forme en partie la poulie de réflexion.

Le stylo-hoïdien fait partie des muscles du bouquet de Riolan ; c'est un élévateur de l'os hyoïde.

III. **Muscle mylo-hyoïdien.** — Il est, au contraire des deux muscles précédents, aplati et quadrilatère ; il forme, avec celui du côté opposé, le plancher de la bouche. Il s'attache, en haut, à la ligne oblique interne ; en bas, ses fibres s'insèrent au bord supérieur hyoïde. Beaucoup de celles-ci, cependant, ne descendent pas jusqu'à l'os, elles s'entremêlent, sur la ligne médiane, avec celles du muscle du côté opposé et forment là, par leur entrecroisement, une ligne fibreuse, que l'on appelle le raphé médian.

Ce muscle a des rapports très importants, car il s'interpose entre la région du cou et la bouche. En conséquence, il répond, en bas et en dehors, à la glande sous-maxillaire et au faisceau antérieur du digastrique. En haut, il répond aux muscles stylo-glosse, hyo-glosse et génio-hyoïdien, à la glande sublinguale, au canal excréteur de la glande sous-maxillaire, ou canal de Wharton, et aux nerfs lingual et grand hypoglosse, qui accompagnent celui-ci.

Son action est également d'une grande importance : d'abord il joue le rôle d'un soutien pour tous les organes de la bouche, ensuite, si l'os hyoïde est immobilisé, il tend à abaisser la mâchoire ; au contraire, s'il prend son point fixe sur la mandibule, il attire en haut l'os hyoïde et tend à soulever la langue vers la voûte palatine, dans le premier temps de la déglutition.

IV. **Muscle génio-hyoïdien.** — Ce petit muscle est situé au-dessus du précédent ; il a la forme d'un faisceau court et cylindroïde. Il prend naissance supérieurement sur les apophyses *geni* inférieures et vient s'attacher, en bas, à la face antérieure de l'os hyoïde.

Les deux muscles génio-hyoïdiens sont parallèles et sont placés côte à côte. Ils sont donc recouverts en bas par les mylo-hyoïdiens, en haut par les génio-glosses ; ils sont, de plus, en rapport avec la glande sublinguale et la muqueuse du plancher de la bouche.

Ils renforcent les mylo-hyoïdiens et ont une action analogue. Ils tirent en haut l'os hyoïde et sont abaisseurs de la mâchoire, si l'os hyoïde est fixé.

CHAPITRE VII

ARTÈRES, VEINES ET LYMPHATIQUES DE LA TÊTE

1. — ARTÈRES EN GÉNÉRAL.

Les artères sont des canaux membraneux élastiques et contractiles qui portent aux organes et aux membres du sang rouge, hématosé (à l'exception de l'artère pulmonaire qui porte aux poumons du sang noir) (fig. 25).

Sur le vivant, les artères sont cylindriques ; sur le cadavre, elles sont aplaties. Leur calibre est en raison de l'importance du tronc artériel et du territoire ou de l'organe qu'il dessert.

Les artères ont une tendance constante à s'éloigner des parties superficielles pour se réfugier dans les interstices des organes les plus rapprochés de l'axe du tronc et des membres (Sappey). En général, les artères suivent le grand axe des régions qu'elles traversent. Elles se divisent et se subdivisent à l'infini

pour aboutir au *réseau capillaire* qui forme l'intermédiaire entre le système artériel et le système
veineux. Mais, de plus, les artères jouissent de la
propriété de communiquer entre elles, par des ramifications auxquelles on donne le nom d'*anastomoses*.
Ces voies de communication ont pour but de régu-
lariser la diffusion du sang, dans les diverses parties de l'économie, et surtout d'établir, entre toutes les portions d'un même organe, une solida-rité qui permet à chacune d'elles d'emprunter à la portion voisine, les sucs ré-parateurs qui pourraient lui manquer (Sappey). Enfin, elles établissent des courants secondaires

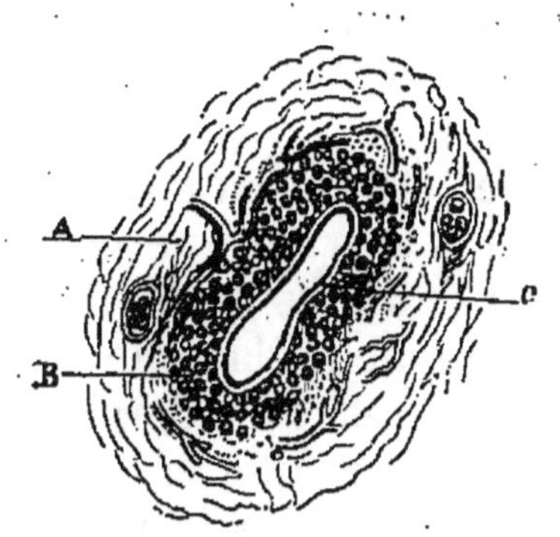

Fig. 25. — Coupe transversale
d'une artère, d'après Gim-
bert (*).

par où la circulation peut se rétablir, quand elle
est interrompue dans le tronc principal.

L'épaisseur des parois est en raison directe de
l'importance et du calibre de l'artère. Les parois
artérielles présentent à l'étude trois tuniques : une
externe, une moyenne et une interne.

1° *Tunique interne ou tunique de Bichat.* — Elle n'est
constituée que par une seule couche de cellules
aplaties, polygonales et irrégulières, allongées dans
le sens du vaisseau et supportée par un *substratum*
formé par une *lame élastique*, striée dans le sens longitudinal et fibroïde.

2° *Tunique moyenne* — Elle est en rapport direct
avec le calibre de l'artère. Elle est formée de deux

(*) A, tunique externe; B, tunique moyenne ; C, tunique externe. (Beaunis et Bouchard.)

éléments : un musculaire et un élastique. L'élément élastique se compose de lamelles et de fibres ; dans les troncs volumineux tels que l'aorte, on les rencontre sous ces deux formes ; dans les moyens et les petits on ne rencontre plus que des fibres. L'élément musculaire est constitué par des fibres musculaires lisses, disposées transversalement et constituant des anneaux complets ou des segments d'anneaux.

Les deux éléments élastique et musculaire se trouvent répartis dans les artères suivant une proportion inverse. Les fibres musculaires prédominent sur les petites artères où l'élément élastique se trouve très réduit, et celui-ci est très considérable sur les gros troncs, où les fibres musculaires sont en quantité relativement minime. Une substance de soutènement amorphe unit entre eux les divers éléments de la tunique moyenne.

3° *Tunique externe ou adventive*. — Elle se compose de fibres lamineuses et élastiques, disposées en réseaux ou en faisceaux plus ou moins importants suivant le calibre du tronc artériel. C'est un revêtement celluleux dont les éléments affectent une direction générale longitudinale, mais dont l'épaisseur n'est pas en rapport avec l'importance de l'artère.

Les parois artérielles sont nourries par de petits vaisseaux que l'on désigne sous le nom de *vasa vasorum* (vaisseaux des vaisseaux). Ils proviennent des ramifications artérielles voisines et se répartissent en artères et veines. Les lymphatiques feraient défaut dans la paroi des artères, suivant Sappey. Des filets nerveux accompagnent les *vasa vasorum* et se disséminent dans les parois artérielles.

Les artères possèdent deux propriétés fondamentales : l'*élasticité*, qui leur vient de la texture élastique de leurs tuniques, et la *contractilité*, qui s'opère sous l'influence des fibres musculaires; elles sont sous la dépendance des réflexes vaso-moteurs : *vaso-constriction et vaso-dilatation.*

Développement des artères. — Chez l'embryon le bulbe artériel figure le rudiment du cœur, organe de propulsion du liquide sanguin. De ce bulbe, s'échappent les deux *aortes primitives* qui montent vers l'extrémité céphalique, puis se recourbent en arc, descendent dans l'extrémité caudale pour figurer les aortes descendantes. Dans la première partie de leur trajet, les aortes primitives, dans la concavité de leurs arcs, émettent cinq branches anastomotiques, transversales, parallèles aux arcs branchiaux, ce sont les *arcs aortiques.* C'est de ces arcs que dérivent la plupart des troncs artériels de la tête.

En effet, le troisième arc persiste et se transforme par sa partie antérieure en carotide interne, par sa partie postérieure en carotide externe. Le tronc d'union des deux fournit la carotide primitive.

II. — ARTÈRES DE LA FACE ET DU COU.

De la convexité de la crosse de l'aorte naissent trois gros vaisseaux : le *tronc innominé* ou *brachio-céphalique,* *l'artère carotide gauche* et *l'artère sous-clavière gauche.*

Le *tronc brachio-céphalique,* au bout d'un trajet ascendant de 3 centimètres, se bifurque en carotide primitive et artère sous-clavière droite (fig. 26). De sorte que, indirectement à droite, directement à gauche, partent de l'aorte deux gros troncs artériels : les *carotides primitives.* Ces artères se dirigent verticalement en haut et, après un certain trajet intrathoracique, pénètrent dans le cou. Là, elles continuent leur trajet ascendant, côtoient la trachée-artère et le larynx; ainsi que l'œsophage, en s'appuyant profon-

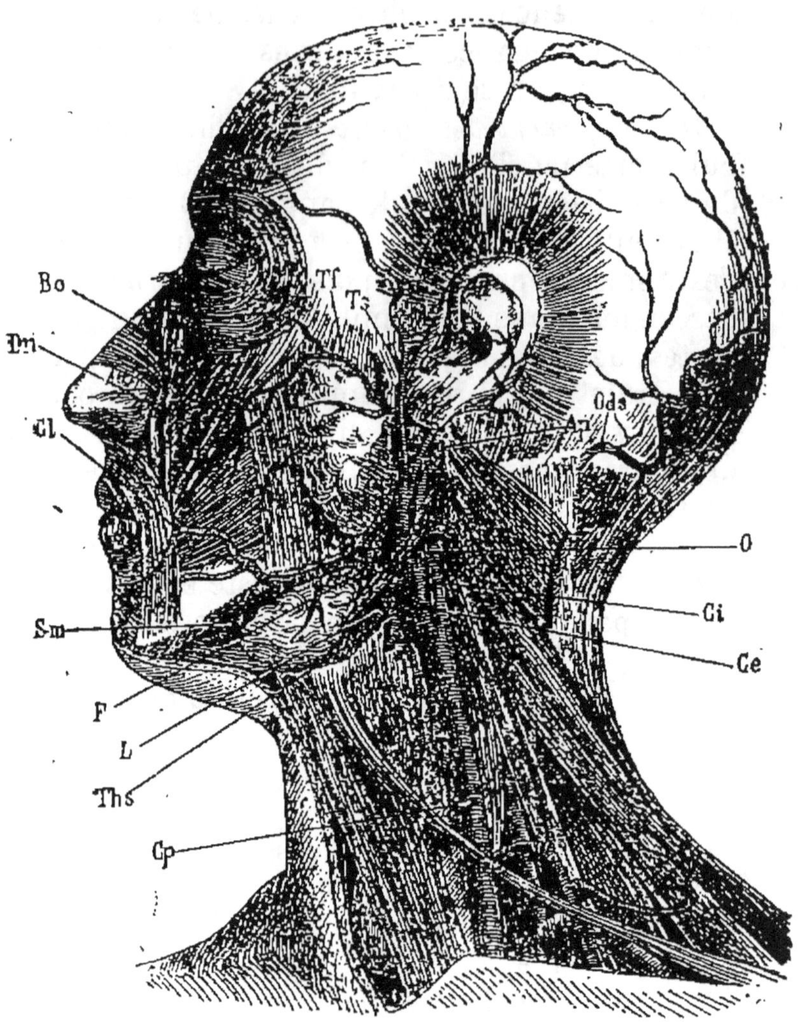

Fig. 26. — Artère carotide externe et muscles, face et cou (*).

(*) *Cp*, carotide primitive ; *Ce*, carotide externe ; *Ci*, carotide
nterne ; *Ths*, thyroïdienne supérieure ; *L*, linguale ; *F*, faciale ;
Sm, sous-mentale ; *O*, occipitale de la carotide ; *Ods*, occipitale
devenue superficielle ; *Ap*, auriculaire postérieure ; *Ts*, temporale superficielle ; *Tf*, transverse de la face ; *Cl*, coronaire
labiale ; *Dn*, dorsale du nez ; *Bo*, terminaison de la faciale
anastomosée avec la nasale, branche de l'ophtalmique. (Beaunis et Bouchard.)

5.

dément sur les apophyses transverses des vertèbres cervicales, et, arrivées au niveau du bord supérieur du cartilage thyroïde du larynx, elles se bifurquent en *carotide interne* et *carotide externe*.

I. Carotide interne. — La carotide interne (fig. 26), à son origine, est placée en dehors de l'externe ; elle continue le trajet ascendant de la carotide primitive, mais elle gagne les régions profondes, côtoie les parois latérales du pharynx et arrive à la base du crâne, où elle s'infléchit pour pénétrer dans le canal carotidien et gagner les côtés de la selle turcique. Elle se termine alors en trois branches : la *cérébrale antérieure*, la *cérébrale postérieure* et la *communicante postérieure*, qui vont irriguer la partie antérieure du cerveau, l'œil et ses annexes.

La carotide interne, dans son trajet cervical, ne fournit aucune branche collatérale.

II. Carotide externe. — La carotide externe s'étend du bord du cartilage supérieur du larynx au col du condyle de la mâchoire et se distribue aux parties molles qui sont situées en dehors de la cavité crânienne. D'abord placée en avant et un peu en dedans de la carotide interne, l'externe s'infléchit bientôt en dehors, passe sous les muscles digastrique et stylo-hyoïdien, pénètre dans l'épaisseur de la glande parotide et arrive ainsi jusqu'au niveau du col du condyle de la mâchoire, où elle se divise en deux branches très importantes, l'*artère temporale superficielle* et l'*artère maxillaire interne*.

Branches collatérales de la carotide externe. — Dans son trajet, la carotide externe donne six branches collatérales : la thyroïdienne supérieure, l'artère linguale, l'artère faciale, l'artère occipitale, l'artère pharyngienne inférieure et l'auriculaire.

1° Artère thyroïdienne supérieure. — Elle se rend dans la glande thyroïde, qui est située au-devant de la trachée, et au-dessous du larynx.

2° **Artère linguale** (fig. 27). — Née de la carotide externe, un peu au-dessus de la précédente, cette artère se porte d'abord obliquement en haut et en avant vers la grande corne de l'os hyoïde, la con-

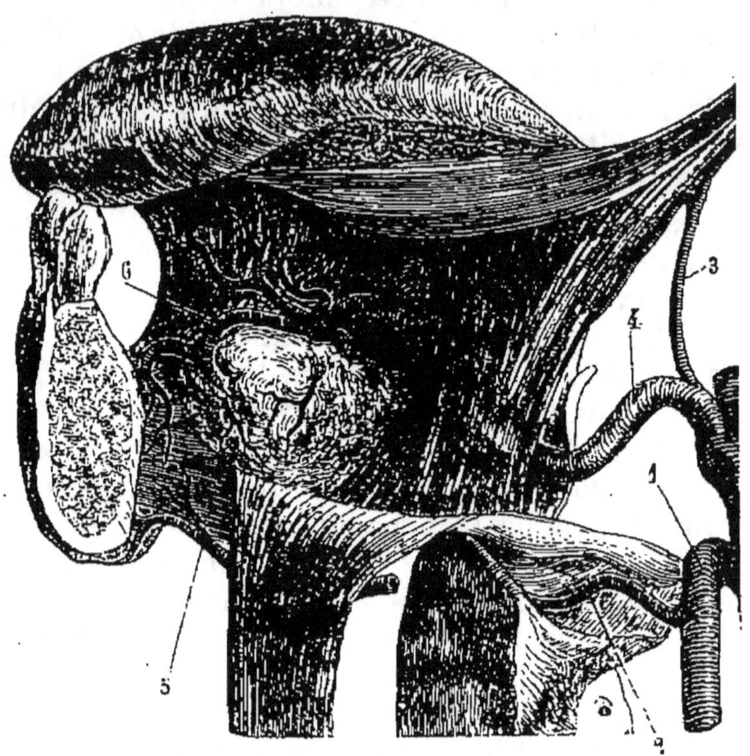

Fig. 27. — Artère linguale (*).

tourne, et, arrivée au voisinage des petites cornes, suit un trajet ascendant, oblique en avant pour gagner la base de la langue et sa face inférieure. La terminaison de cette artère se prolonge jusqu'au bout de l'organe, sous le nom d'*artère ranine*, qui

(*) 1, thyroïdienne supérieure ; 2, laryngée supérieure ; 3, sous-mentale ; 4, linguale ; 5, dorsale de la langue ; 6, sublinguale. (Beaunis et Bouchard.)

est presque sous-muqueuse et se rend aux muscles et à la muqueuse de la langue.

Au niveau de la grande corne de l'os hyoïde, l'artère linguale passe sous le muscle hyo-glosse, de façon à se trouver séparée de la glande sous-maxillaire par ce muscle et de manière à être comprise entre le muscle hyo-glosse et le constricteur moyen du pharynx.

Cette artère envoie trois branches collatérales :

a. L'*artère sus-hyoïdienne*, qui suit le bord supérieur de l'os hyoïde, s'anastomose avec celle du côté opposé et fournit des ramuscules à la région.

b. L'*artère dorsale de la langue*, qui gagne les côtés de l'organe et donne des rameaux à la muqueuse de la base de la langue, ainsi qu'aux piliers, au voile du palais et à l'épiglotte.

c. L'*artère sublinguale*, plus importante que les deux précédentes, se dirige obliquement en avant et en haut, suit le canal de Wharton entre les muscles mylo-hyoïdien et génio-glosse, passe sous la glande sublinguale et se termine dans la muqueuse linguale et buccale.

3° **Artère faciale ou maxillaire externe.** — Née de la carotide au-dessus de la linguale, quelquefois même, par un tronc commun avec cette artère, se porte en haut, en avant et en dedans. Elle passe sous les muscles digastrique et stylo-hyoïdien, contourne l'extrémité postérieure de la glande sous-maxillaire et aborde le bord inférieur du maxillaire inférieur ; là, l'artère devient très superficielle et ses battements sont perceptibles au toucher. Continuant son trajet, l'artère faciale pénètre dans la face et, se dirigeant vers la commissure des lèvres, elle passe sous les muscles peaucier, triangulaire des lèvres, grand et petit zygomatiques et se termine au niveau des ailes du nez en s'anastomosant avec la terminaison de l'artère ophtalmique, branche de la carotide interne. L'artère faciale, dont le parcours est très sinueux, fournit plusieurs branches collatérales.

a. La *palatine inférieure* ou *ascendante* est une petite artère qui monte entre les muscles styliens et le pharynx et se distribue au pharynx, aux piliers, à la langue et aux amygdales. Les branches terminales se rendent dans le voile du palais et dans la muqueuse palatine ; elles s'anastomosent avec la terminaison de la palatine supérieure et de la pharyngienne inférieure.

b. L'*artère sous-mentale*, un peu plus volumineuse que la précédente, longe la face interne de la mâchoire entre le digastrique, le mylo-hyoïdien et le corps de l'os ; elle se distribue aux muscles et aux téguments du menton et s'anastomose avec le rameau mentonnier de l'artère dentaire inférieure, branche de la maxillaire interne.

c. Des branches destinées à la glande sous-maxillaire, au muscle ptérygoïdien interne (*branche ptérygoïdienne*) et au masséter (*branche massétérine*).

d. La *coronaire* ou *labiale inférieure* naît au niveau de la commissure des lèvres, se glisse dans l'épaisseur de la lèvre inférieure en décrivant un trajet flexueux et, sur la ligne médiane, s'anastomose avec celle du côté opposé. Les rameaux se distribuent aux muscles et aux téguments de la lèvre.

e. La *coronaire* ou *labiale supérieure* part également du niveau de la commissure des lèvres, et suit un trajet absolument analogue à celui de la précédente. Mais de l'anastomose des deux coronaires supérieures, sur la ligne médiane, naît une petite artère, *veine de la sous-cloison*, qui s'élève et se rend dans la sous-cloison ou dans les ailes du nez.

Les deux artères labiales, supérieure et inférieure,

dans l'épaisseur de la lèvre, sont beaucoup plus voisines de la muqueuse ou de la peau, elles occupent l'épaisseur de la couche glandulaire et sont également plus rapprochées du bord libre que du bord adhérent de la lèvre, ce qui ne manque pas d'une certaine importance dans la technique opératoire de la suture des lèvres (Tillaux). L'artère coronaire supérieure est d'un calibre plus important que l'inférieure.

f. L'*artère de l'aile du nez*, très variable dans son volume, représente parfois la branche terminale de la faciale.

g. Enfin on signale des branches très menues qui se rendent dans les téguments de la joue, et une branche terminale qui monte jusqu'à l'aile du nez et qui s'anastomose avec la branche nasale de l'ophtalmique.

4° **Artère occipitale.** — C'est une branche de la carotide externe, qui se porte en haut et en arrière pour atteindre l'apophyse mastoïde et se distribuer aux téguments qui recouvrent la partie postérieure du crâne.

Comme branches collatérales, elle donne une *artériole sterno-mastoïdienne*, qui s'épuise dans le muscle du même nom, une *artère stylo-mastoïdienne* qui gagne l'aqueduc de Fallope, un *rameau méningé*, et enfin quelques branches qui se rendent dans l'épaisseur des muscles de la région de la nuque.

5° **Artère pharyngienne inférieure.** — Après un trajet descendant vertical qui lui fait gagner la base du crâne, elle se divise en deux rameaux : une *branche méningée* qui pénètre dans le crâne par le trou déchiré postérieur, et une *branche pharyngienne* qui se rend aux parois du pharynx, aux muscles prévertébraux, à la trompe d'Eustache.

6° **Artère auriculaire postérieure.** — Elle se rend

au pavillon de l'oreille et aux téguments du crâne.

Branches terminales de la carotide externe. — 1° **Artère temporale superficielle.** — Elle se distribue à la moitié supérieure de la face et aux parties antéro-latérales du crâne. Elle est assez profondément située à son origine et se trouve en rapport avec le col du condyle de la mâchoire, l'articulation temporo-maxillaire en avant, et, en arrière, avec le conduit auditif externe et le pavillon de l'oreille ; puis, elle gagne le bord supérieur de l'apophyse zygomatique et plonge dans les muscles auriculaires.

La plus importante de ses branches collatérales est l'*artère transversale de la face* qui se porte horizontalement, d'arrière en avant, côtoie le canal excréteur de la glande parotide (canal de Sténon) et s'avance jusqu'à la partie moyenne du buccinateur où elle se termine.

2° **Artère maxillaire interne.** — Elle présente une importance considérable, en ce qui concerne l'anatomie de la bouche et de ses annexes. Son volume, plus considérable que celui de la temporale superficielle, en fait la continuation réelle de la carotide externe. Son trajet est indiqué dans sa direction générale par une ligne allant du col du condyle au sommet de la fosse zygomatique, mais des flexuosités très nombreuses augmentent considérablement sa longueur. A son origine, elle contourne le col du condyle de la mâchoire en passant derrière lui, puis elle s'enfonce en dedans, dans la fosse zygomatique, en passant entre les deux ptérygoïdiens ou quelquefois entre le muscle temporal et le ptérygoïdien externe. Elle aboutit au trou sphéno-palatin.

Ses branches collatérales, extrêmement grêles et flexueuses, sont au nombre de quatorze, dont la moitié dessert les territoires ou les annexes de la bouche.

a. L'artère *tympanique* est une petite artériole qui pénètre dans la caisse du tympan par la scissure de Glaser.

b. La *petite méningée* pénètre dans le crâne par le trou ovale.

c. L'artère *méningée moyenne* passe au-dessous du muscle ptérygoïdien externe, gagne le crâne par le trou petit rond ou sphéno-épineux et se distribue à la plus grande partie de l'enveloppe fibreuse du cerveau, que l'on appelle dure-mère, et aux parois du crâne. C'est par sa longueur et son volume une branche collatérale importante.

d. L'artère *temporale profonde postérieure* et

e. L'artère *temporale profonde antérieure* sont de petites branches ascendantes qui se rendent dans le muscle temporal.

f. L'artère *dentaire inférieure* se porte en bas et en dehors et se place entre la branche montante de la mâchoire et le ligament sphéno-maxillaire qui la protège et la conduit jusqu'à l'orifice du canal dentaire inférieur. Dans tout ce trajet elle est accolée au muscle ptérygoïdien interne dont elle n'est séparée que par le ligament. L'artère pénètre dans ce canal dentaire et le parcourt dans toute son étendue; arrivée au voisinage de la symphyse mentonnière, elle se réfléchit sur elle-même, pour sortir par le trou mentonnier et s'anastomoser en cet endroit avec la labiale inférieure et la sous-mentale.

Dans son trajet, l'artère dentaire inférieure fournit des branches au muscle ptérygoïdien, au muscle mylo-hyoïdien (rameau mylo-hyoïdien). Dans son trajet intra-osseux elle donne deux variétés de rameaux : les uns se rendent aux racines des dents, ce sont les *rameaux dentaires ;* les autres se rendent à l'os maxillaire, ce sont les *rameaux osseux.* Les rameaux dentaires sont en nombre égal à celui des racines des dents ; ils descendent dans la pulpe où

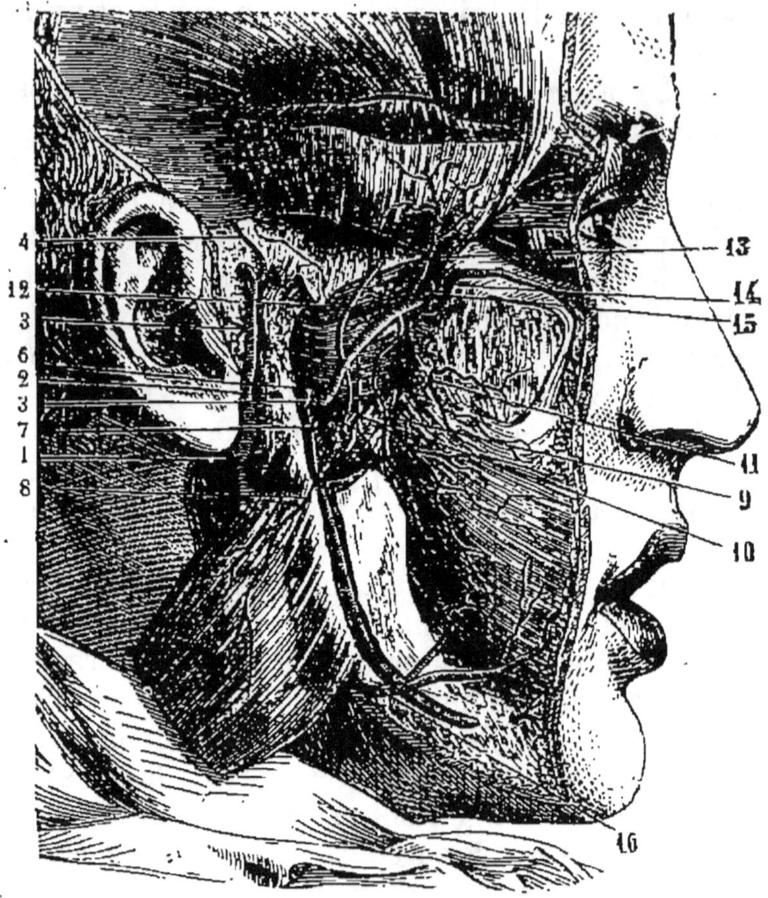

Fig. 28. — Artère maxillaire interne et ses branches (*)

ils se ramifient (Voy. *Anatomie dentaire*). Enfin, au niveau du trou mentonnier, l'artère dentaire infé-

(*) 1, carotide externe ; 2, temporale superficielle ; 3, auriculaire antérieure ; 4, temporale moyenne ; 5, maxillaire interne ; 6, méningée moyenne ; 7, dentaire inférieure ; 8, massétérine ; 9, buccale ; 10, ptérygoïdienne ; 11, alvéolaire ; 12, temporale profonde postérieure ; 13, temporale profonde antérieure ; 14, sous-orbitaire : 15, maxillaire interne s'engageant dans la profondeur ; 16, faciale anastomosée avec la buccale. (Beaunis et Bouchard.)

rieure se prolonge, dans l'intérieur du maxillaire, par le *rameau incisif*, qui se distribue à la pulpe des incisives et au tissu osseux voisin.

g. L'*artère massétérine* passe devant le col du condyle, puis, par l'échancrure sigmoïde, se rend dans le muscle masséter.

h. L'*artère buccale* est une branche de petit calibre ; elle passe entre le ptérygoïdien interne et le coroné, se trouve ainsi sur la face externe du buccinateur et se distribue en branches qui s'anastomosent avec l'alvéolaire, la transverse de la face et la faciale.

i. Les *artères ptérygoïdiennes* sont deux petits rameaux grêles qui se distribuent aux deux muscles ptérygoïdiens.

j. L'*artère palatine supérieure* naît de l'artère maxillaire interne à la partie la plus reculée de la fosse zygomatique, se porte aussitôt verticalement en bas et pénètre dans le conduit palatin qu'elle parcourt. Elle fournit des rameaux au voile du palais (rameaux staphylins qui pénètrent dans les conduits palatins accessoires) et quelques rameaux aux gencives.

k. L'*artère alvéolaire* ou *dentaire supérieure*, contourne la tubérosité du maxillaire et se termine dans le buccinateur. Ses branches se rendent aux gencives et aux alvéoles de la mâchoire supérieure ; de plus, deux ou trois petits rameaux, pénétrant dans les rameaux dentaires supérieurs et postérieurs, se distribuent au tissu osseux, à la muqueuse du sinus maxillaire et à la pulpe des grosses et des petites molaires.

l. L'*artère sous-orbitaire* parcourt le canal sous-orbitaire et aboutit au trou sous-orbitaire ; elle se divise en un grand nombre de rameaux palpébraux, nasaux, géniens et labraux, qui s'anastomosent avec la transverse de la face, la buccale, la nasale, l'al-

véolaire et la fa-
ciale. Dans son
trajet intra-os-
seux, l'artère
sous-orbitaire en-
voie une petite
artériole, *rameau
dentaire*, qui des-
cend dans le ca-
nal dentaire su-
périeur et anté-
rieur pour se
rendre à la pulpe
des dents inci-
sives et canines.

m. L'*artère vidien-
ne*, très grêle, par-
court le canal vidien
et se termine dans
le pharynx et l'ori-
fice de la trompe
d'Eustache.

n. L'*artère ptérygo-
palatine* ou *pharyn-
gienne supérieure* suit
le conduit ptérygo-
palatin et se distri-
bue à la muqueuse
du pharynx nasal.

**Branche terminale
de la maxillaire interne.** — L'artère maxillaire in-

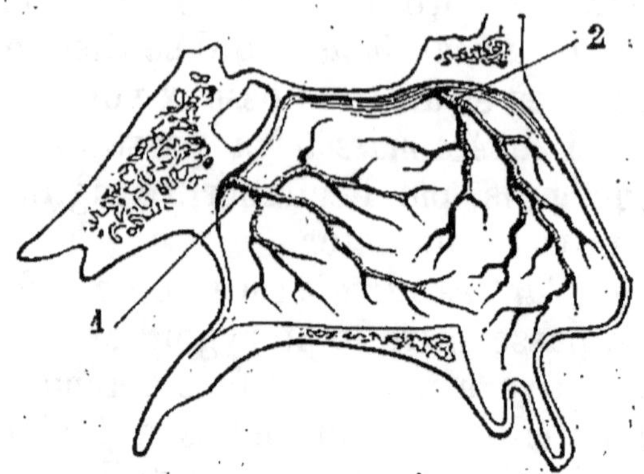

Fig. 29. — Schéma destiné à montrer les artères de la cloison des fosses nasales (*).

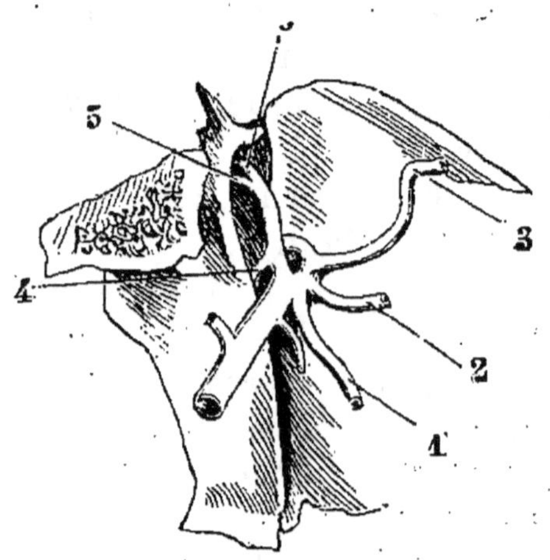

Fig. 30. — Schéma destiné à montrer les divisions de la maxillaire interne (d'après Bourgey) (**).

(*) 1, branche de la sphéno-palatine; 2, branche de la nasale antérieure.

(**) 1, artère buccale; 2, artère alvéolaire; 3, artère sous-orbitaire; 4, artère palatine descendante; 5, artère vidienne; 6, artère sphéno-palatine. (Beaunis et Bouchard.)

terne, arrivée au trou sphéno-palatin, se termine par *l'artère sphéno-palatine* ou nasale postérieure. Cette artère est quelquefois multiple. Elle s'engage dans le trou sphéno-palatin et aboutit ainsi dans la fosse nasale correspondante. Là elle se divise en rameaux, qui se distribuent aux cornets et aux méats des fosses nasales et en une artère très grêle et très longue, *l'artère de la cloison*, qui parcourt le septum des fosses nasales, suivant une ligne oblique en avant et en bas, et finit par aboutir au conduit palatin antérieur où elle s'anastomose avec l'artère palatine supérieure. Les rameaux de la sphéno-palatine s'anastomosent d'ailleurs très largement avec les rameaux correspondants de la nasale antérieure, qui dérive de l'ophtalmique (fig. 29 et 30).

III. — Veines en général.

Les veines sont des canaux membraneux qui ramènent au cœur et par suite aux poumons le sang comburé dans l'économie.

A chaque artère répondent ordinairement deux veines et le volume de ces conduits est généralement supérieur à celui des artères. Mais ces veines ne jouissent pas des propriétés des artères, elles peuvent se laisser distendre par le sang, mais elles ne sont pas contractiles ; elles sont incapables de donner la moindre impulsion au liquide qu'elles renferment. Aussi dans leur intérieur présentent-elles une série de replis membraneux, appelés valvules, qui ont la forme de petits goussets à concavité supérieure et dont le rôle est d'empêcher, par une action toute mécanique, le sang de refluer en arrière. La disposition valvulaire des veines est variable suivant le vaisseau ; beaucoup de veines en sont dépourvues.

Les veines prennent leur origine dans les capillaires. De là, par convergence et par anastomoses, se forment des troncs de plus en plus volumineux, dont le trajet est à peu près le même que celui des artères. On distingue cependant, au point de vue de leur situation, les veines qui suivent les artères et qui sont placées en rapport avec les muscles ou les viscères et qui sont dites *profondes*, des veines *superficielles* qui cheminent dans le tissu cellulaire sous-cutané et qui n'accompagnent aucun tronc artériel.

Les communications qui existent entre les veines sont extrêmement nombreuses, les anastomoses se font non seulement entre les branches d'un même système, mais encore entre les divers territoires veineux. Ces anastomoses se font quelquefois d'une manière si complexe et si étendue qu'elles figurent des mailles inextricables : on donne à ces formations le nom de plexus veineux.

Les veines se composent, comme les artères, de trois tuniques.

a. La *tunique interne* n'est formée que par une couche de cellules plates (endothélium) appliquée sur un substratum conjonctif.

b. La *tunique moyenne* est constituée par des fibres élastiques, des faisceaux de tissu conjonctif et de fibres musculaires. Ces éléments se trouvent toujours en rapport inverse les uns avec les autres.

c. La *tunique externe* est formée de tissu cellulaire et de quelques fibres élastiques.

IV. — VEINES DE LA FACE ET DU COU.

Les veines de la face et du cou aboutissent au système des *veines jugulaires*. Celles-ci sont au nombre de trois : deux sont superficielles, l'*externe* et l'*anté-*

rieure; l'une est profonde, c'est la plus importante, la *veine jugulaire interne*.

Les veines d'origine des jugulaires sont assez nombreuses :

1° La *veine faciale* ou *maxillaire externe* commence à la région frontale et descend à l'angle de la mâchoire, où elle se termine, dans la jugulaire interne et parfois dans l'externe ; elle coupe la face à la manière d'une diagonale et change de nom suivant la région qu'elle traverse : du front à la racine du nez, c'est la *veine frontale* ou *préparate*, de la racine du nez à la paupière inférieure, dans le grand angle de l'œil, c'est la *veine angulaire*, enfin du grand angle de l'œil à sa terminaison, c'est la *veine faciale* proprement dite. Cette veine, très importante, communique largement avec le système veineux intra-crânien par l'intermédiaire de la veine ophtalmique, qui se jette à plein canal dans la veine préparate.

Ses branches collatérales sont : l'*alvéolaire*, les *veines massétérines*, quelques *veines labiales* et *buccales*, la *veine sous-mentale*, la *veine palatine inférieure*.

2° La *veine temporale*, qui suit le trajet de l'artère du même nom et se jette dans la jugulaire externe. Elle reçoit des rameaux *sourciliers*, la *veine transversale de la face*, les *veines auriculaires* et plusieurs *veines parotidiennes*.

3° La *veine maxillaire interne*, qui suit le trajet de l'artère maxillaire interne et reçoit des veines *méningées*, les *veines temporales profondes*, les *veines ptérygoïdiennes*, la *veine dentaire inférieure*. Toutes ces branches, avant de constituer le tronc maxillaire, forment le *plexus ptérygoïdien* ou *zygomatique* qui communique avec le plexus alvéolaire.

4° La *veine auriculaire postérieure*.

5° La *veine occipitale*.

6° Les *veines linguales*. Celles-ci se divisent en

deux groupes : *a*. les *veines profondes* qui, au nombre de deux, accompagnent l'artère linguale, et se rendent dans la veine jugulaire interne, par l'intermédiaire fréquent d'un plexus qu'elles forment avec les suivantes ; *b*. les *veines superficielles sous-muqueuses* ou *dorsales*, qui forment un plexus sur le dos de l'organe, *plexus dorsal de la langue*, lequel reçoit aussi des veines de l'amygdale et de l'épiglotte, et communique avec le plexus pharyngien. De ce plexus dorsal partent : 1° une veine médiane qui descend jusqu'à l'épiglotte et là se partage en deux branches qui s'ouvrent dans la veine jugulaire interne ; 2° des ramuscules *nombreux* qui divergent et se rendent dans les veines ranines.

Les *veines ranines* sont deux conduits rameux longitudinaux qui descendent sur les côtés du frein où elles sont très apparentes ; elles se jettent dans la veine jugulaire interne ou dans la faciale.

7° Les *veines pharyngiennes* partent d'un plexus situé sur les parties latérales et postérieures du pharynx (plexus pharyngien) et se jettent dans la veine jugulaire.

8° Les *veines thyroïdiennes supérieure* et *moyenne*.

Ces affluents nombreux vont donc constituer les veines jugulaires. Celles-ci sont au nombre de trois :

1° La *veine jugulaire externe* est une veine superficielle ou sous-cutanée qui occupe les parties latérales du cou. Elle s'étend du condyle de la mâchoire à la partie moyenne de la clavicule, où elle se jette dans la veine sous-clavière.

2° La *veine jugulaire antérieure* est également une veine superficielle. Elle est souvent double et ses anomalies sont extrêmement nombreuses. Elle n'est d'ailleurs composée que des affluents de la région sus-hyoïdienne. Elle est située sur la partie antérieure du cou et se termine à la veine sous-clavière.

3° La *veine jugulaire interne*, d'un calibre très important, est une veine profonde. Elle ramène la plus grande partie du sang de l'encéphale, et prend son nom, au moment où elle sort du crâne par le trou déchiré postérieur. De là, elle suit un trajet verticalement descendant, appliqué aux carotides interne et primitive, jusqu'au niveau du tiers interne de la clavicule, où, s'abouchant avec la veine sous-clavière, elle forme le tronc veineux brachio-céphalique correspondant. (La convergence des deux troncs brachio-céphaliques veineux forme la veine cave supérieure qui se jette dans l'oreillette droite.)

Les principaux affluents de la veine jugulaire interne se groupent au niveau de la grande corne de l'os hyoïde et là, le plus souvent s'ouvrant les uns dans les autres, forment le tronc thyro-linguo-facial qui aborde directement la veine jugulaire.

V. — LYMPHATIQUES EN GÉNÉRAL.

Les vaisseaux lymphatiques sont des canaux minces et transparents qui sont répandus dans toute l'économie et qui, par un système de ramifications et d'anastomoses, finissent par aboutir dans le système veineux. Ils charrient un liquide spécial appelé la *lymphe*, et traversent constamment des corps glanduleux appelés *glandes* ou *ganglions lymphatiques*.

Les vaisseaux lymphatiques forment des réseaux très compliqués qui sont divisés en superficiels et en profonds. Ils naissent de plexus capillaires et peut-être de culs-de-sac terminaux. Les canaux collecteurs, qui en dérivent, sont rectilignes, et, après un trajet plus ou moins long, abordent un ou plusieurs ganglions lymphatiques. Ceux-ci, extrêmement nombreux (6 ou 700 pour tout le corps) sont en général groupés en masse ou par chaîne, surtout à la racine des membres, à la sortie des vaisseaux propres à chaque viscère et dans les espaces cellulaires lâches. Leur forme est elliptique et leur volume est extrêmement variable.

Les vaisseaux lymphatiques sont formés de trois tuniques :

a. La tunique interne est un endothélium formé d'une couche de cellules aplaties à bord dentelé.

b. La tunique moyenne est composée de fibres musculaires lisses, de fibres à tissu conjonctif et élastique.

c. La tunique externe est formée d'éléments de nature cellulo-fibreuse avec quelques éléments musculaires et élastiques.

A leur intérieur on rencontre des valvules disposées comme celles des veines et ayant la même signification et la même structure.

Les ganglions présentent une charpente formée d'éléments cellulo-fibreux et délimitant partout un jeu de trabécules, des alvéoles. Dans ces alvéoles, on voit un tissu spécial qui a reçu les noms les plus variés, tissu conjonctif réticulé (Ranvier), cytogène (Kölliker), adénoïde (His), et dont les éléments les plus importants sont de grosses cellules lymphatiques, ayant une constitution analogue à celle des globules blancs du sang. Les ganglions sont d'ailleurs abondamment pourvus de vaisseaux sanguins; on y a même vu des filets nerveux.

VI. — LYMPHATIQUES DE LA FACE ET DU COU.

Les lymphatiques de la face sont divisés en superficiels et profonds.

1. **Lymphatiques superficiels.** — Ils recueillent les collecteurs si nombreux sous la peau de la région. Ils

se rendent à divers groupes de ganglions : aux ganglions parotidiens pour la région des sourcils, des paupières et de la moitié supérieure de la joue ; aux ganglions sous-maxillaires pour la région du nez. Les lymphatiques des lèvres (peau et muqueuse) se rendent aux ganglions sous-maxillaires également, à l'exception d'un ou de deux vaisseaux qui se rendent aux ganglions sus-hyoïdiens.

II. **Lymphatiques profonds** (fig. 31). — Les vaisseaux

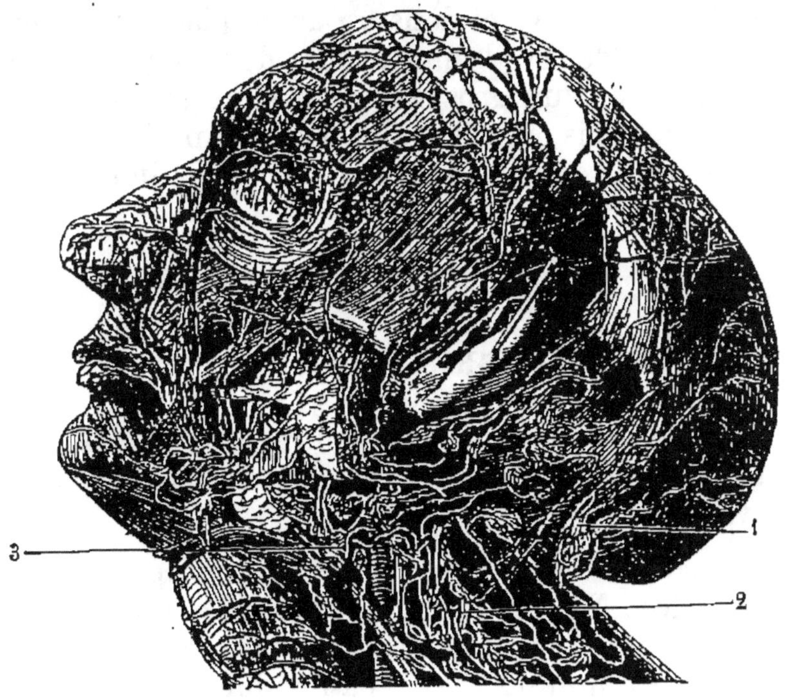

Fig. 31. — Lymphatiques de la tête (*).

lymphatiques de la langue sont extrèmement nombreux ; ils ont été décrits par Sappey en 1847. Ils se rendent, partie à un ganglion qui répond à la grande corne de l'os hyoïde, partie à deux ganglions

(*) 1, ganglions cervicaux ; 2, ganglions sous-occipitaux ; 3, ganglions sous-maxillaires. (Beaunis et Bouchard.)

placés sur les côtés du cartilage thyroïde (Sappey).
Quant aux vaisseaux de la pointe et des bords de
l'organe, ils se jettent dans les ganglions de la partie
moyenne du cou. Les lymphatiques des gencives et
de la muqueuse palatine se rendent : par les gencives inférieures dans les ganglions sous-maxillaires ;
par les gencives supérieures, ils se joignent aux
lymphatiques du voile et se jettent dans un groupe
de petits ganglions situés à la bifurcation de la
carotide primitive et dans un autre placé au niveau
de l'os hyoïde. Les lymphatiques du pharynx se rendent moitié à un gros ganglion situé au-devant du
corps de l'axis, moitié à de petits ganglions situés
sur les côtés de la membrane thyro-hyoïdienne.

CHAPITRE VIII

NERFS CRÂNIENS

Les nerfs crâniens, c'est-à-dire ceux qui se détachent de l'encéphale, sont au nombre de douze paires,
savoir :

1re paire : Nerf olfactif ;

2e paire : Nerf optique ;

3e paire : Nerf moteur oculaire commun ;

4e paire : Nerf pathétique ;

5e paire : Nerf trijumeau ;

6e paire : Nerf moteur oculaire externe ;

7e paire : Nerf facial ;

8e paire : Nerf auditif ;

9e paire : Nerf glosso-pathétique ;

10e paire : Nerf pneumogastrique ;

11e paire : Nerf spinal ;

12e paire : Nerf grand hypoglosse.

1re paire. — Nerf olfactif. — Il naît de la face
inférieure du lobe frontal sous la forme d'une ban-

delette qui repose sur la base du crâne, et qui, arrivée sur les côtés de l'apophyse crista-galli, se renfle en une petite saillie olivaire qui s'appelle le *bulbe olfactif*. De ce renflement partent des filaments qui passent par les trous de la lame criblée et se rendent à la partie supérieure, la seule olfactive de la muqueuse nasale.

2e paire. — Nerf optique. — Il part également de la base des hémisphères cérébraux. Ses deux racines, sous forme de bandelettes, convergent l'une vers l'autre et, au niveau de la gouttière optique du corps du sphénoïde, elles s'accolent pour s'entrecroiser, c'est la commissure ou le *chiasma des nerfs optiques*. De là, les nerfs optiques se rendent aux trous optiques, dans lesquels ils pénètrent en compagnie de l'artère ophtalmique, atteignent le globe oculaire et s'épanouissent dans la rétine.

3e paire. — Nerf moteur oculaire commun,

4e paire. — Nerf pathétique,

6e paire. — Nerf moteur oculaire externe. — Ce sont des nerfs très importants, mais qui se rendent exclusivement aux muscles de l'œil, auquel ils impriment des mouvements variés.

5e paire. — Nerf trijumeau ou trifacial. — C'est un nerf extrêmement important qui, né d'une double racine, une sensitive et une motrice, se divise en trois branches qui se rendent aux trois régions principales de la face.

Le nerf trijumeau se détache, par sa double racine, de la protubérance annulaire et se dirige en avant. En passant sur la crête du rocher, il se renfle en un ganglion semi-lunaire appelé le *ganglion de Gasser* et, à partir de ce point, se divise en trois branches : branche ophtalmique de Willis, nerf maxillaire supérieur et nerf maxillaire inférieur.

I. Branche ophtalmique de Willis. — C'est la

moins volumineuse des trois, elle gagne la fente sphénoïdale et, parvenue dans l'orbite, se divise en trois branches secondaires : le *nerf lacrymal*, le *nerf frontal* et le *nerf nasal*.

II. NERF MAXILLAIRE SUPÉRIEUR (fig. 32). — Détaché du

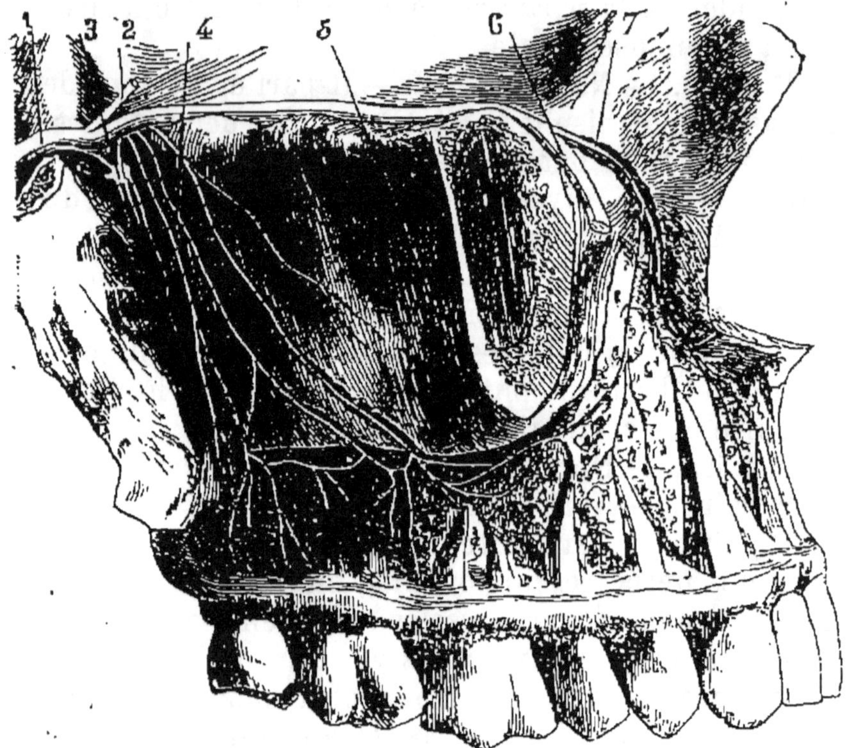

Fig. 32. — Nerf maxillaire supérieur avec les rameaux dentaires (*).

ganglion de Gasser, il gagne le trou grand rond, pénètre dans la fosse sphéno-maxillaire, gagne la gouttière sous-orbitaire, s'y engage et ressort au-dessus de

(*) 1, nerf maxillaire supérieur ; 2, rameau orbitaire ; 3, rameaux qu'il fournit au ganglion de Meckel ; 4, nerfs dentaires supérieurs et postérieurs ; 5, anastomose des dentaires postérieurs et antérieurs ; 6, nerf sous-orbitaire sectionné ; 7, nerf dentaire antérieur. (Beaunis et Bouchard.)

l'orbite par le trou sous-orbitaire. Là, il s'épanouit en multiples filets qui rayonnent et s'anastomosent avec des filets correspondants du nerf facial.

Chemin faisant, le nerf maxillaire supérieur émet quelques branches collatérales :

a. Le *nerf orbitaire ;*

b. Un *filet*, qui sert de racine sensitive à un ganglion nerveux, dont les racines viennent de trois nerfs crâniens, le ganglion sphéno-palatin ou ganglion de Meckel;

c. Des *rameaux dentaires postérieurs.* — Ceux-ci, au nombre de deux ou trois, se détachent à l'entrée du nerf maxillaire supérieur dans la gouttière sous-orbitaire, descendent sur la tubérosité du maxillaire, donnent quelques ramifications à la muqueuse buccale, à la muqueuse gingivale et pénètrent dans les conduits dentaires supérieurs et postérieurs. — Dans ce dernier trajet, ils s'envoient des anastomoses et forment un plexus, situé dans l'intérieur de l'os — d'où s'échappent : des *filets dentaires* qui pénètrent dans les racines des grosses et petites molaires, pour se prolonger jusque dans la cavité creusée au centre de leur couronne et se répandre dans leur portion pulpeuse, en s'entremêlant aux artérioles correspondantes (Sappey);— des filets pour le périoste des alvéoles, — d'autres qui se distribuent à la muqueuse du sinus maxillaire — et enfin des filets osseux ;

d. Un *rameau dentaire antérieur*, lequel naît dans l'intérieur du canal sous-orbitaire, à quelques millimètres en arrière de l'orifice antérieur ; il s'engage dans un canal osseux particulier qui descend en contournant l'orifice antérieur des fosses nasales, et, arrivé au niveau du plancher des fosses nasales, se résout en filets terminaux qui se rendent à l'os et au périoste, à la muqueuse des fosses nasales (muqueuse pituitaire) et aussi à la pulpe des incisives supérieures, de la canine et quelquefois de la première petite molaire.

L'étude du *ganglion sphéno-palatin* ou *ganglion de Meckel* doit être rattachée à celle du nerf maxil-

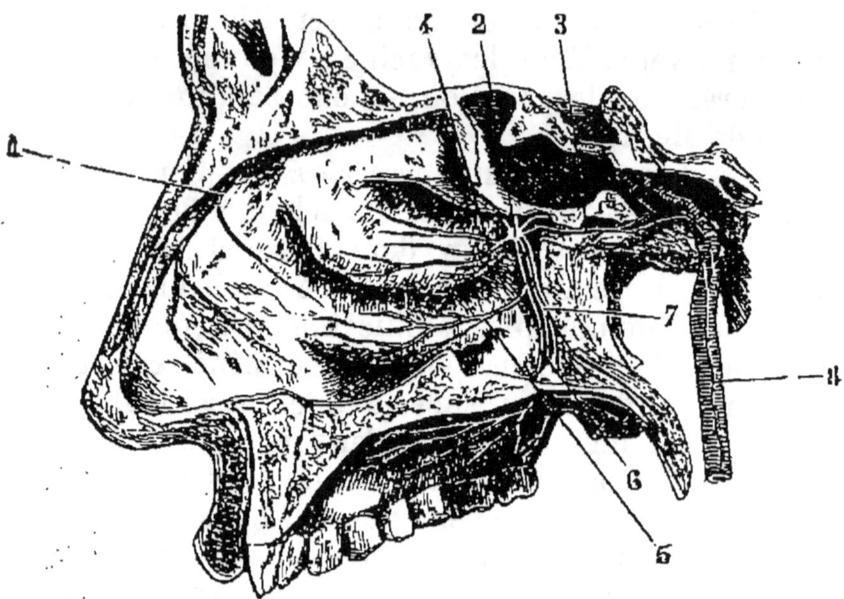

Fig. 33. — Ganglion de Meckel, nerfs palatins et nerfs des cornets des fosses nasales (*).

laire supérieur. Ce petit renflement de substance nerveuse (fig. 33) est situé au fond de la fosse ptérygo-maxillaire, en avant du trou sphéno-palatin ; il semble appendu au nerf maxillaire supérieur. — Il reçoit trois racines : une, déjà signalée, qui vient du tronc même du nerf (racine sensitive), une autre

(*) 1, filet externe du rameau ethmoïdal du nasal ; 2, ganglion de Meckel ; 3, nerf vidien ; 4, branche du cornet moyen ; 5, branches du cornet inférieur ; 6, grand nerf palatin ; 7, nerfs palatins postérieurs et moyen ; 8, rameau carotidien (d'après Arnold).

qui lui vient du nerf grand pétreux superficiel, branche du facial (racine motrice) et une troisième, formée par des filets émanés des rameaux carotidiens du ganglion cervical supérieur du grand sympathique. Ces deux dernières (racine motrice et racine sympathique) s'accolent, mais sans se confondre, et forment ce qu'on appelle le nerf ptérygoïdien ou vidien.

De ce ganglion partent des rameaux :

1° *Les nerfs palatins* (fig. 34). — Au nombre de trois :

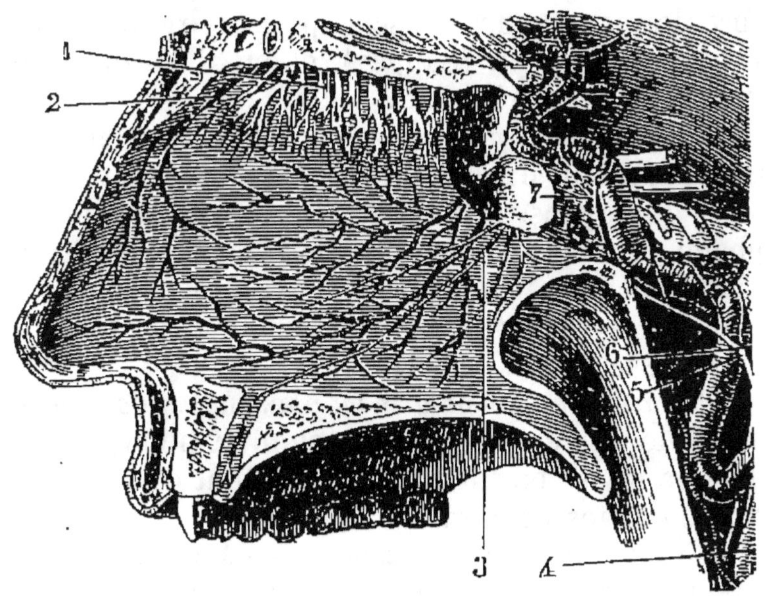

Fig. 34. — Nerf naso-palatin, rameaux carotidiens du ganglion cervical supérieur (*).

a) Nerf palatin antérieur ou grand palatin, qui s'engage dans le conduit palatin postérieur et arrive à

(*) 1, division du nerf olfactif ; 2, filet interne du rameau ethmoïdal du nasal ; 3, nerf naso-palatin ; 4, rameau carotidien du sympathique ; 5, sa division en rameaux carotidiens interne et externe ; 6, anastomose du sympathique avec le ganglion d'Andersch et le ganglion jugulaire ; 7, plexus caverneux (d'après Arnold).

la voûte palatine. Là il se divise en *rameau nasal*, pour la muqueuse du cornet inférieur et des méats afférents ; *rameaux alvéolaires* ou *externes* pour le périoste des alvéoles et la muqueuse des gencives, et *rameaux palatins* (nerf staphylin) ou *internes* pour la muqueuse du palais et du voile.

b) *Nerf palatin moyen*, qui se termine dans la muqueuse du voile et du palais.

c) *Nerf palatin postérieur*, qui descend dans un conduit osseux spécial et, arrivé au niveau du bord postérieur de la voûte palatine, se divise en filets musculaires pour les muscles péristaphylin interne et palato-staphylin (Sappey), et en filets muqueux pour la face supérieure du voile.

2° *Nerfs sphéno-palatins ou nasaux postérieurs.* — Ils se ramifient dans la muqueuse des cornets supérieurs et moyens. — Un filet assez important, le nerf sphéno-palatin interne ou nerf naso-palatin de Scarpa, pénètre dans le canal palatin antérieur et va se perdre dans la muqueuse de la partie antérieure de la voûte.

3° *Le nerf ptérygo-palatin ou pharyngien de Bock.* — Très frêle, il s'engage dans le conduit ptérygo-palatin et se divise en filets qui se perdent dans la muqueuse des fosses nasales.

III. Nerf maxillaire inférieur. — Le nerf maxillaire inférieur est la plus volumineuse des trois branches du trijumeau ; il naît de deux racines : une, formée par la troisième division du ganglion de Gasser, *branche sensitive*, et l'autre par la petite racine du trijumeau qui sort directement de la protubérance, sans passer par aucun ganglion (*racine motrice*, racine non ganglionnaire du trijumeau). Ceci indique déjà que le nerf maxillaire inférieur est un nerf mixte ayant des fonctions motrices et des fonctions de sensibilité.

Ces deux racines accolées, mais non encore fusionnées, s'engagent dans le trou ovale et s'unissent, à ce moment, pour former un tronc commun. Celui-ci, d'ailleurs, ne présente pas une grande étendue ; presque aussitôt sa sortie du crâne il se divise dans la fosse zygomatique en sept branches (fig. 35) :

1° *Le nerf temporal profond moyen.* — Se rend au muscle temporal et s'y distribue ;

2° *Le nerf massétérin.* — Après avoir traversé l'échancrure sigmoïde, il pénètre dans le muscle masséter. Il fournit un filet pour l'articulation temporo-maxillaire ;

3° *Le nerf buccal.* — Il se dirige en avant, en bas et en dehors, traverse l'échancrure sigmoïde pour venir se placer sur la face externe du muscle buccinateur. Ses filets terminaux se rendent à la peau de la joue et à la muqueuse de la bouche ; quelques-unes s'anastomosent avec des filets du facial ; aucun d'eux n'innerve le muscle buccinateur (1) (Longet, Sappey) ;

4° *Le nerf du muscle ptérygoïdien interne ;*

5° *Le nerf temporal superficiel ou auriculo-temporal.* — Les branches très nombreuses et anastomosées constituent un véritable plexus situé entre le pavillon de l'oreille et la base de l'apophyse zygomatique. Il donne des filets à la glande parotide, à la peau de l'oreille externe, à l'articulation temporo-maxillaire, et surtout des rameaux anastomotiques, qui l'unissent, au niveau du bord antérieur de la parotide, avec les rameaux de la branche temporale du facial ;

6° *Le nerf dentaire inférieur.* — Par son volume et son importance, il semble être la continuation du tronc principal. Il se porte directement en bas,

____

(1) Le muscle buccinateur est innervé par le nerf facial.

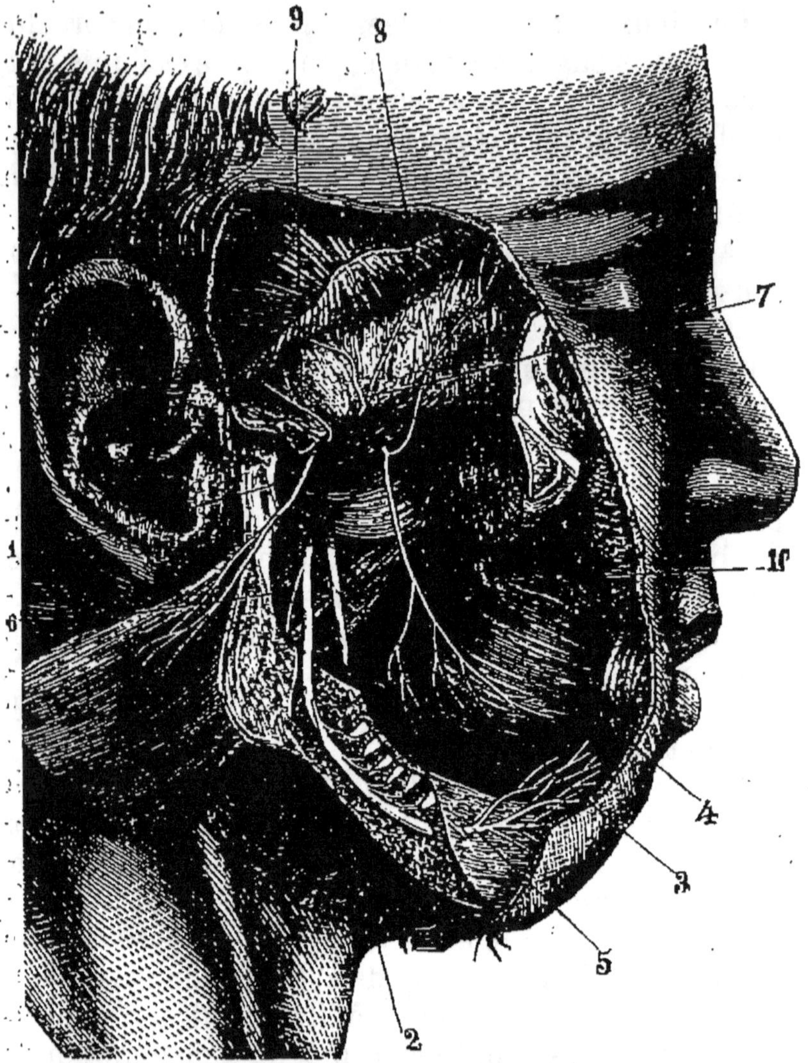

Fig. 35. — Division du maxillaire inférieur (nerfs massélerin, temporaux profonds, buccal, dentaire inférieur) (*).

(*) 1, nerf massélerin; 2, nerf dentaire inférieur: 3, nerf lingual; 4, nerf buccal; 5, branche mentonnière du dentaire; 6, rameau mylo-hyoïdien du même nerf; 7, temporal profond moyen; 8, nerf temporal profond antérieur; 9, nerf temporal profond postérieur; 10, canal de Sténon sectionné. (Beaunis et Bouchard.)

passe entre les deux muscles ptérygoïdiens, puis entre le ptérygoïdien interne et la branche montante de la mâchoire et abordé le canal dentaire. — Il parcourt ce canal dans toute son étendue, accompagné par l'artère du même nom et, arrivé au voisinage de la symphyse, il se divise en deux filets : le *nerf incisif* qui se porte à la canine et aux deux incisives, et le *nerf mentonnier* qui s'échappe par le trou mentonnier et forme le plexus mentonnier, lequel s'anastomose avec des filets correspondants du nerf facial.

Chemin faisant, le nerf dentaire inférieur fournit, avant son entrée dans le canal dentaire, le *nerf mylo-hyoïdien* qui se loge dans un canal moitié osseux, moitié fibreux, que présente la face interne de la mâchoire, et finit par se distribuer au muscle mylohyoïdien et au ventre antérieur du digastrique. — Dans son trajet intra-osseux, le nerf dentaire fournit des rameaux osseux pour le bord alvéolaire de la mâchoire, des gingivaux et enfin un filet à chacune des racines des grosses et petites molaires (Sappey) ;

7° *Le nerf lingual ou petit hypoglosse* (fig. 37). — Il décrit une courbe demi-circulaire à concavité antérieure. C'est un filet nerveux important, dont la direction est à peu près identique à celle du nerf précédent. En effet, le nerf lingual passe également entre les deux ptérygoïdiens, puis entre le ptérygoïdien interne et la branche montante de la mâchoire. Pendant ce trajet il est situé en avant du nerf dentaire. A ce moment il gagne un peu en dedans et, devenant presque horizontal, il aborde les côtés du plancher de la bouche. Il passe au-dessus de la glande sous-maxillaire, en dehors du muscle hyo-glosse, parallèlement au nerf grand hypoglosse placé au-dessous et avec lequel il échange des fibres. Enfin, il gagne l'interstice des muscles lingual et génio-glosse et se dirige vers la pointe de la langue.

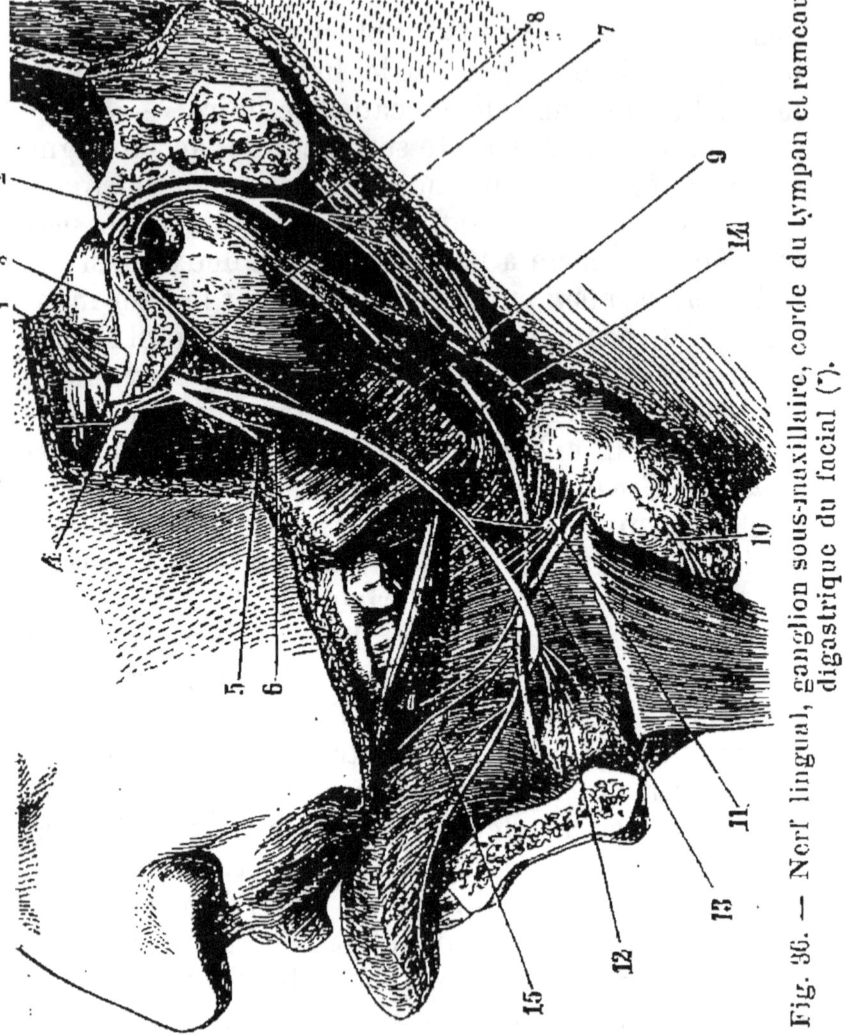

(*) La glande sous-maxillaire a été détachée et rejetée en bas pour montrer les branches du ganglion ; 1, ganglion de Gasser ; 2, facial dans l'aqueduc ; 3, grand pétreux superficiel ; 5, auriculo-temporal sectionné et relevé en haut par une érigne ; 6, origine du rameau mylo-hyoïdien ; 7, corde du tympan ; 8, rameau du digastrique et du stylo-hyoïdien ; 9, lingual ; 10, rameau mylo-hyoïdien à sa terminaison ; 11, ganglion sous-maxillaire avec ses branches afférentes et efférentes ; 12, rameaux de la glande sublinguale ; 13, canal de Wharton se recourbant et passant au-dessus du lingual ; 14, grand hypoglosse ; 15, anastomose des rameaux terminaux du grand hypoglosse et du lingual. (Beaunis et Bouchard.)

Dans son trajet le nerf lingual fournit les filets à la muqueuse du pharynx, aux amygdales, aux gencives, à la muqueuse du plancher de la bouche, au ganglion nerveux sous-maxillaire, à la glande sous-maxillaire et à la glande sublinguale. Ses filets terminaux se distribuent à la muqueuse des deux tiers antérieurs de la langue.

Il reçoit d'importantes anastomoses, notamment celle qui constitue la *corde du tympan* et qui lui vient, en apparence, du facial. A mentionner également un filet grêle qui lui vient du nerf mylo-hyoïdien et les filets anastomotiques de l'hypoglosse.

Les rameaux destinés à la glande sous-maxillaire ne pénètrent pas directement dans la glande. Ils se groupent préalablement dans un petit ganglion nerveux situé sur la face externe du muscle hypoglosse et qui constitue le *ganglion sous-maxillaire*.

Sur le côté du nerf maxillaire inférieur, immédiatement au-dessous du trou ovale, se trouve un ganglion nerveux, appelé *ganglion optique* ou *d'Arnold*. Ce petit ganglion émet des filets moteurs pour le muscle péristaphylin externe et pour le muscle du marteau de l'oreille et des rameaux sensitifs qui se rendent dans la muqueuse du tympan.

7ᵉ paire. — Nerf facial. — Né des parties latérales du bulbe rachidien (origine apparente), il s'engage dans le conduit auditif interne, puis dans un long canal osseux situé dans le rocher et qui porte le nom d'aqueduc de Fallope, et sort du crâne par le trou stylo-mastoïdien (orifice inférieur de l'aqueduc). Sorti du crâne, le nerf s'engage dans l'épaisseur de la glande parotide qu'il traverse perpendiculairement à son grand axe et en croisant l'artère carotide externe ; il émerge de la glande au niveau de son bord antérieur, et là, après un entrecroisement de ses branches en plexus, se divise en deux grandes branches terminales (fig. 37) : une *supé-*

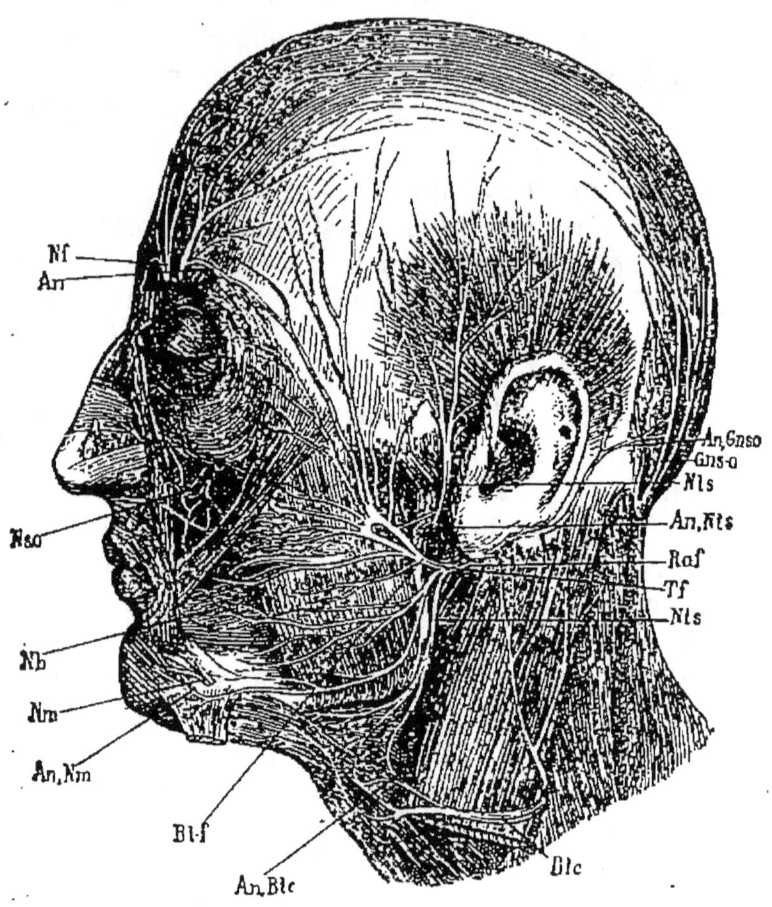

Fig. 37. — Nerfs superficiels de la tête (*).

(*) *Tf*, tronc du facial : *Btf*, branche temporo-faciale ; *Nts.* branche cervico-faciale ; *raf*, rameau auriculaire du facial ; *Nts*, nerf temporal superficiel : *An,Nts*, anostomose de ce nerf avec le facial ; *Gnso*, grand nerf sous-occipital ; *An,Gnso*, anastomose de ce nerf avec le rameau auriculaire ; *Btc*, branche transverse cervicale (du plexus cervical) ; *An,Btc* son anastomose avec le facial ; *Nb*, nerf buccal anastomosé avec le facial ; *Nso*, nerf sous-orbitaire anastomosé avec le facial ; *Nf*, nerfs frontaux ; *An*, anastomose du frontal externe avec le facial. (Beaunis et Bouchard.)

rieure ou *temporo-faciale* et une *inférieure* ou *cervico-faciale*.

La première de ces branches terminales donne des rameaux frontaux, temporaux, palpébraux et nasaux ou sous-orbitaires qui se rendent aux divers muscles de ces régions (temporaux, auriculaires, orbiculaire, zygomatiques, élévateurs, pyramidal, myrtiforme, et même buccinateur et partie supérieure de l'orbiculaire des lèvres) (1).

La *branche cervico-faciale* donne des rameaux buccaux, mentonniers et cervicaux ; elle se distribue au buccinateur, à l'orbiculaire des lèvres, aux muscles de la lèvre inférieure et au muscle peaucier du cou.

Dans son trajet le nerf facial donne de nombreuses branches collatérales :

1° Le *nerf grand pétreux superficiel*, qui aboutit au ganglion de Meckel ;

2° Le *nerf petit pétreux superficiel*, qui se jette dans le ganglion otique, duquel il forme la racine motrice ;

3° Le *nerf du muscle de l'étrier ;*

4° La *corde du tympan.* Cette branche est très importante au point de vue de la physiologie du goût. Elle naît dans l'intérieur de l'aqueduc de Fallope, s'en échappe pour pénétrer dans l'oreille moyenne, traverse la membrane du tympan, dans le plan de laquelle elle se trouve située à la manière d'une corde qui obliquement soustendrait son secteur supérieur, et sort du crâne. Elle passe alors entre les deux muscles ptérygoïdiens et rencontre le nerf lingual, auquel elle s'accole ;

5° *Rameaux pour les muscles auriculaires ;*

6° *Nerf du digastrique,* pour le ventre postérieur de ce muscle ;

(1) L'élévateur de la paupière supérieure est innervé par le nerf moteur oculaire commun.

7º *Nerf du stylo-hyoïdien ;*

8º *Nerf des muscles stylo-glosse et glosso-staphylin ;*

9º Et enfin de nombreuses branches anastomotiques, avec le pneumogastrique et le glosso-pharyngien.

8ᵉ paire. — Nerf auditif. — Le nerf auditif s'étend des parties latérales du bulbe au conduit auditif interne, dans lequel il se trouve en rapport avec le facial, puis pénètre dans l'aqueduc de Fallope qu'il quitte pour pénétrer dans l'oreille externe. Il se termine dans les diverses portions de l'organe de l'ouïe.

9ᵉ paire. — Nerf glosso-pharyngien (fig. 38). — Ce nerf prend son origine dans le bulbe, en sort, sur ses parties latérales, et gagne le trou déchiré postérieur. A la sortie de cet orifice, il se renfle en un petit ganglion, *ganglion pétreux* ou *d'Andersh*, et se porte ensuite directement en bas. Il passe en dedans des muscles du bouquet de Riolan, puis entre la carotide interne et la veine jugulaire, et se dirige en bas et en avant suivant une courbe à concavité antéro-supérieure. Il longe les parois du pharynx et vient s'appliquer à la face externe de l'amygdale et glisser dans la muqueuse de la base de la langue.

Il se termine dans la muqueuse du tiers postérieur de l'organe, en formant, par ses branches anastomosées, le *plexus lingual*, et se distribue aux papilles caliciformes et à la partie de la muqueuse qui est située en arrière du V lingual.

Les branches collatérales sont :

1º Les *rameaux pharyngiens, tonsillaires* (pour l'amygdale) et *carotidien* (qui se rendent dans le plexus sympathique qui entoure la carotide externe) ;

2º Un *rameau pour les muscles digastrique* et *stylo-hyoïdien ;*

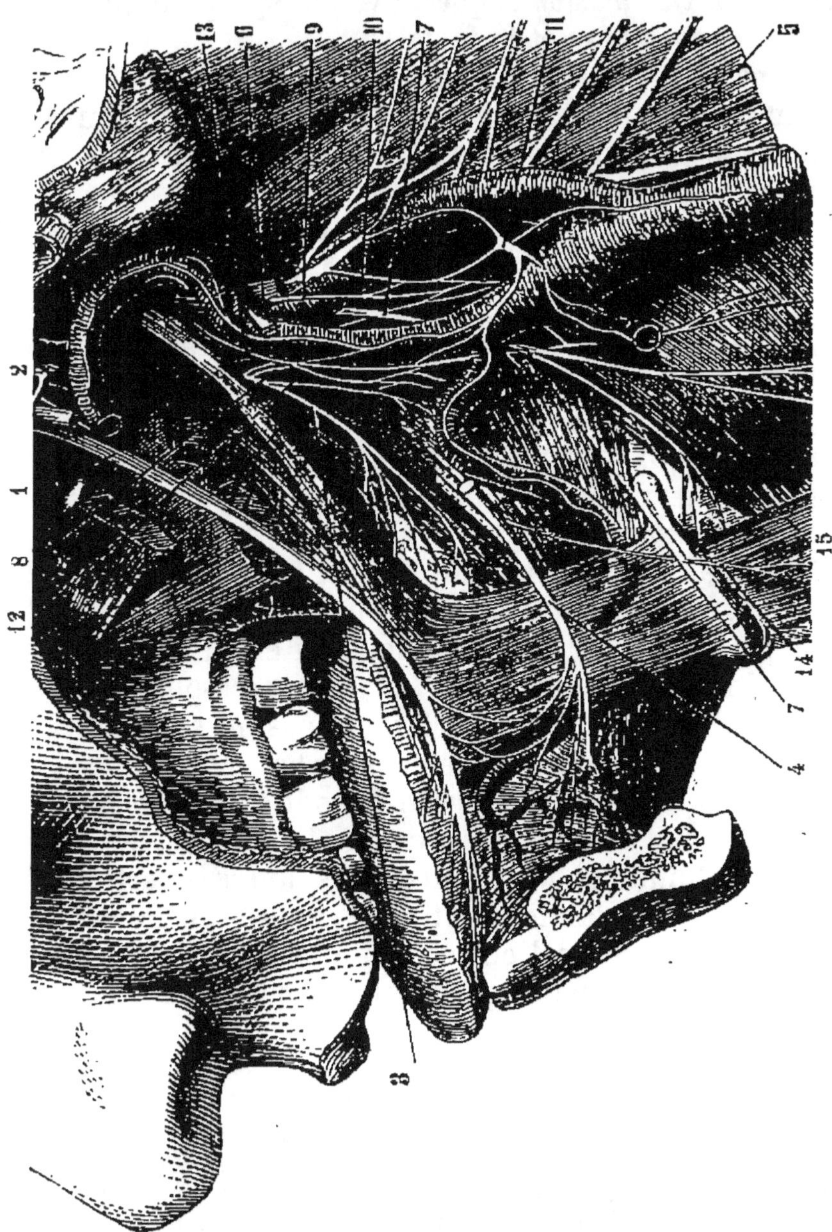

Fig. 38. — Nerfs lingual, glosso-pharyngien, grand hypoglosse, plexus intercarotidiens (*).

(*) 1, nerf lingual ; 2, nerf temporal superficiel sectionné ; 3, nerf glosso-pharyngien ; 4, nerf grand hypoglosse, dont une portion a été excisée ; 5, ganglion cervical supérieur, dont on ne voit que l'extrémité inférieure ; 6, nerf pneumogastrique sec-

3° Des *filets anastomotiques*, avec le sympathique, le pneumogastrique et le facial.

10° paire. — Nerf pneumogastrique. — Le nerf pneumogastrique part du bulbe, passe par le trou déchiré postérieur, s'accole à la veine jugulaire interne et à la carotide pour descendre dans le cou, pénètre dans le thorax et se divise en trois groupes de branches terminales qui se rendent aux *organes de la respiration :* larynx et poumons, au *cœur*, et aux *organes de la digestion :* œsophage, estomac, foie. De sa triple fonction lui vient son nom de trisplanchnique. Au pharynx il donne un *rameau pharyngien*, qui s'unit à des filets analogues venus du glosso-pharyngien et du grand sympathique pour former le *plexus pharyngien*.

11° paire. — Nerf spinal. — Le nerf spinal naît du bulbe, passe par le trou déchiré, où il se trouve en rapport avec la veine jugulaire interne, l'artère méningée postérieure et les nerfs glosso-pharyngien et pneumogastrique. Presque aussitôt sorti du crâne, le nerf spinal se divise en deux branches : une *interne*, très courte, qui se jette dans le pneumogastrique, et une *externe* qui traverse le cou suivant une ligne oblique en bas et en dehors, longe la partie inférieure de la glande parotide, et aborde le muscle trapèze dans lequel elle se termine.

Les filets qui constituent la branche interne ou

tionné ; 7, nerf laryngé supérieur ; 8, rameaux intercarotidiens du glosso-pharyngien ; 9, rameaux intercarotidiens du pneumogastrique ; 10, rameaux intercarotidiens ou grand sympathique ; 11, ganglion intercarotidien ; 12, rameaux pharyngiens du pneumogastrique ; 13, rameaux pharyngiens du pneumogastrique ; 14, branche du muscle thyro-hyoïdien ; 15, nerf laryngé externe. Le ganglion sous-maxillaire a été enlevé avec la glande de ce nom pour montrer les anastomoses en arcade des branches du lingual avec celles de l'hypoglosse. (Beaunis et Bouchard.)

anastomotique ne s'entremêlent qu'en apparence avec ceux du pneumogastrique ; ils conservent leur autonomie et vont former les *nerfs laryngés externe et inférieur* ou *récurrent*.

12ᵉ paire. — Nerf grand hypoglosse. — Le nerf grand hypoglosse part du bulbe, passe par le trou condylien antérieur ; sorti du crâne, il contourne le gros paquet vasculo-nerveux formé par la jugulaire, la carotide et le pneumogastrique, passe entre la carotide et la jugulaire et chemine, au milieu des muscles du bouquet de Riolan, dont il suit la direction, ayant en dedans de lui le stylo-pharyngien et le stylo-glosse, et en dehors le stylo-hyoïdien avec le digastrique, son satellite. Au bout d'un certain trajet, il devient horizontal, s'applique sur la face externe du muscle constricteur moyen du pharynx et de l'hyo-glosse, se trouvant ainsi placé en dedans de la glande sous-maxillaire. Enfin il se redresse légèrement pour aborder le corps charnu de la langue et pénétrer dans le muscle génio-glosse.

Les filets terminaux de ce nerf se rendent dans les muscles de la langue : hyo-glosse, génio-glosse, stylo-glosse, etc. Aucun de ces filets ne se termine dans la muqueuse, mais plusieurs d'entre eux s'anastomosent avec des filets du nerf lingual.

Les branches collatérales du nerf grand hypoglosse sont nombreuses ; nous citerons (fig. 38) :

1° Le *rameau du muscle thyro-hyoïdien ;*

2° Le *rameau du génio-hyoïdien ;*

3° Les *rameaux de l'hyo-glosse* et *du stylo-glosse ;*

4° Les *branches anastomotiques avec le grand sympathique, avec le pneumogastrique* et enfin *avec le lingual.* Celles-ci se font en plusieurs endroits, dans les terminaisons et sur la face externe du muscle hyo-glosse. Une anastomose importante est constituée par la *branche descendante* qui, sur les côtés du cou, s'unit avec une branche correspondante venue du plexus cervical (nerfs rachidiens) pour former l'*anse de l'hypoglosse*. De la convexité de cette anse se détachent cinq ou six filets, qui se rendent dans les muscles sous-hyoïdiens.

CHAPITRE IX

BOUCHE

« La bouche est une cavité située à l'entrée des voies digestives, destinée à la réception des aliments et à l'accomplissement des premiers actes de la digestion. C'est dans son intérieur que se passent les phénomènes de la mastication et de l'insalivation. » (Tillaux.) C'est une cavité de forme ovalaire, dont les diamètres et la capacité varient suivant l'écartement des maxillaires et le gonflement plus ou moins considérable de ses parois latérales.

Elle est limitée, en avant, par les lèvres, les gencives et les arcades dentaires ; sur les côtés, elle est protégée par ces mêmes arcades dentaires et par les joues. En haut, sa paroi est constituée par la voûte palatine continuée par le voile du palais. En arrière, la bouche est ouverte et communique avec le pharynx par une ouverture appelée *isthme du gosier*, laquelle jouit de la propriété de se resserrer au moment de la déglutition.

Il y a donc lieu d'étudier séparément chacune des parties qui constituent les parois de la bouche.

La bouche est tapissée à son intérieur par un revêtement continu qui constitue la muqueuse buccale. Nous étudierons les modifications de cette muqueuse dans les différentes régions, mais il est nécessaire d'en donner d'abord une description générale.

Muqueuse buccale. — La muqueuse de la bouche
est remarquable par son *adhérence* intime aux parties
sous-jacentes et sa *résistance* très grande, même dans
les points où elle offre le moins d'épaisseur. Ses
caractères physiques varient d'ailleurs beaucoup suivant les régions où on l'examine.

Elle présente à considérer, au point de vue histologique, comme toutes les muqueuses, un derme ou
chorion et un revêtement cellulaire superficiel ou
épithélium. Celui-ci appartient à la variété des épithéliums pavimenteux stratifiés, c'est-à-dire qu'il est
constitué par des cellules minces, aplaties perpendiculairement à la surface qu'elles recouvrent (épithélium pavimenteux), disposées sur plusieurs épais-
seurs (épithélium stratifié). Le derme est très adhérent, surtout au niveau des gencives et du palais, il
est formé d'un stroma conjonctif comprenant deux
ordres de fibres, des fibres lamineuses groupées en
faisceaux, et des fibres élastiques.

En quelques points le derme est doublé d'une
couche sous-muqueuse.

A la surface de la muqueuse se trouvent de petits
éléments, appelés *papilles*, dans lesquels viennent
aboutir des terminaisons nerveuses à sensibilité spéciale (tact ou goût). Les papilles sont très développées
sur la face dorsale de la langue, où elles arrivent à
leur maximum de développement. Elles se rencontrent également sur les autres parties de la bouche,
où elles sont, en quelques points, rangées en séries
linéaires. Les papilles représentent des prolongements du derme et se composent des mêmes éléments que celui-ci (fibres lamineuses et élastiques),
ainsi que des prolongements pelotonnés des capillaires du derme (vaisseaux sanguins et lymphatiques)
et des filets nerveux.

On rencontre, dans l'intérieur de la muqueuse, de

nombreuses glandes. Les unes sont de simples glandes muqueuses unicellulaires, les autres, au contraire, sont acineuses, c'est-à-dire formées de culs-de-sac et se trouvent dans l'épaisseur du derme et dans la couche sous-muqueuse; d'autres, enfin, pénètrent jusque dans l'intérieur des plans musculaires sous-jacents (langue).

Enfin il est à noter que la muqueuse buccale est très riche en vaisseaux, ce qui explique la cicatrisation prompte et rapide des plaies qui peuvent s'y produire.

Région des lèvres. — Les lèvres sont deux replis musculo-membraneux, qui ferment, en avant, la cavité buccale. Elles sont appliquées sur les arcades dentaires, dont elles épousent la courbe et la direction. Leur hauteur varie suivant les individus et suivant la hauteur des arcades dentaires.

Les limites de la région sont, pour la lèvre supérieure, les plis naso-labial en haut, génio-labial sur les côtés, pour la lèvre inférieure, le pli mento-labial. Sur les côtés, les lèvres, en se réunissant, forment les *commissures*. La partie située entre les lèvres et les arcades dentaires reçoit quelquefois le nom de *vestibule de la bouche*.

On distingue à chaque lèvre une face antérieure ou cutanée et une postérieure ou muqueuse et deux bords : l'un est adhérent, l'autre est libre.

Les lèvres se composent, au point de vue de leur structure, de trois couches distinctes, qui sont, suivant l'ordre de superposition des plans, d'avant en arrière : 1° la peau; 2° la couche musculaire; 3° la muqueuse, doublée d'une couche glanduleuse.

1° La *peau* est épaisse, très résistante; elle adhère très intimement à la couche musculaire. Elle porte un grand nombre de follicules pileux, origine des poils de la moustache ou de la barbe, dans la concavité

desquels viennent s'aboucher deux glandes séba-
cées.

2° La *couche musculaire* est constituée par l'orbiculaire des lèvres et par les attaches d'un grand
nombre des muscles de la face. A la lèvre supérieure :
l'élévateur propre et l'élévateur commun, le canin ;
à la lèvre inférieure, le carré du menton ; aux commissures : les zygomatiques, le triangulaire, le Risorius et le buccinateur.

3° La *couche muqueuse* revêt la face postérieure
et le bord libre des lèvres ; elle s'arrête et se continue
directement par la peau, au niveau d'une ligne
ondulée et harmonieuse. Elle se continue sans ligne
de démarcation, supérieurement et inférieurement,
avec la muqueuse des gencives, latéralement avec
celle des joues. La muqueuse labiale présente, sur
la ligne médiane, au niveau de sa réflexion sur les
arcades alvéolaires, un repli membraneux appelé
frein de la lèvre.

Les *papilles* de la muqueuse des lèvres sont nombreuses et très petites, excepté sur le bord, où elles
atteignent une longueur très appréciable.

Les *glandes* sont, au contraire, volumineuses. Elles
constituent, entre le plan musculaire et la muqueuse,
une véritable couche continue (*couche glanduleuse
sous-muqueuse*). S'hypertrophiant, elles peuvent
donner lieu à des kystes muqueux ou à de petites
tumeurs adénoïdes.

Les *artères* qui se rendent aux lèvres sont les coronaires qui émanent de la faciale ; elles s'anastomosent sur la ligne médiane. Elles occupent l'épaisseur
de la couche glanduleuse, et sont plus rapprochées
du bord libre que du bord adhérent. Accessoirement les lèvres reçoivent des branches de la maxillaire interne par l'alvéolaire, la buccale et la dentaire inférieure, de la temporale par des rameaux

de la transversale de la face et quelquefois de la sous-mentale.

Les *veines* ne suivent pas exactement le trajet des artères (Sappey), les principales de leurs branches rampent sous la peau. Les veines de la lèvre supérieure se rendent, par l'intermédiaire des veines de la sous-cloison et des ailes du nez, dans les veines faciales. Nous avons vu que ces veines faciales communiquent librement avec la veine ophtalmique et, par là, avec les sinus veineux intracrâniens; d'où il résulte que les furoncles, anthrax et autres plaies septiques de ces régions, lèvres aussi bien que joues, menton, etc., sont exposés à des complications spéciales et graves. Les inflammations infectieuses de ces veines (phlébites infectieuses) peuvent se propager aux veines intra-crâniennes et déterminer des thromboses des sinus, complication toujours redoutable.

Les *lymphatiques* des lèvres vont se rendre, pour la lèvre supérieure, dans les ganglions sous-maxillaires, pour la lèvre inférieure, partie dans les ganglions sous-maxillaires (lymphatiques des parties latérales des lèvres), partie dans deux petits ganglions situés sur la partie moyenne des muscles mylo-hyoïdiens (Sappey).

Les *nerfs moteurs* viennent du facial, les nerfs *sensitifs* viennent du trijumeau (nerfs sous-orbitaires et dentaires inférieurs).

Région des joues. — Les joues constituent les parois latérales de la bouche; elles sont limitées, en bas, par le bord inférieur de la mâchoire, en dedans par le sillon naso-génien et la commissure des lèvres, en arrière par le bord postérieur de la branche montante de la mâchoire, en haut par le bord inférieur de l'orbite et une ligne prolongeant le bord supérieur de l'arcade zygomatique. Leur *forme* est donc celle d'un quadrilatère. Leur épaisseur est variable suivant les individus et suivant l'état de santé ou de maladie : chez l'adulte d'un embonpoint modéré, elles ont de 12 à 14 millimètres au centre (Sappey).

Configuration extérieure. — Les joues offrent à considérer deux faces : une antéro-externe ou cutanée et une postéro-interne ou muqueuse.

La face cutanée diffère de coloration et de forme suivant l'âge : blanche et rosée chez l'enfant, elle s'épaissit et se couvre de poils chez l'adulte masculin ; elle se déprime en son centre et se ride chez le vieillard.

La face muqueuse répond aux rebords alvéolaires et aux arcades dentaires. Au niveau du collet des secondes grosses molaires de la mâchoire supérieure, on aperçoit l'embouchure du conduit excréteur de la glande parotide ou canal de Sténon.

Structure. — La joue se compose de cinq couches uperposées qui sont, de dehors en dedans : 1° la peau ; 2° la couche sous-cutanée ; 3° la couche aponévrotique ou fibreuse ; 4° la couche musculaire ; ° la muqueuse.

1° La *peau* est fine et richement vasculaire.

2° La *couche sous-cutanée* est épaisse, surtout au centre et au niveau de la partie interne de la région, elle est très mince au contraire sur le masséter. Elle est très richement infiltrée de graisse. Entre le masséter et le buccinateur existe un peloton adipeux constant appelé *boule graisseuse de Bichat*. Cette pelote diminue de volume avec l'âge. Dans cette couche sous-cutanée se trouvent plusieurs muscles, particulièrement la partie inférieure de l'orbiculaire des paupières, le Risorius de Santorini et les deux zygomatiques.

3° La *couche fibreuse* est représentée en arrière par l'*aponévrose du muscle masséter*, qui s'attache en haut à l'os malaire et à l'arcade zygomatique, en avant au bord antérieur de l'apophyse coronoïde, en bas et en arrière au bord du maxillaire inférieur. En avant cette couche fibreuse se continue par l'*aponé-vrose du buccinateur*, laquelle s'insère en haut et en bas au bord alvéolaire, se continue en arrière avec l'aponévrose pharyngienne et se perd au niveau des commissures des lèvres. Au-devant de l'apophyse coronoïde, cette aponévrose s'unit à l'aponévrose massétérine.

4° La *couche musculaire* est constituée par le masséter, en avant de lui par le buccinateur, et par les extrémités de l'élévateur commun, du triangulaire et du canin.

5° La *muqueuse* est séparée de l'orbiculaire des lèvres par une couche glanduleuse; elle adhère au contraire très intimement avec le buccinateur.

Les *papilles* sont petites et fines.

Les *glandes* ne sont pas disséminées dans toute la muqueuse, elles sont groupées à la face externe du buccinateur, en une traînée qui s'étend de l'extrémité postérieure à l'extrémité antérieure du muscle, au niveau de l'embouchure du canal de Sténon, autour duquel elles forment un groupe qui l'entoure en forme de collier. Ce sont les *glandes molaires*. Leur conduit excréteur traverse l'épaisseur du muscle buccinateur et s'ouvre à la muqueuse.

Les *artères* de la joue viennent : de la faciale, de la temporale, par l'artère transversale de la face, et de la maxillaire interne, par les branches massétérine, buccale, alvéolaire, sous-orbitaire et dentaire inférieure.

Les veines se déversent dans la veine faciale et dans le plexus que nous avons signalé dans la fosse zygomatique.

Les *lymphatiques* se distribuent en deux réseaux,

un cutané et un muqueux. Les premiers se rendent aux ganglions parotidiens et sous-maxillaires; les muqueux se rendent aux ganglions sous-maxillaires (Sappey).

Les *nerfs moteurs* viennent du facial et du trijumeau; celui-ci innerve le muscle masséter.

Les *nerfs sensitifs* viennent du trijumeau par l'auriculo-temporal, le sous-orbitaire et le dentaire inférieur.

CHAPITRE X

LANGUE

La langue est située dans la bouche; elle se rattache en bas au maxillaire inférieur et à l'os hyoïde. C'est un segment d'ellipsoïde aplati de haut en bas et dont la grosse extrémité est tournée en arrière. Elle offre donc à étudier, au point de vue de sa description extérieure, deux faces, deux bords et deux extrémités, une volumineuse et une amincie.

CONFORMATION EXTÉRIEURE. — a. *Face supérieure.* — Cette face, appelée le plus souvent *face dorsale*, est libre; elle se met en rapport constant avec la voûte palatine: elle est horizontale dans sa moitié antérieure, verticale dans sa moitié postérieure. Elle présente sur la ligne médiane un sillon médian et sur toute sa surface des papilles de différents ordres qui seront étudiées avec la muqueuse linguale.

b. *Face inférieure.* — Elle répond au plancher de la bouche. Libre dans son tiers antérieur, elle est solidement fixée dans ses deux tiers postérieurs. Dans sa partie libre, on remarque sur la ligne médiane un sillon plus ou moins accusé se prolongeant sur le rebord alvéolaire correspondant, par un petit repli membraneux appelé frein ou filet de la langue. De chaque côté du frein se prolonge le sillon formé par la réflexion de la muqueuse de la langue sur la gencive, et dans ce sillon on peut remarquer une petite saillie mamelonnée formée par la glande sublinguale correspondante. A ce niveau on peut apercevoir à l'œil nu, tout près du frein, l'orifice du conduit excréteur de la glande sous-maxillaire ou canal de Wharton, de même que, sur la saillie mamelonnée, les origines des conduits excréteurs de la glande sublinguale ou canaux de Rivinus. Plus en dehors se voient quelques franges muqueuses. Enfin, sur la face inférieure de la langue, se distingue très nettement la saillie ondulée des veines ranines.

c. *Bords latéraux*. — Ils sont arrondis et unis vers la petite extrémité de l'organe et augmentent d'épaisseur vers la base.

d. *Pointe*. — La pointe de la langue présente une forme spéciale suivant la contraction des différents muscles qui composent le corps charnu de l'organe. Elle répond normalement aux incisives inférieures, et présente un sillon médian quelquefois très apparent.

e. *Base*. — La base de la langue représente toute cette portion fixe de l'organe qui se rattache principalement au système hyoïdien. A sa partie postérieure sur la face dorsale se trouve un repli membraneux appelé *épiglotte*.

STRUCTURE. — La langue est un organe à fonctions multiples qui joue un rôle mécanique considérable dans l'absorption des aliments, leur trituration et dans la parole; d'autre part, c'est un organe de sensibilité spéciale présidant à la gustation. D'où il résulte que sa structure fibro-musculaire, de même que la texture de sa muqueuse, présentent une complexité remarquable et bien en rapport avec le triple rôle de l'organe (fig. 39).

Muscles de la langue. — La langue est formée de deux corps musculeux symétriquement disposés et

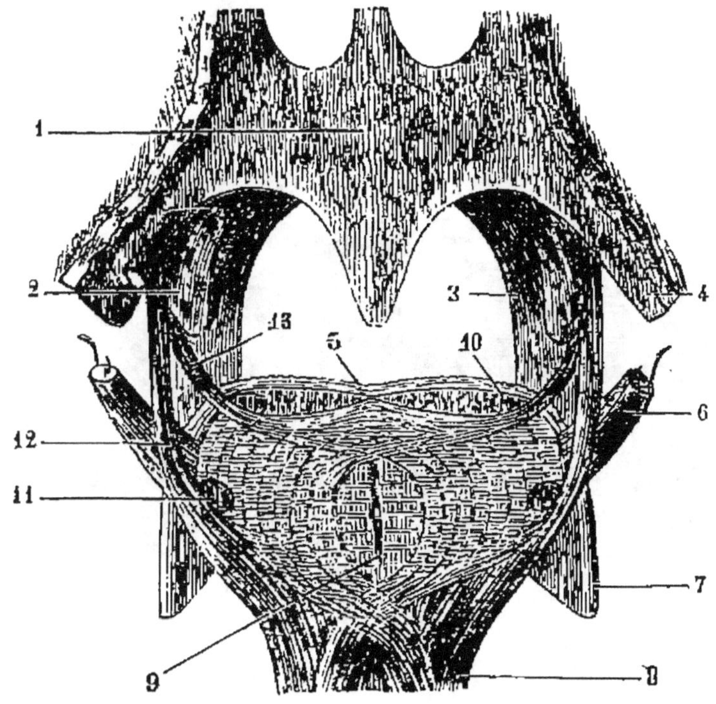

Fig. 39. — Coupe de la base de la langue au niveau de l'isthme du gosier (*).

dont les fibres jouissent de connexions très intimes sur la ligne médiane. Mais ces deux corps charnus sont soutenus par une *charpente fibreuse* et recouverts à leur partie supérieure par une couche musculaire qui leur est commune.

(*) 1, face postérieure du voile du palais ; 2, amygdale: 3, pilier antérieur ; 4, pilier postérieur ; 5, muqueuse linguale; 6, stylo-glosse: 7, hyo-glosse ; 8, génio-glosse ; 9, septum lingual ; 10, coupe du lingual inférieur ; 11, palato-glosse ; 12, pharyngo-glosse ; 13, amygdalo-glosse. (Bonamy et Beau).

Portion aponévrotique. — La charpente fibreuse de la langue est composée de deux lames, se rattachant à l'os hyoïde : ce sont la *membrane hyo-glossienne* et la *lame fibreuse médiane.*

La première ou *lame postérieure* naît de la partie

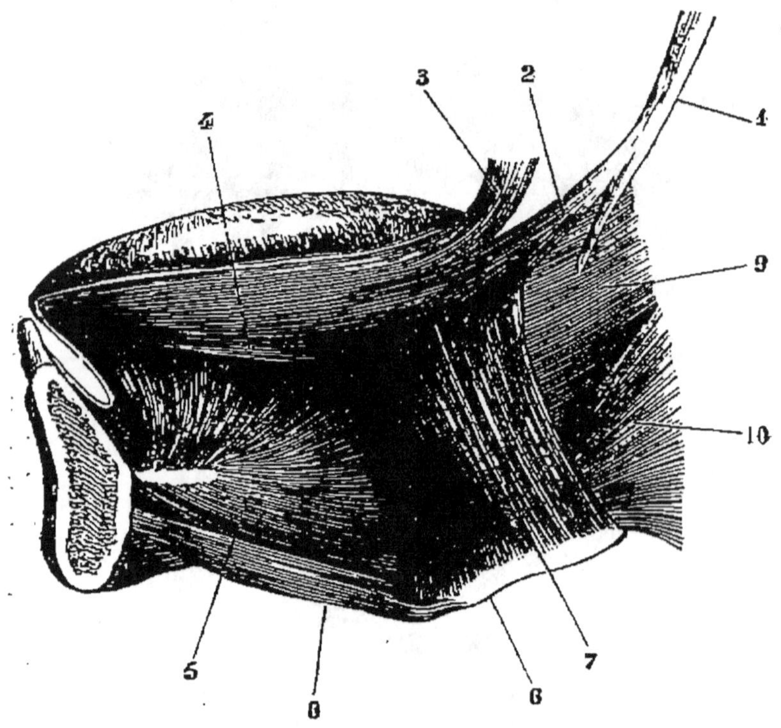

Fig. 40. — Muscles de la langue (*).

postérieure et supérieure du corps de l'os hyoïde, se porte en haut et en avant et s'étend dans le sens transversal, de la petite corne d'un côté à celle du côté opposé. Elle mesure une hauteur de 6 à 8 millimètres et se perd au milieu des muscles du

(*) 1, apophyse styloïde ; 2, stylo-glosse ; 3, glosso-staphylin ; 4, lingual inférieur ; 5, génio-glosse ; 6, os hyoïde ; 7, hyo-glosse ; 8, génio-hyoïdien ; 9, pharyngo-glosse ; 10, constricteur moyen du pharynx. (Beaunis et Bouchard.)

corps charnu. Elle n'est recouverte en haut que par la muqueuse linguale et la couche sous-muqueuse.

La *lame fibreuse médiane* est une sorte de raphé antéro-postérieur, situé verticalement dans l'épaisseur du corps de l'organe. Sa hauteur est de 5 à 6 millimètres; ses surfaces, tournées l'une à droite, l'autre à gauche, sont planes; son bord supérieur est convexe et ne vient pas jusqu'à la muqueuse, son bord inférieur, concave, est également recouvert par des fibres musculaires. Son extrémité postérieure se rattache au corps de l'os hyoïde et se confond avec la lame postérieure; son extrémité antérieure est effilée et se perd au milieu des muscles.

Les corps musculeux (fig. 40) situés de chaque côté de la lame fibreuse médiane sont formés chacun de sept muscles qui se répartissent en trois venant des os voisins : stylo-glosse, hyo-glosse, génio-glosse; trois venant des organes voisins : pharyngo-glosse, palato-glosse, amygdalo-glosse; un tirant son origine également des os et des organes : le lingual inférieur. Enfin ces muscles sont reliés et recouverts en avant par un muscle situé immédiatement sous la muqueuse dorsale : le lingual supérieur.

1° **Muscle hyo-glosse.** — Quadrilatère large et mince, se composant de deux faisceaux :

a) *Cérato-glosse.* — Qui s'insère aux deux tiers postérieurs de la lèvre externe de la grande corne de l'os hyoïde; il se porte verticalement en haut, s'engage sous le stylo-glosse, s'unit à ce muscle, devient horizontal et va se fixer à la lame fibreuse médiane. — Un faisceau accessoire se porte quelquefois directement de la pointe de la grande corne à la pointe de la langue (cérato-glosse accessoire).

b) *Basio-glosse.* — Moins large et plus épais; s'insère à la partie supérieure et externe du corps de l'os hyoïde et au quart antérieur de la grande corne.

Il monte obliquement, passe entre le faisceau inférieur et le faisceau moyen du stylo-glosse, passe au-dessous de celui-ci et se joint au faisceau supérieur du muscle stylien, pour cheminer, dans l'épaisseur de la langue, vers la lame fibreuse, à laquelle il s'attache.

La face externe du muscle hyo-glosse répond : dans sa partie inférieure, verticale, au muscle stylo-hyoïdien et au digastrique, à la glande sous-maxillaire, au nerf grand hypoglosse et à la veine linguale, au nerf lingual ; dans sa partie supérieure, horizontale, au faisceau moyen du muscle stylo-glosse.

La face interne du même muscle prend des rapports avec l'artère linguale qui se sépare de la veine du même nom au niveau du bord postérieur du muscle, avec la petite corne de l'os hyoïde et le ligament stylo-hyoïdien, avec le lingual inférieur et postérieurement avec le constricteur moyen du pharynx.

On décrit assez souvent un faisceau accessoire au basio-glosse, le *chondro-glosse*, qui part de la petite corne de l'os hyoïde et dont les fibres vont se perdre dans celles du lingual supérieur ou du lingual inférieur.

Le muscle hyo-glosse abaisse les bords de la langue et incline de son côté la face dorsale de l'organe (Sappey).

2° **Muscle stylo-glosse.** — C'est un muscle long et grêle, renflé dans son milieu. — Il part du tiers inférieur et externe de l'apophyse styloïde du temporal et se porte sur les côtés de la langue en se divisant en trois faisceaux. Le *faisceau moyen* longe les parties latérales de la langue et s'avance jusqu'à la pointe ; le *faisceau inférieur* passe entre les deux faisceaux de l'hyo-glosse et se confond plus loin

avec les fibres du génio-glosse et du lingual inférieur; le *faisceau supérieur* se réunit aux deux faisceaux de l'hyo-glosse et se dirige en dedans et en
avant. Chacun de ces trois faisceaux a une action
légèrement différente : le faisceau moyen rétracte
la langue et porte la pointe en haut, l'inférieur la
sangle et en élève la base vers le palais, le supérieur soulève les bords.

Les rapports du muscle stylo-glosse sont : en dehors, la parotide, le muscle ptérygoïdien interne, la
glande sublinguale et l'extrémité du nerf lingual; en
dedans, le ligament stylo-hyoïdien, le constricteur
supérieur du pharynx et l'amygdale; plus loin le
muscle hyo-glosse.

3° **Muscle génio-glosse.** — Le plus volumineux
et le plus important des muscles de la langue, il s'insère par deux petits tendons aux apophyses géni supérieures. De là, le muscle rayonne et envoie des
fibres nombreuses en haut vers la pointe de la
langue, en bas vers l'os hyoïde où elles s'attachent; les fibres moyennes forment un éventail
qui occupe toute la partie comprise entre la pointe
de l'organe et la membrane hyo-glossienne.

Ce muscle important présente deux faces : une
interne qui ne représente que l'accolement des deux
muscles et l'entrecroisement réciproque de leurs
fibres, et une externe. Celle-ci répond à la glande
sublinguale, au canal de Wharton, au nerf grand
hypoglosse qui, après l'avoir longée, s'insinue entre
ses faisceaux; plus haut au muscle lingual supérieur, aux muscles stylo-glosse et hyo-glosse.

Le bord supérieur du génio-glosse répond à la
muqueuse de la face dorsale de la langue; le bord
inférieur repose sur le muscle génio-hyoïdien.

Quand toutes les fibres du muscle ont une action
simultanée, elles pelotonnent la langue derrière la

mâchoire inférieure (Gerdy); quand les fibres inférieures agissent seules, elles contribuent à l'élévation de l'os hyoïde et à la propulsion de la pointe de la langue; les fibres antérieures, au contraire, ramènent la pointe dans la bouche.

4° **Muscle lingual inférieur.** — Il occupe la base de la langue. Ses origines sont multiples et viennent : les supérieures, du sommet de la petite corne de l'os hyoïde, les moyennes, du pharyngo-glosse, les inférieures du faisceau inférieur du stylo-glosse. — Ces trois faisceaux se réunissent pour former un corps charnu qui va en s'effilant jusqu'à la pointe de l'organe.

Sa contraction ramène la pointe en dedans et en bas.

5° **Muscle lingual supérieur.** — Large et mince, il constitue le « peaucier principal de la langue »; il naît sur la partie médiane du prolongement de l'épiglotte, sur les côtés, des petites cornes de l'os hyoïde, sous forme de trois rubans musculaires qui se mêlent aux fibres voisines des muscles stylo-glosse et palato-glosse et qui bientôt se constituent en un plan musculaire, embrassant la presque totalité de la langue et formant une gouttière à concavité postérieure.

6° **Muscle amygdalo-glosse.** — Découvert par Broca, c'est un petit faisceau aplati décrivant une concavité tournée en haut et embrassant la moitié inférieure de l'amygdale. Son étendue antéro-postérieure ne mesure pas plus de 15 à 18 millimètres (Sappey). Il s'insère en haut à cette partie de l'aponévrose pharyngienne qui adhère à la face externe de l'amygdale, passe entre cet organe et la muqueuse, puis, arrivé sur les côtés de la langue, change de direction pour se porter transversalement en dedans.

Par sa face externe, il répond supérieurement au

pharyngo-glosse, inférieurement au génio-glosse ; par sa face interne, il répond à l'amygdale et à la muqueuse de la fosse amygdalienne.

7° **Muscle palato-glosse ou glosso-staphylin.** — Il s'insère en haut à la partie inférieure et postérieure de la muqueuse du voile du palais (Sappey) de chaque côté de la luette ; il s'engage dans l'épaisseur du pilier antérieur de l'isthme du gosier et vient s'épanouir sur la partie supérieure des bords de la langue au-dessus du stylo-glosse.

Il répond par sa face interne à la muqueuse. Les deux palato-glosses, par leur action simultanée, réunis en haut par la partie médiane du voile du palais, en bas par le corps musculeux de la langue, forment un véritable sphincter de l'isthme du gosier.

8° **Muscle pharyngo-glosse.** — Il est formé d'un faisceau de fibres musculaires que le muscle constricteur supérieur du pharynx envoie à la langue, et quelquefois de fibres émanées du constricteur moyen. — Ces faisceaux se continuent en partie avec le stylo-glosse et en partie avec le génio-glosse et le lingual supérieur.

Indépendamment de ces muscles, qui donnent à la langue des fibres musculaires extrinsèques, certains anatomistes ont décrit des fibres musculaires intrinsèques se fixant au derme de la muqueuse par leurs deux extrémités. On a ainsi décrit deux muscles supplémentaires, un *lingual transverse*, formé de fibres nées du septum médian et ayant une direction transversale, et un *lingual vertical*, composé de fibres de sens contraire et n'existant que dans le tiers antérieur de l'organe (Bouisson).

Les muscles de la langue sont innervés par le *nerf du grand hypoglosse*. Cependant quelques-uns d'entre eux reçoivent des filets accessoires qui leur viennent surtout du facial. Ainsi le muscle stylo-glosse, outre les filets de l'hypoglosse, reçoit des filets du *rameau lingual du facial*, lequel fournit aussi des filets au glosso-staphylin et au lingual inférieur.

Muqueuse linguale. — La muqueuse linguale ne constitue qu'une partie de la muqueuse buccale. Elle recouvre tout l'organe, en lui formant comme un étui ouvert à la base. — Elle se continue sans ligne de démarcation bien nette avec la muqueuse des parties avoisinantes. A la partie inférieure, elle se continue avec la muqueuse du plancher de la bouche et le rebord alvéolaire en formant le frein ou filet; sur les côtés, elle se continue avec la muqueuse des piliers et du pharynx; en arrière elle se prolonge sur l'épiglotte. Ce petit organe est une sorte de clapet membraneux qui sert à obturer le larynx pendant le troisième temps de la déglutition; il est relié à la langue par trois replis muqueux, *replis glosso-épiglottique*, *médian* et *latéraux*, qui limitent deux fossettes dites *anté-épiglottiques*.

Les caractères physiques de la muqueuse linguale diffèrent un peu de ceux de la muqueuse du reste de la bouche. Son *épaisseur* est variable, elle est beaucoup moins grande à la face inférieure qu'à la face supérieure, et sur la pointe et les bords que sur la partie moyenne de la face dorsale.

Sa *résistance* varie suivant son épaisseur. Quant à sa coloration, elle est d'un blanc rosé; sur les bords, elle prend une teinte rouge. Cette coloration varie d'ailleurs avec les états de santé ou de maladie.

Au point de vue macroscopique, comme au point de vue microscopique et physiologique, on peut diviser la muqueuse linguale en trois portions :

1° Muqueuse de la face inférieure;

2° Muqueuse des bords et de la face dorsale en avant du V lingual;

3º Muqueuse de la face dorsale, en arrière du V.

La muqueuse de la face inférieure est lisse, unie, fine et peu épaisse. On y voit la saillie des veines ranines et, sur les côtés du frein, l'ostium ombilicale et le pertuis du canal Wharton. Sur cette muqueuse on ne rencontre qu'un genre de papilles : des papilles hémisphériques (Sappey).

Ces papilles (fig. 41), papilles du 4e ordre (Sappey), sont d'une extrème petitesse ; sur la face inférieure de la langue, elles sont disposées en séries linéaires et parallèles et réparties irrégulièrement.

La muqueuse de la face dorsale, en avant du V, est une surface inégale,

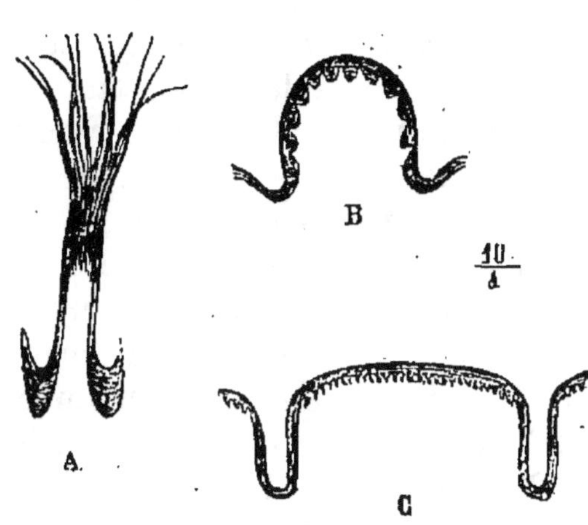

Fig. 41. — Papilles linguales (*).

parfois rugueuse et hérissée d'une quantité innombrable de papilles de différents ordres : caliciformes, fongiformes, corolliformes et hémisphériques.

Les premières, caliciformes, sont distribuées en un point seulement de la langue, ce sont elles qui constituent le V lingual. En effet, sur la ligne médiane de la face dorsale de la langue, à l'union de la portion verticale avec la portion horizontale, on observe une grosse papille entourée d'un repli circulaire de la muqueuse, qui la recouvre presque en

(*) A, papilles filiformes ; B, papilles fongiformes ; C, papilles caliciformes. (D'après Todd et Bowman.)

totalité. Ce repli forme un cul-de-sac que Morgagni mentionna, et auquel il donna le nom de *foramen cæcum* ou *trou borgne*. C'est de chaque côté de ce trou borgne que l'on voit partir une série de papilles très volumineuses qui se dirigent obliquement en dehors, en formant un V ouvert en avant.

Ces papilles sont, à cause de leur forme, dites caliciformes : elles représentent un cône renversé dont le sommet plonge au centre d'une sorte d'entonnoir formé par un repli circulaire de la muqueuse. Leur nombre varie de dix à quatorze. A la loupe, on peut voir que leur surface extérieure est elle-même recouverte d'une très grande quantité de papilles hémisphériques, qui lui donnent un aspect grenu.

Les papilles fongiformes, de second ordre pour Sappey, présentent une forme piriforme renversée. La partie renflée offre les dimensions et la forme arrondie d'un grain de millet; elle est supportée par un pédicule court et assez gros. Ces éléments, au nombre de 150 à 200, se trouvent disséminés au milieu des papilles de troisième ordre et prédominent surtout à la pointe et sur les bords. On les distingue facilement à l'œil nu à cause de leur coloration rouge qui tranche sur le territoire avoisinant.

Les *papilles de troisième ordre* sont les papilles corolliformes, cylindriques ou filiformes. Elles forment, sur toute la partie qui est située au-devant des papilles caliciformes, un gazon touffu dans lequel s'infiltrent et serpentent les liquides chargés des principes sapides des corps (Sappey). Elles sont de volume variable et leur forme offre de multiples aspects : elles sont cylindriques, ou allongées, quelquefois aplaties, mais toutes portent à leur partie supérieure des prolongements plus ou moins déchiquetés leur donnant l'aspect d'une fleur éclose. Tous ces prolongements se terminent en pointe, et leur longueur est beaucoup plus considérable que celle de la papille qui les porte.

La muqueuse, qui tapisse la langue en arrière du V lingual, offre une coloration d'un blanc jaunâtre; elle s'arrête au niveau de la face antérieure de l'épiglotte, mais elle tapisse les replis et les fossettes anté-épiglottiques. Elle est couverte de papilles corolliformes plus petites que celles placées dans les deux tiers antérieurs de l'organe et disséminées sans ordre, d'un bord à l'autre, sur une étendue antéro-postérieure d'un demi-centimètre. On y rencontre également un grand nombre de papilles hémisphériques, d'autant plus petites que l'on se rapproche plus de l'épiglotte. La muqueuse de cette région offre un aspect tomenteux et est soulevée en certains points par les corpuscules lymphoïdes contenus dans la sous-muqueuse. Ce sont de nombreux follicules clos qui donnent à toute cette région l'aspect et les propriétés des tissus adénoïdes.

La *surface interne* de la muqueuse, qui, en arrière du V, est séparée du corps charnu par un tissu cellulaire abondant qui s'infiltre facilement dans l'œdème de la glotte, adhère solidement aux tissus sous-jacents dans les deux tiers antérieurs de l'organe. Il y a là un épaississement du derme sous-muqueux, formant une toile fibreuse que l'on a appelée le fascia linguæ et, à laquelle s'insèrent les fibres musculaires du lingual supérieur.

Dans sa portion inférieure, à l'union de la langue avec le plancher de la bouche, la face interne de la muqueuse répond à du tissu cellulaire sous-muqueux très abondant, constituant la *bourse séreuse de Fleischmann*. Celle-ci est exactement située entre les fibres du génio-glosse et la muqueuse qui, après avoir tapissé les gencives, se réfléchit sur la glande sublinguale, puis sur le muscle (Tillaux). L'hydropisie de cette bourse séreuse peut provoquer une tumeur que l'on peut confondre avec la grenouillette.

Structure de la muqueuse. — Elle ne diffère pas sensiblement de celle du restant de la muqueuse. L'épithélium cependant est remarquable par son épaisseur. Il est formé de trois couches superposées de cellules pavimenteuses. On doit se rappeler d'ailleurs que, comme l'épiderme cutané et les autres épithéliums à couches stratifiées, il est soumis à une mue continuelle : ses couches superficielles deviennent caduques et se détachent sous l'influence des frottements occasionnés par les mouvements de l'organe. Le chorion présente les mêmes variations d'épaisseur que l'épithélium : très mince à la face inférieure, il est mince à la pointe et sur les bords, et s'épaissit sur la face dorsale.

Les *glandes* de la muqueuse linguale sont de trois ordres :

a. Ce sont d'abord des *glandes folliculeuses*, lenticulaires, situées dans la portion pharyngienne de la muqueuse et qui ne sont autre que des cryptes muqueuses entourées de tissu lymphoïde. Elles font partie du tissu adénoïde de cette portion de la muqueuse.

b. Les autres glandes sont de véritables glandes en grappe : les unes sont situées dans la *sous-muqueuse* en arrière du V lingual, sur le lingual supérieur, les autres sont *intramusculaires* et forment une traînée en forme de fer à cheval ouvert en avant et dont les deux branches se prolongent le long des bords de la langue. Les plus importantes sont les glandes de Weber et celles de Nuhn ou de Blandin.

Les *glandes de Weber* sont situées sur les bords de la langue, au niveau des deux extrémités antérieures du V lingual. Les *glandes de Blandin* sont derrière la pointe de la langue, à la face inférieure, et s'ouvrent de chaque côté du sillon médian, par cinq ou six conduits.

Artères, veines et nerfs de la langue. — Les *artères* de la langue viennent de la linguale (a. ranine, b. dorsale de la langue), branche de la carotide externe.

Les *veines* se répartissent en deux groupes :

1° Les unes sont sous-muqueuses, anastomosées en plexus et se divisent en trois systèmes : le groupe des veines dorsales, le groupe des veines latérales, le groupe des veines ranines ; 2° les autres sont profondes, intramusculaires, accompagnant les artères. Les unes et les autres se rendent dans les veines linguales, affluents de la veine jugulaire interne.

Les *vaisseaux lymphatiques* se rendent aux ganglions sous-maxillaires et sus-hyoïdiens profonds.

Les *nerfs* sont de trois *ordres* :

1° Le nerf *moteur* de la langue est le *grand hypoglosse* et accessoirement le rameau lingual du nerf facial ;

2° Les nerfs *sensitifs* proviennent : *a*, du *glosso-pharyngien* et accessoirement du laryngé supérieur, qui se rendent à la muqueuse en arrière du V, et *b*, du nerf *lingual*, branche du trijumeau, lequel, anastomosé avec la corde du tympan, se distribue à la muqueuse en avant du V lingual;

3° Enfin le *plexus lingual sympathique*, qui contracte également des anastomoses avec le lingual et le grand hypoglosse.

Le mode de terminaison des filets nerveux dans les papilles de la langue a été étudié par Löwen, Schwalbe, Ranvier, etc., dans les papilles caliciformes et fongiformes. Il se fait d'une double manière : dans la papille fongiforme, les filets nerveux s'anastomosent en plexus et se portent vers de petites papilles primaires, dont est hérissée la surface de la papille fongiforme, et s'y terminent dans de simples corpuscules de Krause, en rapport seulement avec le sens du tact ; dans la papille caliciforme, sur les parois latérales de la papille, on a découvert d'autres organes qui semblent en rapport direct avec le sens du goût. Ce sont de petits corpuscules, *corpuscules gustatifs, bourgeons, gobelets du goût*, hauts de 8 μ et se terminant en pointe, à la surface de l'épiderme de la muqueuse. Ils sont formés : 1° d'une coque de cellules épithéliales, assemblées entre elles comme les côtes d'un melon ou les douves d'un tonneau, et dont les éléments limitent, du côté de la surface de la papille, un orifice circulaire ou *pore du goût ;* 2° d'un faisceau de cellules piriformes dont la petite extrémité, tournée vers la surface extérieure, est munie d'une terminaison en forme de bâtonnet. A l'autre extrémité de ces cellules piriformes aboutit une terminaison nerveuse ; on donne à ces cellules le nom de *cellules à bâtonnet, cellules gustatives.*

Physiologie de la langue. — La langue joue un double rôle : 1° un rôle purement mécanique pour la préhension, la trituration des aliments, de même que pour l'énonciation de la parole ; il se rapporte aux muscles du corps charnu ainsi qu'au nerf grand hypoglosse qui les innerve ; 2° la muqueuse présente une sensibilité en rapport avec sa richesse en nerfs et en corpuscules nerveux. Cette sensibilité se décompose en trois variétés :

a. La *sensibilité générale* est due aux nerfs lingual et glosso-pharyngien, car la section de ces deux nerfs abolit cette variété de sensibilité. Ce sont sans doute les papilles corolliformes et hémisphériques qui en sont les agents.

b. La *sensibilité tactile* est très prononcée sur le

dos de la langue et a son maximum à la pointe, elle est, au contraire, très obtuse dans le tiers postérieur. Elle semble dévolue au nerf lingual et aux papilles corolliformes et hémisphériques.

c. La *sensibilité gustative* est la sensibilité fonctionnelle spéciale de l'organe. Ce mot ne comprend pas les sensations gommeuses, farineuses, âcres, etc., qui sont en rapport avec une finesse spéciale du sens du tact. Deux sensations gustatives sont typiques : l'amer et le sucré ; or les sensations amères ne sont révélées que par la muqueuse du tiers postérieur, à partir du V lingual, et les sensations sucrées sont décelées par le reste de la muqueuse de la face dorsale. Il résulte de la constatation de ce fait que le glosso-pharyngien est le nerf qui préside à la connaissance de la sapidité amère ; en effet, la section de ce nerf abolit sans retour la sensation d'amertume. Pour la sapidité sucrée, les opinions sont divergentes. En effet, le nerf qui préside à l'innervation des deux tiers antérieurs de la langue, le lingual, reçoit de nombreuses anastomoses, la corde du tympan, entre autres ; d'autre part, la section du lingual, en arrière de l'anastomose de la corde, n'abolit pas complètement la sensation, tandis que sa section, avant la confluence de la corde, l'anéantit presque complètement. La corde du tympan représente donc une voie de dérivation pour les sensations sapides sucrées.

Malheureusement les auteurs ne s'accordent pas sur le centre auquel il faut rattacher la corde du tympan. En apparence, elle se rattache au facial, mais son noyau véritable semble ne pas se rapporter aux origines de la sixième paire. Lussana indique ce trajet : muqueuse, corps du lingual, corde du tympan, ganglion géniculé, nerf intermédiaire de Wrisberg, facial et son noyau. Schiff en indique un autre : muqueuse, tronc du lingual, corde du tympan, intermédiaire de Wrisberg, ganglion géniculé, et là, il le fait dévier : grand pétreux superficiel, ganglion de Meckel, tronc du maxillaire ; en somme, il le rattache au trijumeau.

Mathias Duval croit, d'un autre côté, que le trajet indiqué par Lussana est le meilleur, mais il pense que les fibres suivent l'intermédiaire de Wrisberg et se rendent à un ganglion de substance grise situé entre les noyaux du facial et de l'auditif. Ce ganglion serait un noyau erratique du glosso-pharyngien, et ce nerf serait le seul nerf gustatif pour toute la langue. Cette opinion est appuyé e sur une série d'expériences très intéressantes. Malgré cela, la question n'est pas encore résolue, et l'origine de la corde du tympan est soumise à de nombreuses controverses.

CHAPITRE XI

VOILE DU PALAIS

Le voile du palais est la partie molle du palais, qui fait suite à la voûte palatine, à laquelle il adhère de la manière la plus intime et dont il continue la courbure. C'est un voile membraneux qui sépare la partie postérieure de la bouche de l'arrière-cavité des fosses nasales. Sa *forme* est celle d'un quadrilatère, présentant par conséquent deux faces et quatre bords.

CONFORMATION EXTÉRIEURE. — La *face postéro-supérieure* fait partie de l'arrière-cavité des fosses nasales, elle est convexe d'avant en arrière et un peu surbaissée sur la ligne médiane, où elle offre une légère concavité transversale.

La *face antéro-inférieure* est concave dans tous les sens comme la voûte palatine ; elle est lisse, présente seulement sur la ligne médiane un raphé qui fait suite à celui de la voûte palatine, à droite et à gauche duquel s'ouvrent les canaux excréteurs de très nombreuses glandules salivaires. C'est sur cette face que siègent de préférence les manifestations secondaires de la syphilis.

Le *bord antérieur* est rectiligne ; il s'insère sur le bord postérieur de la voûte osseuse.

Le *bord postérieur* est libre, il présente la forme d'une double arcade au milieu de laquelle pend un appendice conique, la *luette.*

DIMENSIONS. — Longueur = 4 centimètres (la longueur totale du palais = 85 mm.). Largeur = 5 centimètres. Épaisseur = 6 à 8 millimètres sur la ligne médiane.

La *luette* a une longueur très variable ; elle peut atteindre 25 à 30 millimètres ou rester rudimentaire. De la base et des bords de la luette partent deux replis qui se portent en bas et en arrière, ce sont les *piliers postérieurs* du voile ; ils se perdent sur les parties latérales du pharynx et circonscrivent l'*isthme pharyngo-nasal* ou orifice de communication entre le pharynx et les fosses nasales.

De la partie antérieure du voile se détachent deux replis de la muqueuse qui vont se perdre sur les côtés de la langue et constituent les *piliers antérieurs;* ils circonscrivent l'*isthme du gosier.* Entre les piliers antérieurs et postérieurs, de chaque côté, existe une petite excavation : c'est la loge amygdalienne, dans laquelle est logée l'*amygdale.*

STRUCTURE. — Au point de vue de la structure, le voile est un sac muqueux ouvert en avant et qui comprend dans sa cavité une charpente aponévrotique, des muscles, des glandes, des vaisseaux et des nerfs.

I. Portion aponévrotique. — Elle est formée par un plan fibreux résistant, appelé *aponévrose palatine*. C'est une toile formant un plan très tendu, très résistant, faisant suite à la voûte palatine osseuse et occupant environ le tiers antérieur du voile. Dans les mouvements d'abaissement et d'élévation qu'exécute le voile, cette partie fibreuse reste absolument immobile. On l'a souvent décrite comme étant l'épanouissement du tendon du muscle péristaphylin externe; en réalité, c'est le muscle qui vient insérer son tendon sur cette toile fibreuse indépendante. On peut considérer à l'aponévrose palatine deux faces et deux bords : le bord antérieur s'insère sur l'épine nasale postérieure et sur le bord postérieur de la voûte du palais; sur les côtés, l'aponévrose se fixe aux crochets de l'aile interne de l'apophyse ptérygoïde. Son bord postérieur se perd dans la partie médiane des muscles du voile. Sa face supérieure adhère d'une manière assez intime à la muqueuse qui la recouvre. Sa face inférieure est recouverte par la couche glanduleuse de la muqueuse palatine (fig. 42).

II. Muscles. — Les muscles du voile du palais sont au nombre de douze, six de chaque côté. Parmi ces six paires, une seule occupe la partie médiane et ne dépasse pas les limites du voile, ce sont les palato-staphylins; toutes les autres ne lui appartiennent que par une de leurs extrémités, ce sont les pharyngo-staphylins, les occipito-staphylins, les péristaphylins externes, les péristaphylins internes, les glosso-staphylins.

1° **Palato-staphylin.** — Muscle de la luette, qui descend de l'épine nasale postérieure, à la pointe de la luette où il se confond avec celui du côté opposé. Il est situé sur la ligne médiane et au-dessous de la

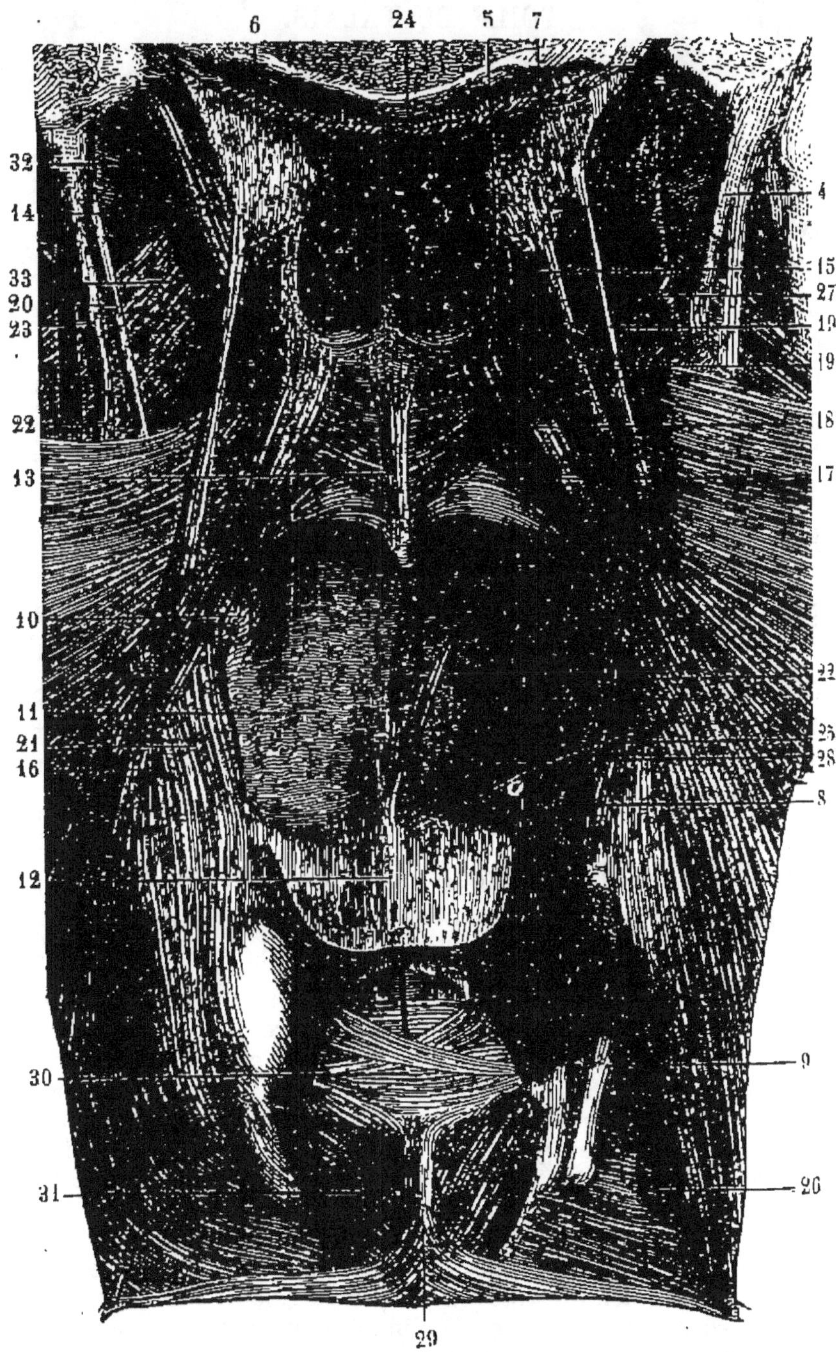

Fig. 42. — Muscles superficiels du voile du palais (*).

(*) 1, conduit auditif externe; 4, apophyse styloïde; 5, aile

muqueuse de la face postérieure du voile; son action raccourcit et relève la luette.

2° **Péristaphylin interne**. — Naît par un tendon de la face inférieure du rocher, en avant du canal carotidien et du bord inférieur de l'extrémité postéro-interne du cartilage de la trompe; de là, le corps charnu se porte derrière le péristaphylin externe, pour se terminer en éventail dans presque toute la hauteur du voile. Ce muscle se continue avec celui du côté opposé sur la ligne médiane, leurs faisceaux s'entrecroisent avec ceux du pharyngo-staphylin. Ils forment ainsi une espèce de sangle dont la contracture élève le voile.

3° **Péristaphylin externe ou sphéno-salpingo-staphylin**. — Il s'insère en arrière à la fossette scaphoïde de l'apophyse ptérygoïde, à la partie voisine de la grande aile du sphénoïde et au tiers supérieur et interne de la portion membraneuse de la trompe d'Eustache, il descend sous forme d'un faisceau aplati le long de l'aile interne de l'apophyse ptérygoïde, puis aboutit à un tendon arrondi, qui se réfléchit dans la concavité du crochet de l'aile interne de l'apophyse ptérygoïde et va prendre son insertion sur la membrane fibreuse du voile. Ce muscle est un ten-

interne de l'apophyse ptérygoïde; 6, 7, trompe d'Eustache; 8, saillie de la grande corne de l'os hyoïde; 9, bord postérieur du cartilage thyroïde; 10, amygdale; 11, langue; 12, épiglotte abaissée; 13, palato-staphylin; 14, péristaphylin interne; 15, péristaphylin externe; 16, pharyngo-staphylin; 17, ses faisceaux profonds; 18, ses faisceaux superficiels; 19, ses faisceaux accessoires; 20, stylo-pharyngien; 21, faisceau hyoïdien des stylo-pharyngiens et constricteur moyen; 22, stylo-glosse; 23, stylo-hyoïdiens; 24, constricteur supérieur; 25, constricteur moyen; 26, constricteur inférieur; 27, aponévrose pharyngienne; 28, lingual supérieur; 29, attache des fibres circulaires de l'œsophage; 30, aryténoïdien postérieur; 31, crico-aryténoïdien externe; 32, ptérygoïdien externe; 33, ptérygoïdien interne. (Beaunis et Bouchard.

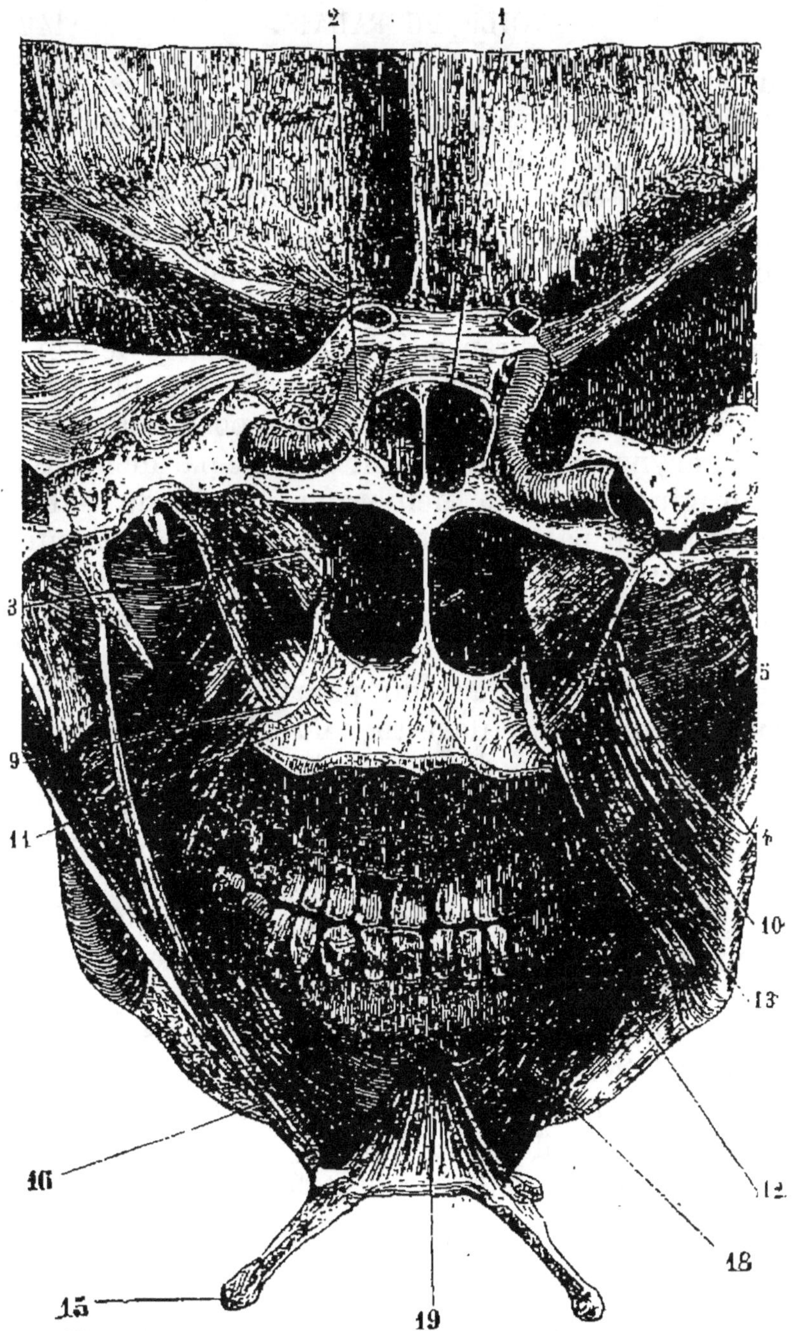

Fig. 43. — Muscles profonds du voile du palais (*).

(*) 1, sinus sphénoïdal ; 2, artère carotide interne ; 3, trompe

seur du voile, mais, quand il prend son insertion fixe sur l'aponévrose palatine, c'est un dilatateur de la trompe d'Eustache (Trœlsch, Tillaux).

4° **Occipito-staphylin** (fig. 43). — Décrit par Sappey. Il représente la partie la plus élevée du constricteur supérieur du pharynx et prend son origine sur l'apophyse basilaire de l'occipital, et de là, s'attache à la membrane fibreuse du voile. Sappey le considère comme un sphincter accessoire de l'isthme du gosier, compris entre les piliers postérieurs.

5° **Pharyngo-staphylin.** — Il s'insère par de multiples origines : 1° à la membrane fibreuse du voile, au-dessous du palato-staphylin ; 2° au bord inférieur de l'ouverture postérieure des fosses nasales et du cartilage de la trompe. De là, les divers faisceaux qui le constituent vont se rendre, partie à la ligne médiane et postérieure du pharynx, partie à la grande corne du cartilage thyroïde du larynx. Il en résulte la formation d'un anneau complet qui descend dans l'épaisseur des piliers postérieurs du voile et s'étend de la ligne médiane du voile à la ligne médiane du pharynx. C'est, en somme, un véritable sphincter dont la contraction rapproche les piliers postérieurs, et resserre, jusqu'à le fermer, l'isthme pharyngo-nasal (Sappey).

6° **Glosso-staphylin.** — Il occupe l'épaisseur des piliers antérieurs. Il naît, par des fibres transversales, de la base et du dos de la langue et ses faisceaux vont se perdre, dans la moitié postérieure de la face inférieure du voile et sur la face antérieure de

d'Eustache ; 4, trompe d'Eustache du côté droit, ouverte ; 5, partie osseuse de la trompe débouchant dans la caisse du tympan ; 9, crochets de l'aile interne de l'apophyse ptérygoïde ; 10, partie verticale du péristaphylin externe ; 11, sa portion réfléchie ; 12, aponévrose du voile du palais ; 13, ptérygoïdien interne ; 15, os hyoïde ; 16, stylo-hyoïdien ; 18, mylo-hyoïdien ; 19, génio-hyoïdien. (Beaunis et Bouchard.)

la luette. Les deux muscles glosso-staphylins sont donc de véritables constricteurs de l'isthme du gosier qui soulèvent la base de la langue, rapprochent les piliers antérieurs et abaissent le voile.

III. Muqueuse du voile du palais. — Sur sa face nasale elle est lisse, rosée, mince et peu adhérente ; sur sa face buccale, au contraire, elle est épaisse, adhérente. Son épithélium est pavimenteux, stratifié, comme la muqueuse de la voûte palatine. De nombreuses glandules salivaires se rencontrent en certains points et forment une couche glandulaire sous-muqueuse, épaisse de chaque côté du raphé médian et qui va en s'amincissant à mesure qu'elle descend vers la luette. Elle se réduit à son minimum au niveau du bord libre et sur les côtés du voile.

IV. Nerfs. — Les nerfs sont de deux ordres, suivant qu'ils se rendent à la muqueuse ou aux muscles. Les premiers sont des filets sensitifs venant du ganglion sphéno-palatin, c'est-à-dire du maxillaire supérieur (Sappey).

Les nerfs moteurs sont encore très obscurs : les nerfs palatins postérieurs, venus du grand nerf pétreux superficiel, c'est-à-dire du facial, se rendent aux muscles péristaphylin et palato-staphylin. Les autres filets nerveux sont encore très discutés, quelques-uns, suivant quelques anatomistes, viendraient du spinal et du glosso-pharyngien, d'autres émaneraient du maxillaire inférieur.

V. Vaisseaux. — Les vaisseaux n'existent presque pas sur la ligne médiane ; sur les autres points, ils sont assez importants.

a. Les *artères* forment deux couches : une sous-jacente à la muqueuse buccale, l'autre à la muqueuse nasale. Elles proviennent : de la palatine supérieure, branche de la maxillaire interne, de la palatine inférieure, branche de la faciale, et de la pharyngienne inférieure, qui vient directement de la carotide externe.

b. Les *veines* suivent le trajet des artères ; elles se rendent : celles de la face postéro-supérieure, dans la veine jugulaire externe, par l'intermédiaire des plexus ptérygoïdiens qui s'abouchent eux-mêmes dans la veine maxillaire interne ; celles de la face antéro-inférieure, beaucoup plus importantes, dans la veine jugulaire interne, par l'intermédiaire de la veine pharyngienne.

c. Les *lymphatiques* forment deux réseaux importants, un supérieur et un inférieur ; ils aboutissent aux ganglions qui occupent la bifurcation de la carotide primitive.

VI. Physiologie du voile du palais. — Le voile du palais joue un rôle :

1° Dans la respiration par la bouche, le nez étant fermé volontairement, il empêche les corpuscules odorants de remonter dans les fosses nasales et d'y être sentis (Longet).

2° Dans la déglutition des aliments, au deuxième temps, quand le bol alimentaire franchit le pharynx. A ce moment, il se produit un double phénomène:

a. Occlusion des fosses nasales, c'est-à-dire de l'isthme pharyngo-nasal, par la contraction simultanée du péristaphylin interne qui soulève le voile, et du staphylo-pharyngien qui rapproche les piliers postérieurs.

b. Occlusion de l'isthme du gosier, par la contraction du glosso-staphylin qui rapproche les piliers antérieurs.

3° Dans la phonation ; il se tend pour obturer les cavités nasales.

4° Dans l'audition, à chaque mouvement de déglutition, il se produit une ouverture de l'extrémité pharyngienne de la trompe d'Eustache et, consécutivement, une pénétration d'air dans la caisse, nécessaire pour la fonction régulière de l'oreille.

CHAPITRE XII

AMYGDALES

Les *amygdales* ou *tonsilles* sont deux glandes situées sur le côté de la partie la plus reculée de la cavité buccale. Elles ont la forme et le volume d'une amande ; à l'état sain, elles sont peu apparentes, mais dans certains états d'inflammation aiguë ou chronique, leur parenchyme peut s'hypertrophier et les transformer en gros corps ovoïdes, saillants en arrière de la langue et venant, sur la ligne médiane, presque au contact l'un de l'autre.

Elles sont logées dans la *fosse amygdalienne*, c'est-à-dire dans l'espace compris entre l'écartement des piliers antérieur et postérieur du voile du palais. Elles occupent la plus grande partie de cette fosse, mais elles en laissent libre la partie supérieure, à l'endroit où les piliers tendent à converger l'un vers l'autre (excavation sus-amygdalienne de Sappey). Dans la fosse, elles sont en rapport, en dedans, avec la cavité buccale ; en dehors, avec la muqueuse, le muscle amygdalo-glosse et l'aponévrose du pharynx, qui la séparent de la carotide interne, dont elles restent séparées par un espace de 10 à 12 millimètres. Leur extrémité inférieure est en rapport avec les bords de la langue, dont elles sont séparées par 5 à 6 millimètres. Sur leur face externe apparente, les amygdales sont parsemées d'une dizaine de cavités en culs-de-sac, qui forment les cryptes amygdaliennes.

STRUCTURE. — L'amygdale a été rangée dans la caté-

gorie des glandes vasculaires sanguines ; elle est formée d'une agglomération de glandes folliculeuses. Elle
est recouverte par la muqueuse pharyngienne, qui
descend tapisser toutes les cryptes. Cette muqueuse
est doublée en tous points d'une couche de tissu réticulé adénoïde, dont les mailles comprennent de gros
corpuscules lymphoïdes analogues aux follicules clos.

Les *artères* de l'amygdale viennent de la pharyngienne inférieure, des palatines supérieure et inférieure et de la linguale.

Les *veines* se rendent à un petit plexus, le *plexus
tonsillaire*, placé en dehors de l'amygdale et dépendant du plexus pharyngien.

Les *lymphatiques* se réunissent à ceux qui partent
de la base de la langue.

Les *nerfs* viennent du glosso-pharyngien.

Au point de vue physiologique, des recherches
récentes ont montré que les éléments lymphoïdes
jouent vis-à-vis des agents infectieux animés, si
nombreux dans la cavité buccale, un rôle destruc-
teur. De sorte que les deux glandes amygdaliennes
constitueraient, avec la nappe de tissu réticulé de la
base de la langue, celle qui est située sur la paroi
postérieure du pharynx (amygdale de Luschka) et
celle qui se trouve sous la muqueuse palatine (amygdale palatine), un cercle lymphoïde complet, destiné
à préserver, dans une certaine limite, les voies digestives et respiratoires supérieures.

CHAPITRE XIII

PHARYNX

Le pharynx est une cavité membraneuse qui sert
à la respiration et la déglutition (fig. 44).

Il est situé entre la bouche et les fosses nasales d'une part, l'œsophage et le larynx d'autre part, en avant de la colonne vertébrale et des muscles prévertébraux, entre les muscles ptérygoïdiens et les branches du maxillaire. Il s'étend de la base du crâne à la partie supérieure de l'œsophage, laquelle correspond à l'extrémité inférieure du larynx en avant, au corps de la sixième vertèbre cervicale en arrière.

Sa *longueur* est de 11 à 13 centimètres pour Cruveilhier et Tillaux, de 14 à 16 pour Sappey.

STRUCTURE. — Le pharynx est constitué par une aponévrose tapissée en dehors par des muscles, en dedans par une muqueuse.

I. **Portion aponévrotique.** — L'*aponévrose pharyngienne*, lame fibreuse du pharynx, aponévrose céphalo-pharyngienne de Paulet, pétro-salpingo-pharyngienne de Richet, est une lame mince, mais résistante, qui s'étend de la base du crâne au larynx. Elle se fixe, en haut, à l'apophyse basilaire et au rocher, au bord postérieur des apophyses ptérygoïdes et à leur crochet, à l'aponévrose du buccinateur et à la partie postérieure de la ligne mylo-hyoïdienne. En bas, elle se fixe au ligament stylo-hyoïdien, aux grands et aux petits crochets de l'os hyoïde, à tout le bord postérieur du cartilage thyroïde et à la face postérieure du cartilage cricoïde.

II. **Muscles.** — Les muscles du pharynx sont divisés en muscles intrinsèques et extrinsèques. Les intrinsèques sont les trois muscles constricteurs, les extrinsèques sont des élévateurs du pharynx (fig. 45 et 46).

1° **Muscles constricteurs.** — Ils sont au nombre de trois paires superposées les unes aux autres et imbriquées les unes sur les autres, à la manière des tuiles d'un toit. Ils sont divisés en supérieur, inférieur et moyen : le bord supérieur du constricteur

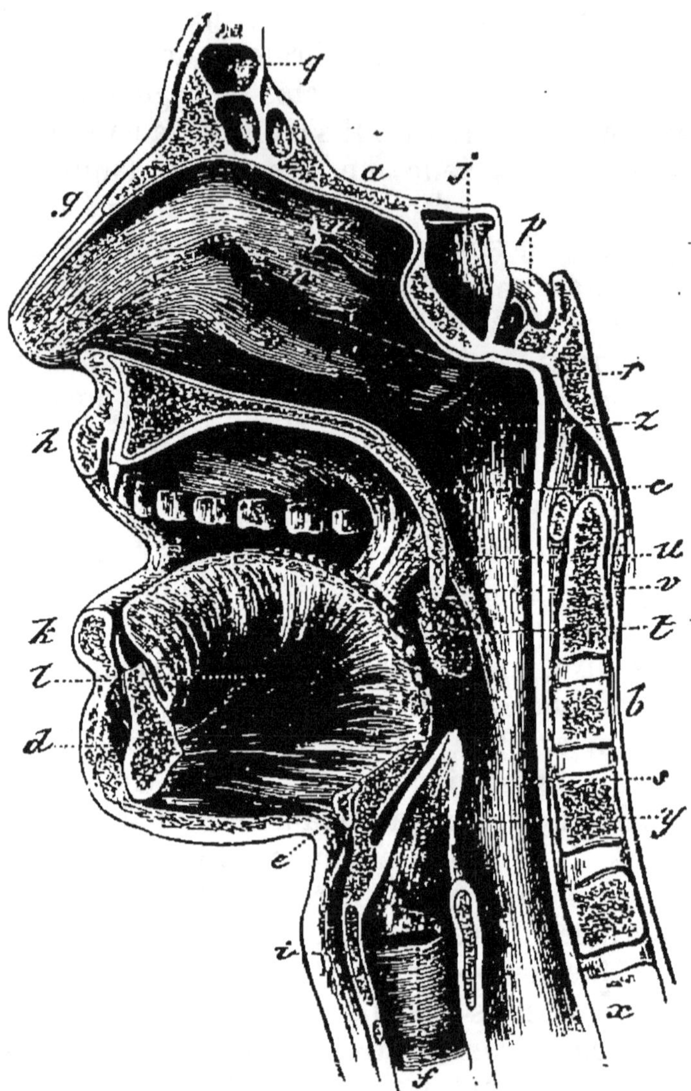

Fig. 44. — Bouche et pharynx, coupe médiane (*).

(*) *Kh*, ouverture buccale ; *l*, langue ; *d*, mâchoire inférieure ;
e, os hyoïde ; *y*, épiglotte ; *f*, cavité du larynx ; *c*, voile du
palais ; *u*, pilier antérieur ; *v*, pilier postérieur ; *t*, amygdale ;
z, ouverture de la trompe d'Eustache.

9.

inférieur recouvre le bord inférieur du moyen, le bord supérieur du moyen recouvre le bord inférieur du supérieur. Chacun de ces muscles se réunit sur la paroi postérieure, à la ligne médiane, avec celui du côté opposé en entrecroisant les fibres et formant un raphé aponévrotique.

a. Le *constricteur inférieur* ou *superficiel* s'attache à la ligne oblique du cartilage thyroïde et à toute la surface de ce cartilage, située en arrière de la ligne oblique, ainsi qu'au bord postérieur des petites cornes du même cartilage, puis aux parties latérales du cartilage cricoïde. De ces multiples insertions, les fibres du muscle se portent en arrière et en dedans, les inférieures horizontalement, les supérieures obliquement en haut, pour aboutir au raphé médian.

b. Le *constricteur moyen* s'insère à la grande et à la petite corne de l'os hyoïde et, de là ses fibres se dirigent : les inférieures obliquement en bas, les moyennes horizontalement, les supérieures obliquement en haut, pour aboutir au raphé médian.

c. Le *constricteur supérieur* ou *profond* se fixe : 1° au tiers inférieur du bord postérieur et au crochet de l'aile interne de l'apophyse ptérygoïde, 2° à l'aponévrose du péristaphylin externe ; 3° à l'intersection de l'aponévrose du buccinateur ; 4° à la partie la plus reculée de la ligne mylo-hyoïdienne. Les fibres charnues se portent horizontalement et vont se fixer sur le raphé médian postérieur.

2° **Muscles extrinsèques ou élévateurs.** — Ils se composent :

a. Du *staphylo-pharyngien* que nous avons déjà décrit.

b. Du *stylo-pharyngien*, qui descend de l'apophyse styloïde du temporal, glisse sur la face externe du constricteur supérieur, s'engage sous le constricteur moyen et pénètre dans l'épaisseur de l'enveloppe musculaire du pharynx. Ses fibres se perdent sur l'aponévrose pharyngienne et sur le bord postérieur du cartilage thyroïde.

III. Tunique muqueuse. — Elle se continue supérieurement avec les muqueuses buccale et nasale, inférieurement avec les muqueuses de l'œsophage et du larynx. Elle pénètre dans la trompe d'Eustache et, par là, se continue avec la muqueuse de la caisse du tympan. Elle adhère intimement à la base du crâne, où elle se continue avec le périoste de l'apophyse basilaire. En cet endroit se trouve un épais trousseau fibreux, qui devient souvent le point de départ des polypes naso-pharyngiens. Dans ses autres portions, elle adhère peu à la tunique fibreuse, sur laquelle elle glisse par l'intermédiaire d'un tissu cellulaire lâche. Dans sa portion nasale et buccale, elle est souvent rouge, granuleuse et hérissée de végétations plus ou moins grosses et abondantes. Dans sa portion laryngienne elle est rose et plissée.

Le chorion de la muqueuse est analogue à celui des muqueuses dermo-papillaires. Dans sa portion postérieure, et surtout dans sa partie naso-buccale, on trouve une certaine quantité de tissu adénoïde. L'épithélium est pavimenteux ; stratifié, dans les parties laryngienne et buccale, il est à cils vibratiles dans la partie nasale, encore ces cils disparaissent-ils avec l'âge.

Les *glandes* sont de deux ordres : acineuses et folliculeuses. Les premières sont des glandes en grappe, très abondantes dans la région supérieure du pharynx, où deux groupes importants occupent le pourtour des orifices des trompes d'Eustache.

Les glandes folliculeuses se composent d'une grande quantité de follicules clos disséminés, et particulièrement abondants autour des trompes, et sur la ligne

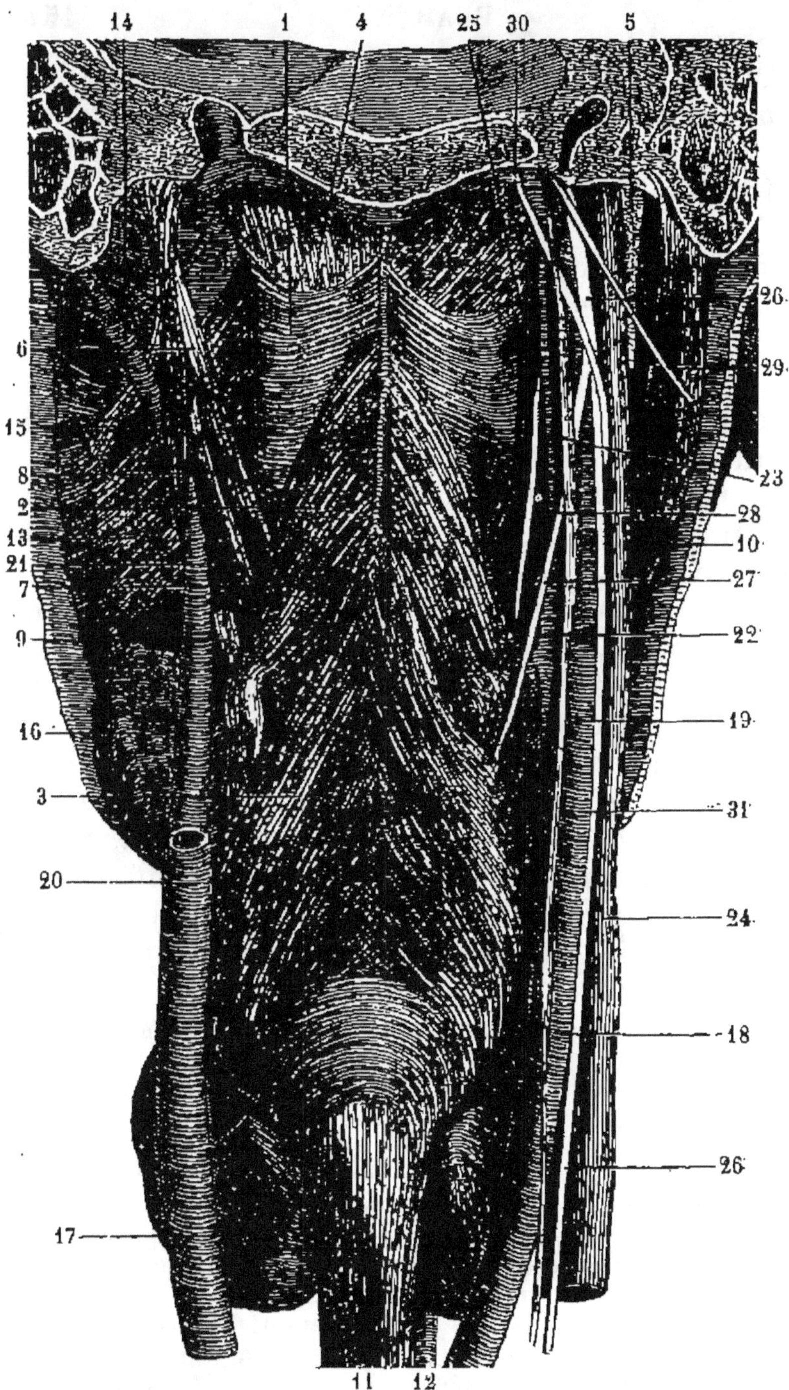

Fig. 45. — Face postérieure du pharynx (*).

(*) 1, constricteur supérieur ; 2, constricteur moyen ; 3, cons-

médiane, à la hauteur du voile du palais, où elles forment un groupe connu sous le nom d'amygdale de Luschka. C'est cette amygdale qui ferme, en arrière, le cercle lymphoïde de l'isthme du gosier.

Signalons, de plus, sur cette partie médiane de la muqueuse, un diverticule sacciforme connu sous le nom de *bourse pharyngée* ou *bourse de Luschka*.

RAPPORTS DU PHARYNX. — Au point de vue fonctionnel, le pharynx doit être regardé comme un organe ayant la forme d'une gouttière ouverte en avant et dont la largeur diminue de haut en bas.

La face antérieure de l'organe n'existe donc pas en tant que paroi, elle est remplacée par la série des orifices de communication du pharynx avec les organes voisins : avec les fosses nasales en haut, le larynx en bas, la cavité buccale entre les deux.

Au point de vue de ses rapports, le pharynx doit être envisagé dans chacune de ses portions, aussi le divise-t-on généralement en : 1° *portion supérieure, pharynx nasal,* ou *arrière-cavité des fosses nasales;* 2° *portion moyenne, pharynx buccal, arrière-cavité de la bouche,* et 3° *pharynx laryngé* ou *portion inférieure.*

1° **Pharynx nasal.** — La portion nasale du pharynx est limitée, en haut, par la surface basilaire de

tricteur inférieur ; 4, aponévrose céphalo-pharyngienne recouvrant le péristaphylin interne ; 5, apophyse styloïde ; 6, stylopharyngien ; 7, stylo-glosse ; 8, stylo-hyoïdien ; 9, tendon du digastrique coupé ; 10, digastrique : 11, œsophage ; 12, trachée ; 13, ptérygoïdien interne ; 14, ptérygoïdien externe ; 15, ligament stylo-maxillaire ; 16, glande sous-maxillaire ; 17, glande thyroïde ; 18, artère carotide primitive : 19, artère carotide interne ; 20, carotide interne, coupée à son origine ; 21, carotide externe s'engageant entre les muscles styliens ; 22, carotide externe ; 23, artère pharyngienne inférieure ; 24, veine jugulaire interne ; 25, veine pharyngienne ; 26, pneumogastrique ; 27, laryngé supérieur ; 28, glosso-pharyngien ; 29, spinal coupé ; 30, grand hypoglosse ; 31, grand sympathique (Beaunis et Bouchard).

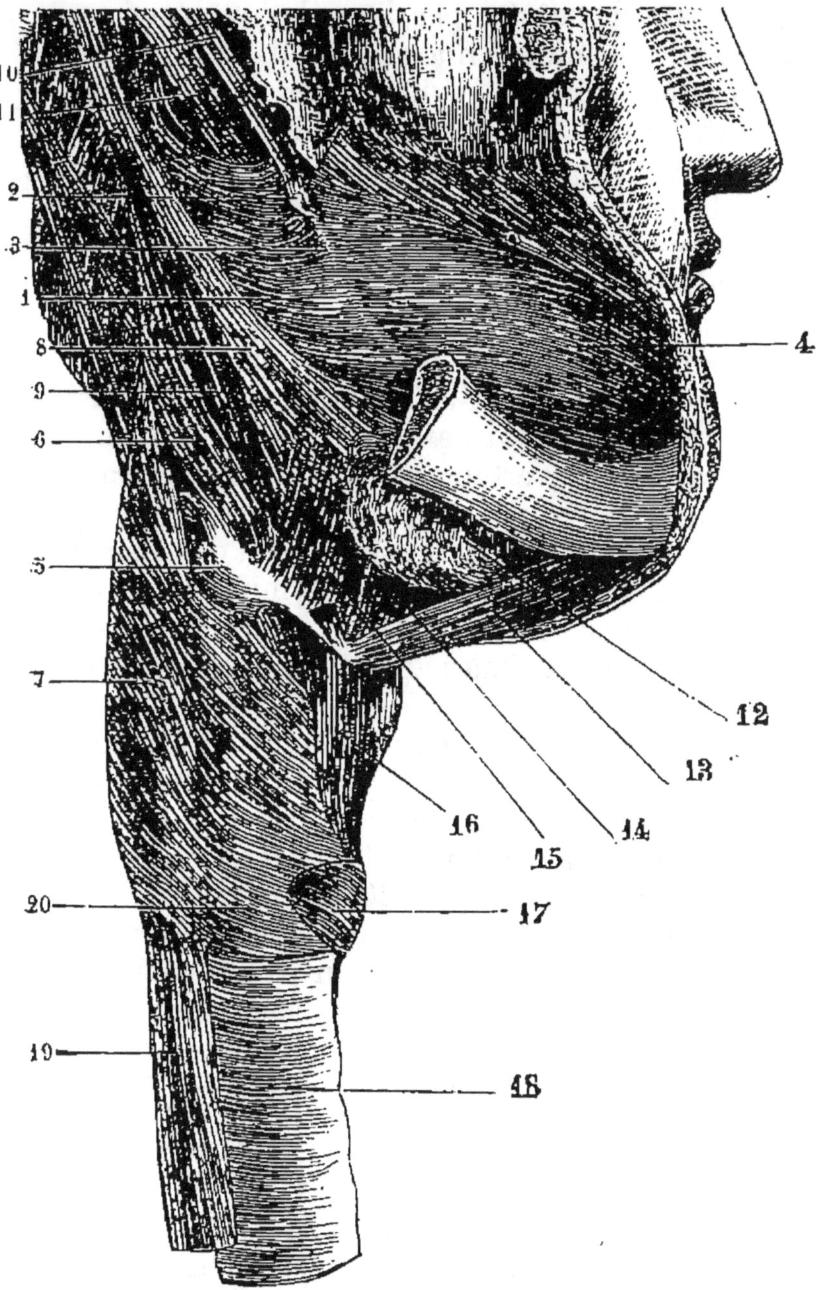

Fig. 46. — Face latérale du pharynx (*).

(*) 1, constricteur supérieur; 2, crochet de l'aile interne de

l'occipital ; sur les côtés, par les ailes internes des apophyses ptérygoïdes ; en avant et en haut par les orifices postérieurs des cavités nasales, quadrilatères ou ovalaires, séparées par le bord postérieur du vomer ; en bas et en avant, par la face supérieure du voile du palais.

La hauteur de cette portion est de 2 à 3 centimètres, sa largeur en mesure à peu près autant.

Rapports. — En haut, le pharynx nasal est séparé de l'inclinaison de la surface basilaire par un trousseau fibreux, se rattachant à l'arc antérieur de l'atlas.

En arrière se trouvent l'atlas et l'axis, recouverts par les muscles prévertébraux et par l'aponévrose prévertébrale. Sous cette aponévrose se trouvent deux ganglions lymphatiques, signalés et décrits par Gillette en 1867, qui reçoivent les lymphatiques de la partie supérieure du pharynx, du voile du palais et de la pituitaire, et d'où partent souvent les abcès rétro-pharyngiens.

Sur la face postérieure de cette portion du pharynx, à l'union des parois latérales, se trouve l'ouverture du pavillon de la trompe d'Eustache, limitée en arrière par un bourrelet saillant, derrière lequel se cache la *fossette de Rosenmuller*.

2º **Pharynx buccal.** — La portion buccale du pharynx est comprise entre le voile du palais en haut, la base de la langue et l'épiglotte en bas. Sa hauteur égale 4 à 5 centimètres, sa largeur mesure de 3 à 5 centimètres, son diamètre antéro-postérieur

l'apophyse ptérygoïde ; 3, aponévrose buccinato-pharyngienne ; 4, buccinateur ; 5, os hyoïde ; 6, constricteur moyen ; 7, constricteur inférieur ; 8, stylo-glosse ; 9, stylo-pharyngien ; 10, péristaphylin externe ; 11, péristaphylin interne ; 12, glande sous-maxillaire ; 13, ventre antérieur du digastrique ; 14, mylo-hyoïdien ; 15, hyo-glosse ; 16, thyro-hyoïdien ; 17, crico-thyroïdien ; 18, trachée ; 19, œsophage ; 20, insertion du constricteur inférieur du cartilage cricoïde (Beaunis et Bouchard).

est de 5 centimètres au-dessus du voile, et de 4 seulement au niveau de l'os hyoïde.

Rapports. — En arrière, se trouvent les 2e, 3e et 4e cervicales, les muscles prévertébraux et l'aponévrose prévertébrale; au-dessous de celle-ci, une couche de tissu cellulaire assez lâche permet la migration et le déplacement en bas des collections purulentes de cette région. — En avant, on voit l'ouverture de la bouche et l'isthme du gosier, les piliers postérieurs, les amygdales, la portion verticale ou glanduleuse de la face dorsale de la langue, limitée en bas par l'épiglotte et ses replis latéraux. — Sur les côtés, le pharynx contracte de très importants rapports avec les organes qui le longent et qui, pour cette portion buccale, comme pour la portion nasale, sont compris dans l'*espace maxillo-pharyngien*. Cet espace prismatique et triangulaire est compris entre la face interne de la mâchoire inférieure doublée du muscle ptérygoïdien interne, la paroi du pharynx et la colonne vertébrale. Dans cet espace, le pharynx se trouve en rapport avec des artères : la carotide interne, presque immédiatement appliquée sur la paroi latérale, les thyroïdienne supérieure et linguale, dans leur origine, la pharyngienne inférieure qui monte le long de la paroi latérale du pharynx buccal; avec des veines : la jugulaire interne qui se place en dehors de l'artère carotide, les veines thyroïdienne supérieure, linguale et pharyngienne inférieure, qui se rendent à la jugulaire; avec des nerfs : le pneumogastrique qui se place en arrière de la carotide et de la jugulaire et qui est, d'ailleurs, compris dans la même gaine fibro-celluleuse que celles-ci, le grand symphatique qui descend le long de l'aponévrose prévertébrale, les nerfs grand hypoglosse, glosso-pharyngien et spinal, qui passent entre la carotide et la jugulaire.

De plus, la paroi latérale du pharynx, dans ses deux portions supérieures, est en rapport avec des ganglions lymphatiques, et, plus en dehors, avec la partie profonde de la glande parotide et le muscle ptérygoïdien interne.

3° **Pharynx laryngien**. — La portion inférieure du pharynx s'étend de l'os hyoïde à un plan passant par le bord inférieur du cartilage cricoïde et par le corps de la 6° vertèbre cervicale.

Dimensions : longueur = 5 à 6 centimètres ; largeur, partie supérieure = 4 centimètres, partie inférieure = 2^cm,5.

Rapports. — En arrière, aponévrose prévertébrale et tissu cellulaire sous-jacent, muscles prévertébraux, 4e, 5e et 6e vertèbres cervicales. — En avant, se trouve l'orifice supérieur du larynx, ovalaire, dirigé de haut en bas et d'avant en arrière. Cet orifice est fermé, en avant par l'épiglotte, qui le recouvre comme une soupape au moment de la déglutition, en arrière par les cartilages aryténoïdes et latéralement par les replis aryténo-épiglottiques. Sur les côtés, on rencontre une grande partie des organes déjà signalés dans les rapports latéraux des deux portions supérieures du pharynx : la carotide primitive qui fait suite à l'interne, après la convergence des deux carotides interne et externe, la veine jugulaire située en dehors et un peu en avant de l'artère, quelques ganglions lymphatiques appliqués sur la carotide, le nerf pneumogastrique, en arrière de la jugulaire et de la carotide et appliqué sur ces deux gros vaisseaux, enfin le grand sympathique toujours situé plus profondément. Sur les côtés de cette portion du pharynx, on remarque encore des branches nerveuses émanées du pneumogastrique : les nerfs laryngé supérieur et externe qui gagnent le pharynx et le nerf laryngé inférieur ou récurrent.

qui, gagnant la gouttière formée par l'œsophage et la trachée, s'engage sous le constricteur inférieur du pharynx.

IV. Vaisseaux et nerfs du pharynx. — La principale *artère* du pharynx est la pharyngienne ascendante, branche de la carotide externe. Accessoirement, le pharynx reçoit des branches de la pharyngienne inférieure et de la palatine, branches de la maxillaire interne; de plus, elle reçoit quelques branches de la thyroïdienne supérieure, branche de la carotide externe.

Les *veines* forment le *plexus pharyngien* qui se jette dans la veine jugulaire interne.

Les *lymphatiques* constituent un abondant réseau sous-muqueux et se rendent aux ganglions carotidiens.

Les *nerfs* viennent d'un abondant plexus formé par le glosso-pharyngien, le pneumogastrique, le spinal et des filets du sympathique.

V. Physiologie. — Le pharynx est d'abord un vestibule qui sert au passage de l'air et des aliments, c'est ensuite l'endroit où s'accomplit la première partie du phénomène de la *déglutition*, c'est-à-dire l'ensemble des actes par lesquels le bol alimentaire passe de la cavité buccale dans l'estomac. La déglutition se produit en trois temps: *1er temps: le bol franchit l'isthme du gosier*. Par un mouvement réflexe et involontaire, qu'il est impossible d'arrêter, quand les aliments ont été suffisamment triturés et insalivés, la langue se soulève et presse le bol alimentaire d'avant en arrière contre la voûte palatine, puis contre le voile du palais. De sorte que pendant que l'aliment va franchir le pharynx, l'isthme du gosier reste en état d'occlusion complète. *2e temps : le bol alimentaire franchit le pharynx :* à ce moment le pharynx est élevé par un mouvement d'ensemble qui entraîne en même temps le larynx. Ce mouvement a pour but de porter le pharynx au-devant du bol alimentaire. De plus, le pharynx se contracte par l'action des constricteurs, qui se contractent successivement de haut en bas, et refoulent le bol du côté de l'œsophage. En même temps, l'isthme pharyngo-nasal se ferme par la contraction des muscles pharyngo-staphylins et par le soulèvement du voile du palais. De plus, l'orifice supérieur des voies respiratoires se ferme par l'abaissement de l'épiglotte.

3e temps : le bol alimentaire franchit l'œsophage.

CHAPITRE XIV

GLANDES SALIVAIRES

I. — Parotide (fig. 47).

La glande parotide est la plus volumineuse des glandes salivaires. Elle présente à étudier d'abord le corps de la glande, ensuite son canal excréteur appelé *canal de Sténon*.

I. Loge parotidienne. — La glande est logée dans la *loge parotidienne*, c'est-à-dire dans une large cavité dont l'ouverture ovalaire regarde en dehors, tandis que la partie profonde de la loge s'enfonce derrière la branche montante du maxillaire et va, en se rétrécissant, jusqu'au voisinage de la paroi du pharynx. Cette loge a la forme d'une pyramide triangulaire et présente trois parois latérales : une postérieure, une antérieure et une supérieure, et une paroi externe qui sert de base à la pyramide :

1° La paroi postérieure est inclinée et présente, dans toute son étendue, un plan musculaire formé de dehors en dedans, et, en procédant des parties superficielles aux parties profondes, par le sterno-cléido-mastoïdien, le ventre supérieur du digastrique, le stylo-hyoïdien, le stylo-pharyngien et le stylo-glosse.

2° La paroi antérieure est inclinée en avant, s'enfonce sous la branche montante de la mâchoire, et se trouve limitée par le bord postérieur du muscle ptérygoïdien interne.

3° La paroi supérieure est formée par la portion cartilagineuse et osseuse du conduit auditif externe et par l'articulation temporo-maxillaire.

4° La base de la loge répond à la peau, tandis que le sommet est situé au-dessous et en avant de l'apophyse styloïde.

En somme, la loge parotidienne s'étend du conduit auditif en haut à un plan qui, en bas, passerait par le bord inférieur de la mâchoire.

Telle est la loge parotidienne; une membrane fibreuse, dense et blanchâtre la tapisse dans toute son étendue, sauf en un point. Cette toile fibreuse constitue l'*aponévrose parotidienne;* elle peut être considérée, dans son ensemble, comme le résultat du dédoublement de l'aponévrose cervicale superficielle, au niveau du creux parotidien (Tillaux). En effet, une fois arrivée au niveau du bord antérieur du muscle sterno-mastoïdien, on voit l'aponévrose cervicale se dédoubler en deux feuillets : le superficiel passe directement au-devant de la loge parotidienne, la limite en dehors et va se continuer sur la face externe du masséter, pour former l'aponévrose massétérine. Le feuillet profond se dirige d'abord en avant et en dedans, puis, au niveau de l'apophyse styloïde, il ménage une ouverture, par laquelle passe le *prolongement pharyngien de la glande,* puis se dirige en avant et au dehors pour recouvrir le ptérygoïdien interne, la branche montante du maxillaire, puis le bord postérieur du masséter, sur

la face externe duquel il va rejoindre le feuillet
superficiel. En bas, une lame fibreuse se détache de

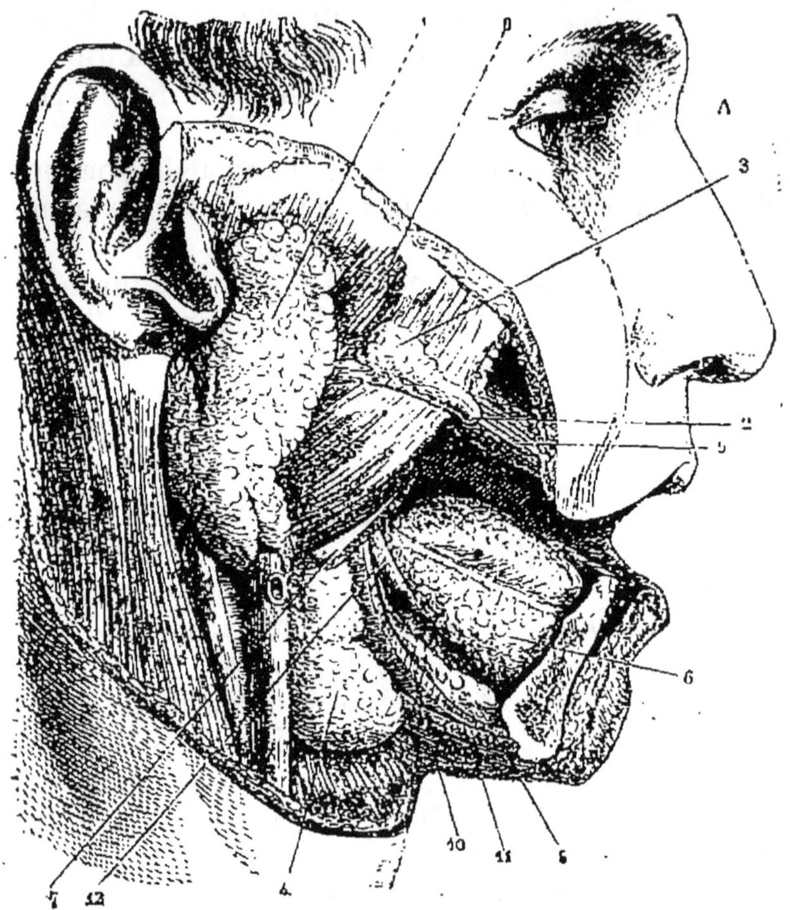

Fig. 47. — Glandes salivaires (*).

la paroi postérieure de l'aponévrose, se porte en
avant pour se fixer à l'angle du maxillaire. Cette

(*) 1, parotide ; 2, canal de Sténon ; 3, parotide accessoire ;
4, glande sous-maxillaire ; 5, son prolongement antérieur ;
6, glandes sublinguales ; 7, maxillaire inférieur coupé en
avant du masséter ; 8, masséter ; 9, buccinateur enlevé en
partie ; 10, mylo-hyoïdien ; 11, digastrique ; 12, nerf lingual.
(Beaunis et Bouchard.)

lame limite, en bas, le creux parotidien et sépare la loge de la glande parotide de la loge de la glande sous-maxillaire. En haut, l'aponévrose parotidienne n'existe pas, le feuillet superficiel vient se perdre sur la partie cartilagineuse du conduit auditif externe.

Après avoir étudié la loge et son enveloppe, nous pouvons résumer les rapports de la glande. Ceux-ci sont de deux ordres : ceux que la glande contracte avec les organes en dehors d'elle, rapports extrinsèques, et ceux qu'elle prend avec les organes qui la traversent ou sont compris dans l'intérieur de son parenchyme, rapports intrinsèques.

I. Rapports extrinsèques. — Trois faces : externe, postérieure et antérieure ; deux extrémités : supérieure et inférieure.

1° *Face externe.* — Quadrilatère irrégulier, étendu entre l'articulation temporo-maxillare en haut, à la partie postérieure de la glande sous-maxillaire en bas, et, dans le sens de la largeur, du bord antérieur de l'apophyse mastoïde et du muscle sterno-mastoïdien à la face externe du masséter, sur laquelle la glande s'avance plus ou moins. On y rencontre, en allant de la superficie à la profondeur : la peau, doublée du muscle Risorius de Santorini, une couche celluleuse plus ou moins épaisse et le feuillet externe de l'aponévrose parotidienne. —Du bord antérieur de cette face, part assez souvent un prolongement (*prolongement antérieur de la glande, parotide accessoire*), qui se dirige en avant, avec le canal de Sténon, qu'il accompagne. Ce canal se détache de la partie inférieure de ce bord antérieur. De plus, au niveau du bord antérieur de la glande, émergent des nerfs et des vaisseaux qui sont : les branches de terminaison du nerf facial (branche cervico-faciale et temporo-faciale), et l'artère transverse de la face, rameau de la temporale superficielle.

Sur cette face antérieure rampent des filets du plexus cervical superficiel, et quelques-uns d'entre eux entrent dans l'épaisseur de la glande pour s'anastomoser avec le facial. De même, pour quelques filets de la branche auriculaire du nerf auriculo-temporal, branche du maxillaire inférieur, dont quelques-uns pénètrent dans la parotide, tandis que d'autres s'anastomosent avec des filets du facial au niveau du bord postérieur du muscle masséter.

— La veine jugulaire externe pénètre ordinairement dans le corps de l'organe au niveau de cette partie inférieure, après avoir croisé la face antérieure du muscle sterno-mastoïdien.

2º *Face antérieure.* — La face antérieure présente la forme d'une gouttière concave dans le sens transversal et embrassant, dans sa concavité, le bord postérieur de la branche montante du maxillaire inférieur. On y rencontre, de dehors en dedans : le bord postérieur du muscle masséter; le bord postérieur de la branche montante de l'os maxillaire, à laquelle la glande adhère peu d'ailleurs; la face postérieure du muscle ptérygoïdien interne.

3º *Face postérieure.* — Cette face, dirigée en dedans et en avant, contiguë, en haut et superficiellement, à la partie osseuse du conduit auditif externe et au bord antérieur du muscle sterno-cléido-mastoïdien, est formée successivement par le ventre postérieur du digastrique et les muscles du bouquet de Riolan, le stylo-hyoïdien, d'abord, puis, plus en avant, le stylo-pharygien et le stylo-glosse. C'est en dedans de ce rideau musculaire, que l'on rencontre le paquet vasculo-nerveux du cou formé par la carotide interne, la jugulaire interne, et les nerfs pneumogastrique, glosso-pharyngien, grand hypoglosse et spinal.

C'est vers l'union du tiers inférieur et du tiers

moyen de cette face postérieure que l'on voit s'introduire dans la glande la carotide externe.

En avant des muscles styliens, se trouve, entre eux et le ptérygoïdien externe, une fente longitudinale, ménagée par l'aponévrose, et dans laquelle s'introduit un prolongement de la glande, qui se met ainsi en rapport presque direct avec la paroi latérale du pharynx.

4° L'*extrémité supérieure* de la parotide se loge dans un petit espace osseux, compris entre l'articulation temporo-maxillaire et la face antérieure du conduit auditif; son tissu est directement en rapport avec le périoste du temporal.

5° L'*extrémité inférieure* descend un peu au-dessous de l'angle du maxillaire ; elle n'est séparée de la glande sous-maxillaire que par le feuillet inférieur de l'aponévrose parotidienne.

II. Rapports intrinsèques. — Dans l'intérieur de la glande parotide passent des vaisseaux et des nerfs. On y rencontre de plus des ganglions lymphatiques.

1° L'artère carotide externe répond d'abord à la partie inférieure du bord interne de la glande, puis elle entre dans la glande par sa partie interne, à l'union du tiers inférieur avec ses deux tiers supérieurs, y pénètre presque horizontalement, puis se redresse pour monter verticalement, jusqu'à sa division en maxillaire interne et temporale superficielle. Dans l'intérieur de la glande la carotide émet les auriculaires antérieures et l'auriculaire postérieure. Toutes ces artères secondaires sont accompagnées de veines satellites.

2° La veine jugulaire externe ne suit pas le trajet de l'artère correspondante. Elle se forme, dans la glande, par la convergence des veines maxillaire interne et temporale superficielle, et, après avoir parcouru la plus grande partie de sa hauteur, sort vers la partie inférieure de sa face antérieure, pour gagner la face antérieure du muscle sterno-mastoïdien.

3° Le nerf facial, sorti du trou stylo-mastoïdien, pénètre dans la glande par sa face postérieure et dans son trajet horizontal, contourne la carotide externe, se divise en deux branches et sort par le bord antérieur.

4° La branche auriculaire du plexus cervical et le nerf auriculo-temporal, ainsi que nous l'avons mentionné, envoient quelques filets dans la glande et quelques-uns s'anastomosent avec le facial.

5° Les ganglions lymphatiques compris dans la glande sont tous d'un petit volume, quelques-uns sont sur la face externe de la glande, mais sous l'aponévrose; d'autres sont dans le voisinage de la carotide.

II. Canal excréteur de la glande parotide ou canal de Sténon. — Il naît du bord antérieur de l'organe au niveau du prolongement antérieur, sur le masséter, il s'étend horizontalement sur ce muscle, en croise le bord antérieur, passe sur la boule graisseuse de Bichat, puis sur le buccinateur. Là, il prend un trajet oblique en dedans, traverse le muscle, ainsi que la muqueuse buccale, et vient s'ouvrir en un point répondant au collet d'une des dernières molaires supérieures: tantôt au-dessus de la première (Tillaux), tantôt à l'intervalle de la première et de la deuxième (Cruveilhier, Sappey), tantôt à la deuxième (Cloquet).

Entouré à son origine par le prolongement antérieur ou massétérin de la glande, le canal de Sténon est, dans tout son trajet, accompagné par un rameau du nerf facial et une branche artérielle de la transverse de la face, branche de la temporale superficielle. Dans toute la partie postérieure de son trajet, il est enveloppé par une tunique fibreuse propre qui lui est fournie par l'aponévrose massétérine, mais qui s'arrête au niveau du buccinateur.

Vaisseaux et nerfs de la glande. — Les *artères* viennent de la carotide externe soit directement (rameaux parotidiens), soit par l'intermédiaire des auriculaires, de la temporale superficielle ou de la transverse.

Les *veines* se rendent soit directement à la veine jugulaire externe, soit indirectement par les veines satellites des artères.

Les *lymphatiques*, peu connus (Sappey), se rendraient aux ganglions parotidiens et sous-maxillaires.

Les *nerfs* viennent en majeure partie du nerf auriculo-temporal (trijumeau) et de la branche auriculaire du plexus cervical.

STRUCTURE DE LA GLANDE. — Le parenchyme de la glande est formé de culs-de-sac aboutissant à des canaux collecteurs, le tout étant réuni par de la substance conjonctive : la parotide est donc une glande en grappe.

Les culs-de-sac sont contournés sur eux-mêmes ; ils sont formés d'une capsule externe fibreuse, et, sur la face interne de cette capsule, se voit une membrane cellulaire constituée, comme dans toutes les glandes salivaires, d'éléments aplatis, d'une minceur extrême, de dimensions assez faibles, à protoplasma fortement granuleux, prenant vivement les matières colorantes et présentant un noyau central (cellules séreuses).

Les canaux collecteurs sont tapissés, ceux de très petit calibre, de cellules aplaties à contour polygonal, les plus importants, de cellules cylindriques à noyau rejeté à la base de la cellule et dont le protoplasma présente des stries parallèles au grand axe de la cellule. Ces stries ont été considérées par

Pflüger comme des terminaisons nerveuses ; pour Ranvier, ce seraient des éléments contractiles.

Le canal de Sténon présente, outre l'enveloppe fibreuse déjà mentionnée et formée par l'aponévrose massétérine, une tunique fibro-musculaire lisse et toute sa lumière est tapissée par un épithélium pavimenteux stratifié.

II. — Glande sous-maxillaire.

La glande sous-maxillaire, située dans la région sus-hyoïdienne latérale, au-dessous et en dedans du corps de la mâchoire, immédiatement en arrière du muscle mylo-hyoïdien, présente un volume beaucoup moins considérable que la précédente ; son poids égale seulement 7 à 8 grammes.

Sa forme est irrégulièrement prismatique et triangulaire.

Comme la parotide, la sous-maxillaire est située dans une loge présentant une forme triangulaire, dont le sommet répond à l'os hyoïde, la base, à la mâchoire, et dont les côtés sont formés par le digastrique, le stylo-hyoïdien et le mylo-hyoïdien. En cadrée ainsi par les ventres antérieur et postérieur du digastrique, la glande repose profondément sur les muscles hyo-glosse et mylo-hyoïdien (Tillaux).

I. Loge. — Cette loge est tapissée par une aponévrose. Celle-ci vient du sterno-cléido-mastoïdien, elle se dédouble au niveau du bord antérieur du muscle, en deux feuillets qui vont se réunir à nouveau en haut, au corps de la mâchoire, en bas, à l'os hyoïde, et, en avant, à la ligne blanche du cou. En arrière, part du sterno-mastoïdien une bandelette qui va s'insérer à l'angle de la mâchoire et qui sépare la glande sous-maxillaire de la glande parotide.

RAPPORTS (fig. 48). — On peut ainsi considérer dans la glande sous-maxillaire trois faces : une externe et supérieure, une externe et inférieure, et une interne ; et deux extrémités, une antérieure et une postérieure.

1° *Face externe et supérieure.* — Inclinée en dehors, elle répond à la face interne de la mâchoire. Sur elle repose toute une série de ganglions lymphatiques disposés en série linéaire. L'artère et la veine sous-mentale la parcourent dans toute son étendue ;

2° *Face externe et inférieure.* — Elle est en rapport avec la veine et l'artère faciale : l'artère longe le bord supérieur de la glande, puis son extrémité postérieure dans laquelle elle se creuse une gouttière, la veine passe sur l'extrémité postérieure, mais monte sur le maxillaire en croisant son bord inférieur. Supérieurement, on trouve la peau avec une couche cellulo-graisseuse plus ou moins épaisse, le peaucier sur lequel rampent entrecroisés des filets du facial et de la branche antérieure du plexus cervical superficiel, enfin, contre la glande, le feuillet antérieur de l'aponévrose ;

3° *Face interne.* — Elle repose sur le muscle hyoglosse, et antérieurement sur le mylo-hyoïdien. Elle est en rapport avec les veines linguales, le nerf grand hypoglosse, le nerf lingual, qui sont compris entre la glande et l'hyo-glosse. L'artère linguale est située de l'autre côté du muscle.

De cette face partent deux prolongements : un antérieur, long de 15 à 20 millimètres, répond en bas au mylo-hyoïdien, en haut, au lingual inférieur ; un postérieur, qui, lorsqu'il est très prononcé, arrive au contact de la dernière molaire ;

4° *L'extrémité antérieure* répond au ventre antérieur du digastrique ;

5° *L'extrémité postérieure* est en rapport avec le ptérygoïdien interne, le digastrique et le stylo-hyoïdien.

II. Canal excréteur de la glande ou canal de Wharton. — Il naît de la partie moyenne de la face interne, se porte en haut, en avant et en dedans vers le frein, où il forme un coude. De là, il se dirige directement en haut et en avant pour s'ouvrir au sommet d'un petit tubercule, l'*ostium ombilicale*. Inférieurement, il est situé entre le mylo-hyoïdien

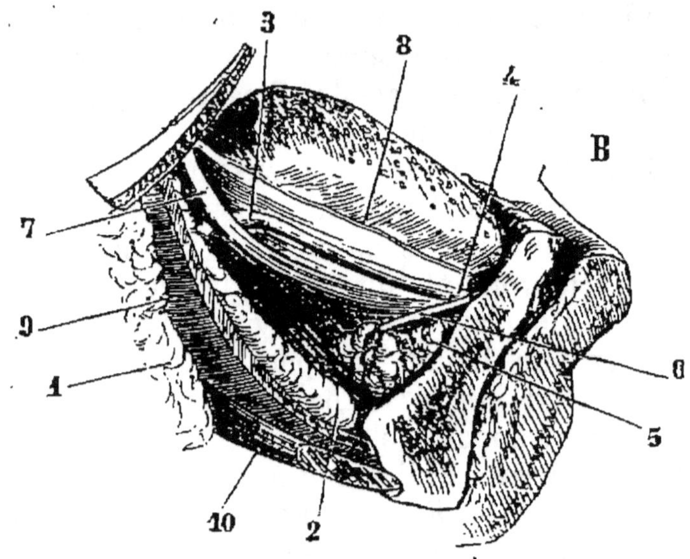

Fig. 48. — Glandes sous-maxillaire et sublinguale. La glande sous-maxillaire a été en partie enlevée (*).

et le lingual, puis il passe entre le lingual inférieur et le génio-glosse, d'une part, et la glande sublinguale de l'autre. Dans son trajet, il est en rapport avec le nerf lingual, qui longe son côté externe et inférieur.

STRUCTURE DE LA GLANDE SOUS-MAXILLAIRE. — La

(*) 1, glande sous-maxillaire ; 2, son prolongement ; 3, canal de Wharton ; 4, son embouchure ; 5, partie antérieure de la glande sublinguale ; 6, canal de Bartholin ; 7, nerf lingual ; 8, coupe de la muqueuse linguale ; 9, mylo-hyoïdien ; 10, digastrique. (Beaunis et Bouchard.)

glande sous-maxillaire est une glande en grappe ;
elle est formée de vésicules glanduleuses dont la
paroi propre, amorphe ou vaguement lamelleuse, est
renforcée extérieurement par des fibres de tissu conjonctif. Les culs-de-sac sont tapissés de cellules épithéliales. Celles-ci affectent deux formes : dans le
centre des acini, ce sont des cellules muqueuses,
de dimensions relativement considérables, à contenu clair, transparent, sans beaucoup d'affinité
pour les matières colorantes, dont l'extrémité périphérique est effilée, tandis que l'extrémité profonde
est arrondie et renflée ; à la périphérie et à l'extrémité des culs-de-sac se montrent, au contraire, des
cellules qui, sur une coupe, ont la forme de croissants (croissants de Gianuzzi) : ce sont des cellules
séreuses.

Le mélange de ces deux ordres d'éléments cellulaires fait de la glande sous-maxillaire une glande
mixte. Son canal est formé d'une couche de fibres
musculaires lisses, renforcées de fibres conjonctives
et élastiques.

L'épithélium qui tapisse la face interne des conduits excréteurs est pavimenteux, puis il devient cubique sur les origines du canal de Wharton. Ces
cellules présenteraient des stries analogues à celles
que nous avons signalées sur le canal de Sténon.

Vaisseaux et nerfs de la glande sous-maxillaire. —
Les *artères* viennent de la faciale et de la sous-mentale.

Les veines se rendent à la faciale, à la sous-mentale, quelques-unes à la linguale.

Les lymphatiques sont inconnus comme troncs,
ils se rendent aux ganglions de la face supérieure.

Les nerfs viennent du nerf lingual (maxillaire
inférieur), par l'intermédiaire du petit ganglion
sous-maxillaire ; mais la plupart des fibres nerveuses dérivent de la corde du tympan.

III. — Glande sublinguale.

La glande sublinguale est située sur le plancher de la bouche, sous la muqueuse buccale, dans une loge qui laisse son empreinte sur la face interne de l'os maxillaire, de chaque côté de la symphyse.

C'est la plus petite des glandes salivaires. Sa forme est ovoïde, aplatie transversalement. Son poids égale 2 à 3 grammes.

Rapports. — On peut considérer dans les glandes sublinguales deux faces : une externe et une interne, deux extrémités et deux bords : un inférieur et un supérieur.

La direction de la glande étant oblique de dedans en dehors et d'avant en arrière, la face externe est, en même temps, face antérieure. Elle est en rapport avec le maxillaire inférieur, les apophyses géni et, dans son tiers postérieur, avec le muscle mylo-hyoïdien.

La face interne et postérieure répond au génio-glosse et au muscle lingual inférieur ; le canal de Wharton la croise, à la manière d'une diagonale, accompagné du nerf et des veines linguales.

L'extrémité antérieure arrive à la symphyse, elle est en contact avec l'extrémité correspondante de la glande du côté opposé.

L'extrémité postérieure répond au prolongement antérieur de la glande sous-maxillaire.

Le bord inférieur occupe l'espace anguleux qui sépare le mylo-hyoïdien du génio-glosse.

Le bord supérieur est sous-jacent à la muqueuse du plancher de la bouche, sous laquelle il décrit une crête arrondie.

C'est de ce bord supérieur que partent les canaux excréteurs de la glande ou *canaux de Rivinus ;* ils sont au nombre d'une vingtaine et très courts, ils viennent en série linéaire déboucher à la muqueuse de la bouche.

La glande sublinguale n'a pas d'aponévrose d'enveloppe. Le tissu très lâche qui est sous-jacent à la muqueuse du plancher de la bouche, et qui constitue en partie la bourse séreuse de Fleischmann, l'enveloppe de tous côtés.

Les artères viennent de la sous-mentale et de la linguale. Les veines se jettent dans les ranines. Les nerfs émanent du lingual.

La structure de son parenchyme glandulaire ne diffère pas de celui de la glande sous-maxillaire ; c'est encore une glande mixte à éléments muqueux et séreux.

Physiologie des glandes salivaires. — Les glandes salivaires, aussi bien celles qui sont placées dans la muqueuse buccale, et que celles qui sont situées en dehors des parois de la bouche, sécrètent un liquide appelé salive. Mais, dans la production de ce liquide, les glandes extra-pariétales, parotide sous-maxillaire et sublinguale présentent une importance très considérable.

La salive mixte ou buccale, qui est constituée par l'ensemble des sécrétions des glandes pariétales et extra-pariétales, est un liquide limpide, un peu visqueux, moussant légèrement quand on l'agite, d'une densité variant entre 1002 et 1008. Elle est alcaline à l'état normal.

Sa composition chimique indique, pour 10 000 parties, 9 900 d'eau et 100 parties de matières solides. Ces matières solides se divisent elles-mêmes en 60 de subtances animales (substances albuminoïdes, traces d'albumine, mucine, graisse, ferments et diastases, traces d'urée et de leucine) et 40 de sels (principalement chlorures de sodium et de potassium, phosphates alcalins et terreux, et ensuite du carbonate de chaux, du phosphate de fer, du sulfocyanure de potassium ou de sodium).

Les ferments contenus dans la salive sont la *ptyaline* ou *diastase salivaire* et des traces de *pepsine.*

Si l'on recueille séparément les produits de sécrétion de chacune des trois grosses glandes extrapariétales, on constate des différences physiques et chimiques.

La salive de la parotide est fluide et limpide comme de l'eau. Sa quantité augmente par les mouvements de mastication et indépendamment de toute excitation gustative. Elle renferme des albuminoïdes, de la ptyaline, mais pas de mucine.

La salive de la glande sous-maxillaire est limpide, filante ; elle devient visqueuse en se refroidissant. La quantité émise serait de 6 à 7 grammes par heure ; elle serait plus considérable que la quantité émise par la glande parotide. Elle est très riche en mucine.

La salive sublinguale est visqueuse et épaisse, elle a été peu étudiée, à cause de la petite quantité que l'on peut en recueillir chez l'homme.

Le *rôle physiologique* de la salive est d'abord d'imbiber les aliments, de les rendre faciles à la déglutition et de dissoudre les principes solubles qu'ils contiennent ; ensuite la salive a une action sur les aliments féculents : pour les rendre susceptibles d'être absorbés, elle les transforme en glucose.

La salivation se produit sous l'influence d'un acte réflexe dont la voie n'est pas encore bien déterminée. Le point de départ de ce réflexe réside dans une excitation des terminaisons du nerf du goût par des substances sapides ou dans une excitation des nerfs sensibles de l'intérieur de la bouche par des impressions mécaniques : corps étranger dans la bouche, mouvements de mastication. L'excitation du nerf olfactif, ou les impressions psychiques de gustation (odeur des aliments, souvenir) ont certainement aussi une action. Le centre de la salivation paraît être un centre bulbaire. Quant à la voie de l'impression nerveuse, elle réside, partie dans le lingual, dans la corde du tympan et dans les filets sympathiques qui accompagnent les vaisseaux.

CHAPITRE XV

SINUS MAXILLAIRE

Le *sinus maxillaire* ou *antre d'Highmore* est une cavité située dans l'épaisseur du maxillaire supérieur. Il est exactement situé dans l'apophyse pyramidale de l'os et sa configuration répond à celle de cette apophyse. La forme du sinus est, en effet, celle d'une pyramide triangulaire à base supérieure et on peut y considérer quatre faces : trois latérales et une basilaire, et un sommet répondant à l'arcade alvéolaire. La paroi antérieure répond aux téguments de la joue et à la fosse canine, la paroi externe, regardant en arrière, répond à la fosse zygomatique et à la fosse ptérygo-maxillaire, la paroi interne aux fosses nasales. Quant à la base, elle correspond au plancher de l'orbite et le sommet est étendu, suivant une ligne légèrement incurvée, et répond à la concavité de l'arcade alvéolaire supérieure.

Les parois de ce sinus sont fort minces, et de leur face interne se détachent parfois des cloisons plus ou moins développées, qui peuvent circonscrire des cavités secondaires.

La cavité du sinus est tapissée par une muqueuse qui se continue avec la pituitaire. Elle est épaisse, très vasculaire et très riche en glandes.

La cavité du sinus communique avec l'extérieur, c'est-à-dire, avec les fosses nasales, par un orifice constant placé dans l'infundibulum des fosses nasales, au-dessous de l'extrémité antérieure du cornet moyen. Cet orifice est obturé à l'état normal par un repli de la muqueuse disposé en forme de clapet. Un autre orifice, mais inconstant, siège vers la partie moyenne du méat moyen.

Des bords du sinus, un seul est intéressant : c'est l'inférieur, formant le sommet de la pyramide. Ce bord correspond à l'arcade alvéolaire supérieure et présente une largeur suffisante pour qu'on ait pu le décrire comme une face inférieure. Les racines des dents soulèvent souvent la muqueuse de ce bord et l'extraction de l'une d'elles peut ouvrir spontanément le sinus.

DEUXIÈME PARTIE
ANATOMIE DENTAIRE

CHAPITRE PREMIER
DES DENTS EN GÉNÉRAL

Les dents sont « des productions de la muqueuse buccale, situées à l'entrée des voies digestives, sur le bord libre des arcades alvéolaires, pour diviser les aliments et permettre aux liquides ou réactifs qui doivent agir sur eux d'en opérer plus facilement la dissolution » (Sappey).

Pour Ch. Tomes, ce sont « des annexes du derme, des épines plus rapprochées, différant fort peu des épines de la peau ».

Pour nous, nous les définirons ainsi, avec Decaudin et Demontporcelet : « des organes *durs*, *calcaires*, *d'apparence osseuse*, placés à l'orifice du canal alimentaire et destinés spécialement à la mastication ».

A ce rôle essentiel d'appareils masticateurs s'ajoutent des rôles en quelque sorte secondaires : pour un grand nombre d'animaux, les dents constituent, en effet, de véritables armes de défense ou même d'attaque, d'où le nom *d'armature buccale* qu'on a parfois assigné au système dentaire.

Pour l'homme, ce sont encore des organes de phonation, jouant un rôle effectif dans la prononciation de certaines lettres (*dentales*). On a même vu dans l'arcade dentaire une sorte de digue destinée à s'opposer à l'épanchement extérieur de la salive (?)

La dentition de l'homme s'accomplit en deux stades principaux : la dentition *temporaire, caduque* des auteurs américains, ou *dentition de lait*, et la *dentition permanente*.

Nous retrouvons dans l'une et l'autre dentition les trois types sur lesquels est basé le système dentaire et qu'on désigne sous les noms d'*incisives, canines, molaires*.

Formule dentaire. — Pour exprimer sous une forme concise l'état du système d'un animal, on le représente par une *formule dentaire* dans laquelle chaque classe de dents est désignée par sa lettre initiale, et le nombre d'organes qui la composent par une fraction, dont le numérateur s'applique aux dents de la mâchoire supérieure, et le dénominateur à celles de la mâchoire inférieure.

Cette formule ne représente que la moitié du nombre total des dents. En effet, chacun de ces organes possédant son homologue du côté opposé, il est plus simple de ne considérer à la fois qu'un seul côté de la mâchoire.

Ainsi, nous écrivons que chez l'homme la dentition temporaire égale :

$$I\,\frac{2}{2} \quad C\,\frac{1}{1} \quad M\,\frac{2}{2}$$

ce qui signifie que l'homme possède dans son enfance, de chaque côté de la mâchoire, 2 incisives supérieures et 2 inférieures, 1 canine supérieure et 1 inférieure, 2 molaires supérieures et 2 inférieures, soit 10 dents ; comme ce nombre est exactement la moitié du nombre total, nous en concluons que les dents de lait sont au nombre de 20. On voit quelle simplification résulte de l'adoption d'une formule dentaire.

Nous exprimerons par le même procédé la dentition permanente :

$$\text{I } \frac{2}{2} \quad \text{C } \frac{1}{1} \quad \text{B } \frac{2}{2}, \quad \text{M } \frac{3}{3}$$

Soit $[(2+2) + (1+1) + (2+2) + (3+3)] \times 2 = 32$ dents.

Quoique les dents humaines procèdent de *trois* types, nous mentionnons ici *quatre* espèces de dents ; cela tient à ce que les deux molaires de lait sont remplacées par cinq dents molaires parmi lesquelles on distingue les *petites molaires, prémolaires* ou *bicuspides* et les *molaires vraies* ou *grosses molaires*.

Les dents d'une mâchoire répondent chez l'homme à un nombre égal de dents à l'autre mâchoire. C'est un fait qui est loin d'exister chez tous les mammifères : ainsi, pour le chameau, le nombre total des dents est représenté par la formule :

$$\text{I } \frac{1}{3} \quad \text{C } \frac{1}{1} \quad \text{Prm } \frac{3}{2} \quad \text{M } \frac{3}{3}$$

De même pour le cochon à verrues :

$$\text{I } \frac{2}{3} \quad \text{C } \frac{1}{1} \quad \text{M } \frac{1}{1}$$

Une dent, considérée isolément, se compose de deux parties distinctes : la *couronne* et la *racine*.

Couronne. — L'une plus courte, de forme variable, selon les régions d'où nous aurons détaché l'organe, tantôt en forme de palette, tantôt de cône presque parfait, tantôt enfin affectant l'aspect général d'un cube dont la face libre serait accidentée de petites éminences plus ou moins nombreuses. Cette

partie de la dent qui est lisse, et recouverte d'un en-
duit brillant extrêmement
résistant qui semble la ver-
nir pour ainsi dire, a reçu le
nom de *couronne*.

Racine. — L'autre portion
de la dent, tantôt simple,
tantôt divisée en deux ou
trois branches, qui semble
formée d'un tissu granuleux,
jaunâtre, d'aspect terne,
quelquefois rugueux à l'ongle, beaucoup plus facile à
entamer que la couche ex-
terne de la couronne, est
appelée *racine*.

Quand elle est unique,
elle affecte dans son en-
semble la forme d'un cône
allongé et toujours plus ou
moins aplati dans le sens
antéro-postérieur.

Quand elle est divisée,
chacune de ses branches
se rapproche encore dans
l'ensemble d'un type co-
noïde, mais avec des variations qui sont d'ailleurs caractéristiques de chaque
classe de dents.

D'une façon générale la
racine égale en moyenne

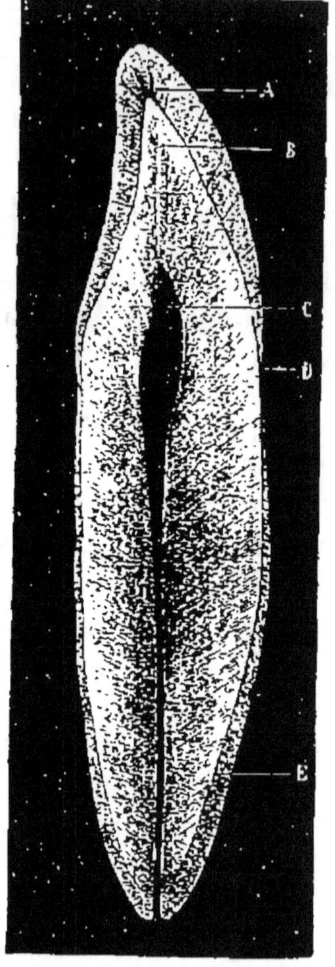

Fig. 49. — Coupe longitu-
dinale d'une dent inci-
sive, d'après E. Magi-
tot (*).

1 fois 1/2 la hauteur de la couronne, parfois elle
dépasse cette moyenne, parfois elle reste en deçà.

(*) A, émail ; B, ivoire ; C, cavité dentaire ; D, collet de la
dent ; E, cément.

L'extrémité libre de la racine, au sommet de laquelle on remarque parfois même très facilement un petit orifice, s'appelle l'*apex*.

Collet. — Le point ou plutôt la ligne circulaire très nette où se fait la jonction de ces deux parties a reçu le nom de *collet* ; ainsi que le fait remarquer Ch. Tomes, c'est là une division purement arbitraire, qui est loin d'avoir l'importance de celle qu'expriment les mots couronne et racine.

Alvéole. — Si maintenant nous examinons la dent en place dans la mâchoire, la couronne seule est libre et fait saillie dans la bouche, tandis que la racine est tout entière contenue dans cette cavité du maxillaire à laquelle on assigne le nom d'*alvéole ;* c'est donc la partie d'implantation de la dent. De plus, le collet répond exactement aux points où la gencive vient enserrer et sertir la dent.

On peut schématiquement considérer la couronne comme un cube et comme telle lui assigner six faces. Nous n'aurons que 5 de ces faces à décrire, la dernière, se continuant par la racine, n'existe pas en réalité :

1) Une face regardant extérieurement et en rapport immédiat avec les lèvres pour les dents occupant la partie antérieure de l'arcade dentaire, avec les joues pour les dents occupant les côtés de cette même arcade, appelée, selon les dents, *face labiale* ou *buccale.*

2 et 3) Deux faces répondant l'une et l'autre aux dents contiguës, et nommées pour cette raison *proximales.*

Si nous menons une ligne passant par l'axe de l'arcade formée par les dents, nous pourrons considérer sur chacune des dents une face plus rapprochée de cet axe médian, et que nous appellerons pour cela *face médiane (f. mésiale* des Anglais) et une face qui, au contraire, s'en éloigne : *face distante* (*distale* des Anglais).

4) Une face répondant à l'intérieur de la cavité buccale et dont la dénomination varie suivant les auteurs, les uns l'appelant indistinctement *linguale*, qu'ils parlent des dents de la mâchoire supérieure ou de celles de la mâchoire inférieure, tandis que les autres réservent ce nom aux dents de la mâchoire inférieure et nomment cette même face *palatine* à la mâchoire supérieure.

5) Une face libre, répondant à la face correspondante de la dent homologue à la mâchoire opposée et dite, à cause de son rôle actif, *face triturante* (f. d'occlusion des Américains). Tandis que les surfaces que nous avons précédemment décrites existent sur toutes les dents, quelles qu'elles soient, la face triturante n'existe, à proprement parler, ni aux incisives où elle est remplacée par un *bord*, ni aux canines qui se terminent par une *pointe*.

Ces surfaces déterminent à leurs points de jonction des angles dont les noms dérivent naturellement des faces qu'ils délimitent. Ce sont : les angles *médio-labial* et *disto-labial* des incisives et des canines ; les angles *médio-génien* et *disto-génien*, qui sont aux molaires grosses et petites ce que sont les angles précédents aux incisives et aux canines ; les angles *médio-lingual* et *disto-lingual*, qui sont propres à toutes les dents.

Enfin sur les molaires la face triturante forme, par sa rencontre avec les faces médianes et distantes, les angles *médio-triturant* et *disto-triturant*, qui sont particuliers à ces dents. Sur les incisives et les canines qui n'ont pas de face triturante nous rencontrerons des angles *médian* et *distant*.

Les couronnes des dents présentent, en outre, des accidents qui seront décrits spécialement dans chaque classe, mais dont il nous faut immédiatement fixer la courte nomenclature.

La pointe qui termine la canine porte le nom technique de *cuspide* (*cusp* des Anglais). On donne ce nom à toute saillie accentuée de la face triturante, et on a basé sur ce signe une classification des dents en *cuspidées, bicuspidées, multicuspidées.*

On nomme *tubercule* une éminence moins accentuée que le cuspide et située en général ailleurs que sur une face triturante.

Une *crête* est une éminence allongée. Il existe des crêtes marginales, transversales, etc.

A côté de ces éminences nous trouvons des dépressions. Ce sont :

La *fossette*, dépression large, arrondie, généralement à la face triturante ;

Le *sillon*, dépression plus limitée et allongée. Nous aurons à insister particulièrement sur les *sillons de développement ;* on donne aux parties circonscrites par ces derniers le nom de *lobes.*

La *rainure*, dépression plus limitée encore, linéaire et superficielle.

La *fissure*, différant essentiellement de la rainure en ce qu'elle pénètre profondément les tissus dentaires, ou tout au moins l'émail.

CHAPITRE II

DENTS PERMANENTES

ARTICLE 1er. — INCISIVES.

Ces dents sont au nombre de quatre à chaque mâchoire. Elles se distinguent par leur couronne en forme de coin ou de palette, munie d'un bord

tranchant, et leur racine conique légèrement aplatie
d'avant en arrière. Elles servent à diviser les aliments à la manière des lames de ciseaux et n'exer-
cent leur action que sur des corps peu résistants
(Sappey).

Incisives supérieures. — INCISIVE CENTRALE SUPÉ-
RIEURE (fig. 50). — Cette dent occupe la partie anté

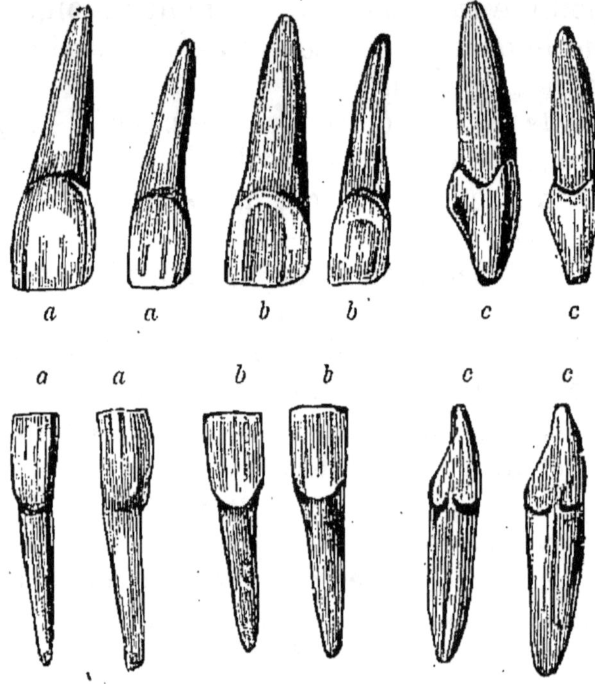

Fig. 5o. — Incisives (*).

rieure de l'arcade dentaire ; elle est, ainsi que son
homologue, située immédiatement de chaque côté de
l'axe de cette arcade. Ces deux dents se répondent
donc par leur face médiane.

La couronne offre quatre faces et un bord à considérer.

(*) *aaaa*, face antérieure ; *bbbb*, face palatine et linguale ;
cccc, face latérale ou contiguë.

Face labiale. — Elle présente la forme d'un carré irrégulier, plus large à sa partie inférieure qu'à sa partie supérieure et dont le bord supérieur (*a*) forme une courbe à concavité inférieure. Le bord inférieur (*b*), légèrement oblique de bas en haut et de dedans en dehors, présente deux angles arrondis : l'un légèrement, *l'angle médian* (*c*) ; l'autre d'une façon beaucoup plus accentuée, *angle distant* (*d*). Ces caractères permettent de distinguer l'une de l'autre des incisives de côté différent.

Cette face présente une double convexité : l'une, verticale, bien accentuée, l'autre horizontale, marquée seulement sur les bords qui se contournent pour se continuer insensiblement avec les faces proximales.

Sur certaines dents, on constate facilement que la face labiale est divisée en trois parties sensiblement égales par deux sillons souvent peu accentués et dont nous comprendrons tout à l'heure la signification.

Faces proximales. — Les faces proximales ont pour caractères communs de représenter un V à bords incurvés à concavité postérieure, à sinus supérieur et dont la pointe répond au bord tranchant de la couronne. Elles sont également l'une et l'autre convexes de haut en bas et légèrement concaves d'avant en arrière au voisinage du collet. Comme caractères différentiels, la face distante est plus courte, plus convexe que la face médiane.

Face linguale ou *palatine.* — Elle reproduit dans son ensemble la disposition de la face labiale, mais elle est moins haute qu'elle. A la différence de celle-ci, elle est concave dans tous les sens, mais présente sur ses bords médian, distant et gingival, trois épaississements ou *crêtes marginales,* qu'on désigne chacune par le nom du côté qu'elle occupe, et qui circonscrivent sa concavité.

La *crête linguo-gingivale* ou *éperon d'émail* (*basal ridge* des Anglais) porte en anatomie générale le nom de *cingulum*.

On constate parfois, sur la face linguale des incisives, des sillons très nets qui semblent en quelque sorte circonscrire les crêtes dont nous venons de parler. Ce sont les *sillons de développement*. Au moment où la dent émerge de la gencive, le bord inférieur libre, que nous avons décrit comme lisse, est hérissé de trois petites pointes égales, destinées à disparaître avec les progrès de l'âge et limitées par des sillons dont les prolongements à la face linguale sont précisément les sillons de développement. Ils délimitent entre eux quatre espaces ou *lobes* dont chacun s'est calcifié séparément. Les trois lobes inférieurs et verticaux sont les *lobes labiaux*. Le lobe horizontal et supérieur est le *lobe lingual*. Quand les sillons restent ainsi visibles, c'est un signe que la calcification a été troublée vers la fin de son évolution et que la soudure des plaques s'est mal opérée; il n'est pas rare de constater alors, sur le bord libre, deux petites solutions de continuité linéaires, véritables fissures altérant la structure de l'émail.

Racine. — La racine est conique, volumineuse sur la plus grande partie de son trajet, s'amincissant brusquement pour se terminer à l'apex. Sa face linguale est moins large que sa face labiale. Ses deux faces proximales sont légèrement aplaties, mais elles ne sont jamais creusées d'un sillon.

Collet. — C'est une ligne circulaire et sinueuse : courbe à convexité supérieure à la face labiale, incurvée au contraire en dépression angulaire à pointe inférieure sur les faces proximales, pour redevenir courbe à convexité supérieure sur la face linguale, avec cette remarque que cette dernière courbe, analogue à la première, se trouve sur un plan horizontal inférieur à celle-ci.

Si maintenant nous sectionnons cette dent, nous constatons qu'elle est creusée d'une cavité nommée *cavité pulpaire*, qui s'étend du centre de la couronne vers l'apex, où elle communique avec l'extérieur par le trou que nous avons signalé plus haut, en suivant l'axe de la dent dont elle reproduit parfaitement la forme extérieure. On distingue à cette cavité deux parties : l'une répondant à la couronne de la dent, la *chambre pulpaire*; l'autre contenue dans la racine, le *canal radiculaire*. Dans les molaires ces deux parties sont nettement différenciées; il n'en est pas de même dans les incisives et les canines où la chambre pulpaire se continue insensiblement avec le canal, sans qu'il soit possible de lui assigner une limite précise.

Sur une coupe médio-distante on observe absolument cette disposition de la cavité interne de l'incisive centrale diminuant graduellement et insensiblement de volume jusqu'à l'apex; cependant sur une coupe labio-palatine on peut voir sur quelques pièces un rétrécissement brusque de cette cavité à 6-7 millimètres de l'apex, constituant comme un rudiment de canal proprement dit.

On ne peut assigner à cette cavité de dimensions fixes, car son volume et sa forme même vont sans cesse se modifiant avec les progrès de l'âge. Sur des coupes médio-distantes de dents jeunes le bord inférieur de la chambre pulpaire, celui qui répond au bord libre de la dent, est, non pas rectiligne, mais accidenté de trois petits prolongements, reproduisant les pointes signalées sur le bord libre des incisives lorsqu'elles sont à leur période d'éruption : ces prolongements ont reçu le nom de *cornes*; ils sont constants aux molaires.

Incisive latérale supérieure. — Cette dent succède immédiatement sur l'arcade dentaire à la précédente, à laquelle elle répond par sa face médiane, tandis qu'elle est en rapport par sa face distante avec la canine.

Dans ses grandes lignes elle est absolument identique à l'incisive centrale. Elle s'en distingue d'une façon générale par sa taille plus petite, sa couronne plus allongée, sa racine plus aplatie. On reconnaît le côté qu'elle occupe sur la mâchoire en considérant son angle distant beaucoup plus arrondi que l'angle médian.

Face labiale. — Elle n'a pas la forme aussi sensiblement carrée que l'incisive centrale, elle est un tiers plus haute que large, de plus elle est incurvée dans le sens médio-distant, surtout dans sa moitié supérieure, et cette incurvation est surtout accentuée vers le bord distant.

Faces proximales. — Elles diffèrent notablement l'une de l'autre : la face médiane arrondie près de l'angle inférieur tend à devenir plane, parfois même concave au niveau du collet; la face distante, au contraire, est arrondie dans toutes les directions; c'est à cette disposition qu'est due l'incurvation plus prononcée de la face labiale du côté de la canine.

Face linguale. — Elle est très variable selon les cas, peut s'observer presque plate, le plus souvent elle est profondément concave, ou plutôt cet aspect est surtout accentué par la saillie exagérée des crêtes marginales. La crête linguo-gingivale ou cingulum peut se trouver peu accentuée, séparée par un sillon d'une des crêtes latérales ; parfois, au contraire, elle peut être remarquablement développée et nous verrons l'intérêt qu'offre cette particularité pour passer d'un type de dents à l'autre.

Bord libre. — Rien de particulier; un peu plus

oblique de dedans en dehors que celui des centrales, il offre comme celui-ci trois dentelures qui en rompent la ligne au moment de l'éruption.

Sillons de développement. — Les mêmes que pour la dent précédemment décrite.

Racine. — Conique comme celles des centrales, elle est plus aplatie latéralement, présente aussi plus fréquemment une tendance à fuir l'axe vers le côté distant, disposition qui, à partir du niveau de cette dent, sera plus ou moins accentuée sur toute la série.

Ce que nous avons dit de la cavité interne de l'incisive centrale s'applique à l'incisive latérale, avec cette remarque qu'elle est peut-être relativement plus développée chez cette dernière.

Incisives inférieures. — Incisive centrale inférieure. Incisive latérale inférieure. — Les incisives inférieures présentent entre elles assez de traits communs pour que nous puissions les étudier ensemble.

Elles diffèrent tout d'abord des supérieures par leur volume beaucoup plus petit et par les caractères de chacune de leurs parties constituantes.

Leur *couronne* n'est plus inscrite dans un carré, c'est plutôt un triangle à pointe inférieure et à sommet tronqué.

Face labiale. — Inclinée, plutôt qu'incurvée, de haut en bas et d'arrière en avant, se continue presque sans ligne de démarcation avec la racine, inclinée de haut en bas et d'avant en arrière. Cette face plate vers son bord libre s'incurve légèrement selon un plan horizontal dans son tiers inférieur. Celle de l'incisive latérale s'incurve de plus vers son bord distant.

Face médiane. — Dans l'incisive centrale elle est presque parallèle à l'axe de la dent. La face distante de la même dent et les deux faces proximales de l'incisive latérale convergent au contraire vers cet axe, de haut en bas. Toutes ces faces sont sensiblement plates, sauf la face distante de l'incisive latérale qui s'incurve légèrement en dehors.

Face linguale. — Concave dans son ensemble, tantôt plate, au niveau du bord libre, tantôt renforcée au contraire à ce niveau d'une légère convexité, elle accentue dans ce dernier cas sa forme générale ; la crête linguo-gingivale, très accentuée, se prolonge parfois vers le centre de la dent en un petit tubercule allongé qui divise en deux la concavité de cette face.

Bord libre. — Presque absolument perpendiculaire à l'axe à l'incisive centrale, il est au contraire sensiblement incliné de haut en bas et de dedans en dehors à l'incisive latérale, ce qui contribue à rapprocher cette dernière du type des dents supérieures. L'angle distant aigu dans l'incisive centrale est, au contraire, arrondi dans l'incisive latérale.

Sillons de développement. — Rarement visibles d'ailleurs, la disposition générale du *collet* étant la même qu'aux incisives supérieures.

Racine. — La racine, au contraire, en diffère totalement. D'apparence conique encore quand on la considère de face, elle est en coupe franchement aplatie d'avant en arrière et de plus, ce qui est absolument propre à ces dents, elle est sur ses deux faces creusée d'un sillon longitudinal. Les incisives inférieures se différencient encore l'une de l'autre par leurs dimensions respectives, mais, à l'inverse des incisives supérieures, c'est ici l'incisive latérale qui est la plus volumineuse.

ARTICLE II. — CANINES (fig. 51).

Les canines ou cuspidées occupent dans l'arcade dentaire la troisième place en partant de la ligne médiane. Elles sont caractérisées par leur couronne conoïde se terminant en pointe mousse sur l'axe même de la dent, par leur longueur qui l'emporte sur celle de toutes les autres dents aussi bien par la couronne que par la racine, et par la solidité de leur implantation.

Elles sont au nombre de quatre : une de chaque côté de chaque mâchoire.

Canine supérieure. — Cette dent est la plus volumineuse de ce groupe important.

Face labiale. — Convexe dans tous les sens, mais surtout dans le sens médio-distant, et cette convexité est déterminée par une crête longitudinale très accentuée et parallèle à l'axe de la dent, sur les côtés de laquelle, surtout dans la moitié inférieure de la dent, on remarque deux petites dépressions longitudinales qui, comme aux incisives, sont l'indice de la soudure des lobes de calcification.

Le bord libre de cette couronne n'est pas sur un même plan horizontal comme celui des incisives, il

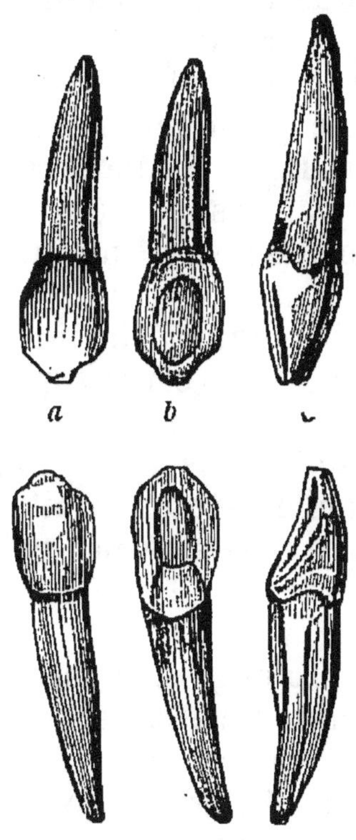

Fig. 51. — Cuspidées ou canines (*).

(*) *aa*, face antérieure ; *bb*, faces palatine et linguale ; *cc*, face latérale ou contiguë.

est formé au contraire de deux versants qui, unis à 90° environ pour constituer la pointe ou cuspide, partent de ce centre en divergeant pour aller rejoindre les angles proximaux; le côté distant est à la fois plus long et plus oblique que le côté médian. Il résulte de cette disposition que la face distante est sensiblement plus courte que la face médiane. De ces angles médian et distant partent les côtés médian et distant de la couronne qui montent vers le collet en convergeant vers la ligne médiane, de sorte que la dent, à sa ligne gingivale, est plus étroite d'un tiers qu'à son diamètre médio-distant mesuré entre ses angles inférieurs.

La face labiale est limitée sur la ligne principale par un bord fortement arrondi à convexité supérieure.

Face linguale. — Elle reproduit dans sa forme essentielle la face labiale, mais elle est plus étroite, car les faces médianes et distantes ne sont pas parallèles entre elles mais convergent l'une vers l'autre d'avant en arrière.

Le *cingulum* de cette dent se prolonge sous forme d'une crête plus ou moins volumineuse et accentuée s'étendant jusqu'à la pointe de la couronne.

Les crêtes marginales très accentuées au niveau des angles semblent disparaître en approchant de la ligne gingivale; parfois elles confinent presque à la crête centrale, ne laissent entre elles qu'un léger sillon, ce qui donne à l'ensemble de la face linguale un aspect presque plan, parfois au contraire elles s'en écartent suffisamment pour laisser place à une concavité.

Sur une dent jeune et non usée on peut reconnaître les sillons et les lobes de calcification : ils affectent d'ailleurs une disposition analogue à celle des incisives, avec cette différence que le lobe central, qui à ces dents-ci était le plus petit, est devenu à la canine le plus important.

Faces proximales. — Comme celles des incisives, convexes au niveau des angles d'où elles partent, elles tendent à devenir planes ou même concaves au niveau du collet; la face distante est plus courte que la face médiane. — Le collet affecte encore ici la même disposition générale qu'aux incisives : il figure toujours un angle à sommet inférieur, mais de franchement aigu qu'il était à ces dents, il est devenu à la canine sensiblement obtus, ce qui peut s'expliquer en partie par l'accroissement du diamètre labio-lingual.

Racine. — La racine est la plus volumineuse et la plus longue de toutes celles des dents de l'homme. Conique dans son ensemble, elle est cependant *allongée*, mais non *aplatie* dans le sens antéro-postérieur. Quoiqu'elle ait une tendance à dévier de l'axe médian pour se porter vers le côté distant, ainsi que la racine de l'incisive latérale, ce n'est pas là une disposition constante, car de toutes les racines c'est la plus sujette à des courbures anormales se faisant parfois sous des angles pouvant atteindre 45° et dirigées tout aussi bien du côté médian que du côté distant. C'est une hypothèse qu'il est bon d'avoir toujours présente à l'esprit quand on procède à l'extraction ou même simplement à l'antisepsie du canal de ces dents.

La cavité centrale offre dans son ensemble des traits communs avec celle des incisives. Cependant ici nous commençons à trouver une certaine différenciation de la chambre pulpaire, au moins dans le sens médio-distant. Cette chambre en effet occupe le centre de la couronne dont elle reproduit la forme, c'est-à-dire qu'on peut la considérer schématiquement comme un ovoïde à peu près régulier ;

au collet il se produit un étranglement assez brusque et toute la portion contenue dans la racine est aplatie dans le sens linguo-labial.

Canine inférieure. — Dans son ensemble cette dent reproduit la précédente, mais elle est un peu plus petite.

La couronne est plus allongée que celle de la supérieure, mais à un certain âge la pointe de cette couronne disparaît par usure aux dépens de la face labiale.

Face linguale. — Lisse en général, avec des crêtes et des sillons peu accentués, elle offre une concavité générale marquée et se distingue encore par un cingulum peu développé et l'absence de la crête médiane à laquelle il donne naissance à la canine supérieure.

Face médiane. — Elle semble être sur le prolongement de la face médiane de la racine dont elle ne s'écarte que par une très légère saillie.

Face distante. — Cette face s'écarte beaucoup de l'axe et c'est elle seule qui donne à la dent son aspect élargi entre les angles médian et distant.

Racine. — Se distingue absolument de celle de la supérieure par son aplatissement marqué dans le sens labio-lingual et par la présence constante d'un sillon sur chacune de ses faces proximales. Elle est aussi infinement moins sujette que celle-ci à des déviations exagérées et anormales, elle a plutôt une tendance à se recourber légèrement à 2 ou 3 millimètres de l'apex vers la face externe du maxillaire.

Cavité pulpaire. — Sur le type de celle de la dent supérieure, en général cependant elle s'enfonce un peu plus vers la pointe de la couronne. Quant au canal, il est très variable dans sa disposition : tantôt très largement ouvert, tantôt au contraire remarquablement étroit; parfois il s'étrangle au collet pour redevenir cylindrique jusqu'à l'apex, parfois enfin il est étranglé et aplati sur toute sa longueur.

ARTICLE III. — BICUSPIDÉES OU PETITES MOLAIRES.

La 4ᵉ et la 5ᵉ place sur l'arcade dentaire en partant de la ligne médiane sont occupées à droite et à gauche sur chaque mâchoires par deux dents qui portent les noms de *bicuspidées*, *prémolaires*, *petites molaires*.

Le bord libre est remplacé par une surface, la *face triturante*, et la racine, de simple qu'elle était jusqu'alors, va commencer à se diviser. Ces deux points capitaux différencient nettement ce groupe des deux précédents.

Bicuspidées supérieures (fig. 52). — PREMIÈRE BICUSPIDÉE SUPÉRIEURE. — La première dent de ce groupe est plus petite que la canine.

Face triturante. — Elle offre la forme d'un trapèze dont tous les côtés seraient plus ou moins incurvés. Le bord labial, régulièrement convexe, vient au contact des bords proximaux par des angles très ouverts, mais toujours très nets. De ces deux derniers bords le distant est le plus long et le plus convexe; c'en est aussi le plus oblique, car tous deux convergent vers la face linguale, qui se continue avec eux sans limites précises. Il résulte de cette convergence que cette face est plus étroite que la face labiale. La reconnaissance de ce bord distant est un des signes d'où l'on peut déduire si une prémolaire est droite ou gauche.

Ce qui donne à la face triturante sa configuration caractéristique, ce sont deux tubercules très accentués situés sur une ligne labio-linguale.

Le tubercule labial est le plus net et le plus volumineux. De son sommet partent quatre crêtes,

dont trois appartiennent à la face labiale. L'une est
centrale et, parcourant cette face dans toute sa longueur, elle lui donne sa convexité dans le sens médio-
distant, les deux autres forment les bords tranchants
de cette même face, enfin la quatrième appartient
en propre à la face triturante : les Américains l'appellent *crête triangulaire;* les deux versants dont

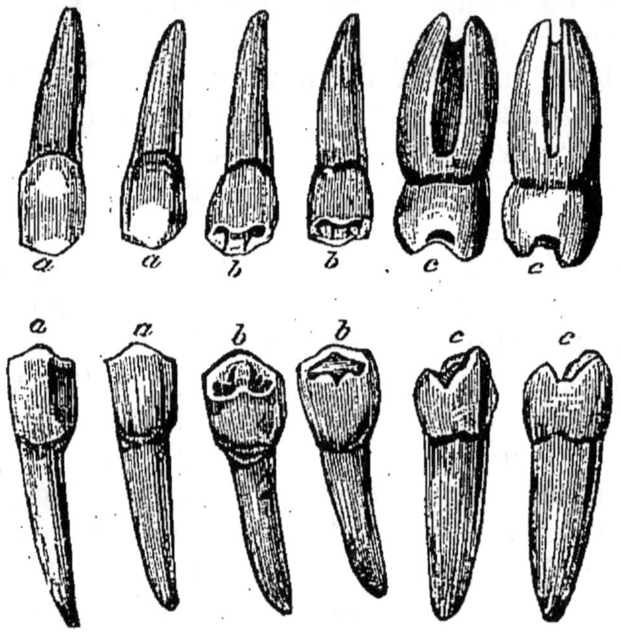

Fig. 52. — Bicuspidées ou petites molaires (*).

elle représente la ligne de jonction constituent la
partie triturante du tubercule.

Le tubercule lingual est, à la première bicuspide,
beaucoup moins élevé et souvent moins accentué
que le premier. Black lui trouve l'aspect d'un croissant. De son sommet mousse et arrondi part un
nombre de crêtes égal à celui du tubercule labial

(*) *aaaa,* face buccale : *bbbb,* face palatine et linguale,
cccc, face latérale ou contiguë.

et qui a la même distribution ; celui qui parcourt la face linguale est beaucoup moins accentué que celui de la face labiale.

Outre ces deux fortes éminences, on remarque sur cette face deux crêtes marginales épaisses qui, partant des angles proximaux de la face linguale, vont se réunir au sommet du tubercule lingual.

Les sillons de développement sont au nombre de cinq :

Le *sillon médian*, souvent fissuré, toujours très accentué, sépare les deux tubercules l'un de l'autre ; il se prolonge de chaque côté par les sillons *médian* et *distant* qui franchissent les crêtes marginales. Enfin les sillons *triangulaire médian* et *triangulaire distant* séparent ces mêmes crêtes des tubercules.

Une ligne réunissant les sommets des cuspides la divise en deux parties inégales, dont la plus étendue est la distante.

Face labiale. — Elle rappelle la face correspondante de la canine mais elle plus courte, plus étranglée au niveau du collet, plus convexe à ce niveau. Les bords libres, dont la rencontre forme la pointe, n'ont plus les mêmes longueurs relatives. Parfois ils sont égaux, parfois c'est le distant qui est le plus long comme à la canine, le plus souvent c'est le médian. Dans sa moitié inférieure ou libre elle présente de chaque côté de la crête qui la parcourt de haut en bas deux petits sillons délimitant les lobes de calcification. Le lobe médian est encore plus développé qu'à la canine.

Face linguale. — Elle offre la même forme générale, mais elle est plus convexe dans le sens médiodistant et se termine par une pointe plus atténuée.

Faces proximales. — Planes au niveau du collet, elles deviennent fortement convexes en approchant de la face triturante, dans leur moitié labiale ; dans leur partie linguale, au contraire, elles sont sensiblement planes.

Collet. — Le V caractéristique des incisives, que nous avons vu bien net, quoique plus ouvert à la canine, n'existe plus ici, c'est à peine si la ligne gingivale forme une légère concavité dont la profondeur la plus grande atteint à peine 1 millimètre.

Racine. — La racine est intéressante, car c'est la première que nous rencontrons qui se bifurque d'une façon normale, mais inconstante.

Son caractère essentiel est d'être franchement aplatie d'avant en arrière et creusée sur chaque face proximale d'un sillon très accentué. Parfois elle reste simple jusqu'à l'apex qui est alors très épais, assez souvent, 40 fois pour 100 environ; parfois elle se bifurque soit dans son tiers supérieur, soit en son milieu, soit, ce qui est plus rare, dans son tiers inférieur. Quand elle est bifurquée, chacune de ses branches se termine par un apex très aigu. Ces deux branches peuvent être et sont assez souvent coudées à des angles anormaux et d'ouverture et de direction variables pour chacune d'elles, ce qui n'en rend pas toujours l'extraction *totale* très assurée.

Cavité interne. — Pour la première fois nous trouvons une chambre pulpaire et des canaux nettement distincts.

La chambre pulpaire est aplatie dans le sens buccolingual; elle offre deux prolongements ou *cornes*, une *labiale* et une *linguale*, s'enfonçant dans les tubercules de même nom. C'est également au niveau de ses deux bords labial et lingual qu'elle donne naissance à deux canaux qui vont en s'effilant gagner le trou de l'apex de chaque racine dont ils suivent exactement l'axe. Toujours ces deux canaux sont distincts l'un de l'autre même quand la racine est simple : dans ce cas ils peuvent seulement prendre dans la chambre pulpaire une origine commune et se bifurquer plus ou moins haut. Exceptionnellement on observe sur une première bicuspide un canal unique jusqu'à l'apex.

Seconde bicuspide supérieure. — Cette dent est plus plus petite que la précédente.

Face triturante. — Outre des différences plus ou moins marquées suivant les dents (crêtes marginales plus épaisses, sillons surnuméraires) cette face se distingue par son aspect plus allongé dans le sens labio-lingual, aspect dû au plus grand rétrécissement du diamètre médio-distant, et elle offre surtout un signe auquel on la reconnaîtra toujours : le tubercule lingual égale presque, en longueur, le tubercule labial.

Face labiale. — Elle est plus étroite entre les angles médian et distant, plus large au contraire au collet, ce qui modifie quelque peu son aspect.

Les autres faces n'offrent rien de bien particulier.

Racine. — Elle est remarquable en ce qu'elle tend au type simple. Elle est large, aplatie d'avant en arrière, creusée d'un sillon, surtout sur la face médiane, mais c'est par exception qu'elle est bifurquée. Elle se termine en pointe beaucoup moins arrondie que celle de la première quand il lui arrive de n'être pas bifurquée, et parfois même l'apex est assez effilé. Elle est particulièrement sujette aux anomalies de direction : on a pu voir des racines de deuxième prémolaire contournées en baïonnette.

Chambre pulpaire. — Semblable à celle de la dent précédente, avec cornes moins accentuées.

Canal. — Il offre toutes les variétés : souvent unique, mais différencié de la chambre, il est le plus souvent, comme tous les canaux des racines simples, en continuation directe avec cette cavité. Parfois il est dédoublé, parfois enfin il existe deux canaux distincts qui se réunissent en un seul au voisinage de l'apex.

Bicuspidées inférieures. — La différence entre les bicuspidées inférieures et les supérieures peut s'énoncer en résumé ainsi : tubercules moins saillants et réunis, racines coniques et peu aplaties ; plus petites que les bicuspidées supérieures.

Première bicuspidée inférieure. — Cette dent a un volume bien inférieur à celui de son homologue supérieur ; en effet, aux prémolaires inférieures la proportion n'est pas la même qu'aux supérieures et c'est ici la première prémolaire qui est la plus petite.

Face triturante. — Elle est plus trapézoïde, elle est irrégulièrement losangique.

Le tubercule labial présente les mêmes crêtes qu'à la supérieure, mais il se trouve presque sur l'axe même de la dent, il en résulte que la couronne semble déjetée en arrière ; à cause de cette disposition, il présente une certaine saillie, quoiqu'il soit plus mamelonné que le cuspide de la première prémolaire supérieure. Un des traits caractéristiques des bicuspidées inférieures est que leurs deux tubercules sont unis entre eux par une *crête transversale*.

Le *cuspide lingual* est petit, peu accentué, situé sur un niveau très inférieur au premier, mal limité par ses crêtes.

Les *crêtes marginales* sont, au contraire, épaissies et élevées, ce qui tend à niveler la face triturante et à élargir la couronne au niveau de ses angles proximaux.

Le sillon médian manque le plus souvent, pas toujours, car la crête transversale n'est pas absolument caractéristique, et, au contraire, les sillons triangulaires sont très accentués, à tel point qu'ils forment plutôt une rainure profonde et fissurée.

Face labiale. — Elle rappelle celle de la dent supérieure, mais elle est d'une convexité plus accentuée surtout vers le côté distant; elle est aussi plus déjetée vers la partie linguale dans sa moitié supérieure.

Faces proximales. — A cause de la saillie des crêtes marginales signalée plus haut, elles sont fortement convexes au niveau de la face triturante, tandis qu'elles sont concaves au niveau du collet, ce qui leur donne un aspect tout particulier accentué surtout du côté lingual.

Face linguale. — Cette face se continue sans ligne de démarcation bien nette avec les faces proximales, elle est convexe dans tous les sens et remarquable surtout en ce que le peu de développement du cuspide qui la surmonte la fait paraître très petite et permet de voir, quand on la regarde de face, le tubercule labial la dépasser de toute sa hauteur.

Racine. — Elle n'est pas très longue, de forme conique, un peu allongée dans le sens labio-lingual, légèrement sillonnée sur les faces proximales. Rarement bifurquée, elle se termine en général par une pointe assez fine.

Chambre pulpaire. — Elle n'est pas nettement distincte du canal radiculaire avec lequel elle continue insensiblement. Tomes a fait remarquer qu'elle n'a qu'une seule corne bien nette; celle qui répond au tubercule lingual n'est à proprement parler qu'un allongement dans le sens de la cavité générale.

Deuxième bicuspidée inférieure. — Elle est un peu plus volumineuse que la précédente.

Face triturante. — Elle offre une forme générale variant du cercle presque parfait au trapézoïde des prémolaires supérieures, avec cette différence que la partie linguale est dans ce cas la plus large, différence due aux diverses formes qu'affectent les cuspides et, par suite, les sillons qui les délimitent.

G. V. Black ramène à trois types ces dispositions :

1er *type*. — Le sillon médian rejoint les sillons triangulaires en formant une ligne circulaire embrassant dans sa concavité le cuspide buccal; le cuspide lingual a par suite l'aspect d'un croissant.

2e *type*. — Le tubercule lingual est divisé en deux par un sillon qui va rejoindre le sillon médian; les sillons triangulaires n'existent pas, l'ensemble a la forme d'un Y. Dans ce cas les deux tubercules linguaux sont plus volumineux que le tubercule buccal.

3e *type*. — Le sillon médian existe, avec une rainure profonde à chaque extrémité; il peut se présenter une variante dans laquelle ces rainures seules existent, le sillon médian étant remplacé par leur crête transversale.

Le tubercule lingual est infiniment mieux développé qu'à la dent précédente. Quelques auteurs disent qu'il est cependant inférieur encore au tubercule buccal. Si l'on remarque, avec Decaudin et Demontporcelet, que l'axe de la couronne forme un angle avec celui de la racine, angle à sinus lingual, on accordera à ces deux auteurs *l'égalité des deux cuspides* que, pour notre compte, nous admettons parfaitement.

Surface linguale. — Moins disproportionnée que celle de la première prémolaire.

Surfaces proximales. — Toujours convexes dans leur moitié supérieure (triturante), elles sont plus souvent planes que concaves dans leur moitié inférieure, ce qui contribue à atténuer dans l'ensemble de la couronne, et particulièrement à la *face buccale*, cette forme *en cloche* qu'affecte la première bicuspide.

Racine. — Plus longue et plus volumineuse que celle de la dent précédente, elle est également allongée dans le sens bucco-lingual, sillonnée aussi quelquefois sur ses faces proximales. L'aspect est parfois arrondi, parfois effilé. Elle peut être le siège de courbures anormales.

Chambre pulpaire. — Elle possède deux cornes bien accusées, parfois même trois quand le lobe lingual est dédoublé. Le canal, quelquefois aplati, est encore mal délimité.

Dans l'immense majorité des cas, ce canal, de même que celui de la dent précédente, n'est bifurqué à aucun point de son trajet.

ARTICLE IV. — MULTICUSPIDÉES OU GROSSES MOLAIRES.
(Fig. 53, 54, 55).

Les sixième, septième et huitième places sur l'arcade dentaire sont occupées par trois dents présentant un ensemble de caractères communs et quelques traits particuliers à chacune et qui constituent le groupe des grosses molaires vraies. On les désigne sous les noms de *première, seconde* et *troisième grosses molaires.*

Elles se caractérisent par une grosse couronne, cuboïde et par leurs racines multiples et particulièrement robustes.

Leur groupe, considéré dans son ensemble, présente, selon les auteurs, une forme triangulaire, leur taille allant en décroissant de la première à la troisième. C'est là en effet la disposition la plus fréquente, mais il s'en faut qu'elle soit constante et il n'est pas rare de rencontrer des bouches où les trois molaires sont d'un égal volume.

Elles sont spécialement destinées à la trituration, au broiement, ce qui indique déjà que leur surface libre doit être large et hérissée de nombreux tubercules destinés à s'engrener avec ceux des molaires de la mâchoire opposée, d'où le nom qu'on leur a encore donné de *multicuspidées.*

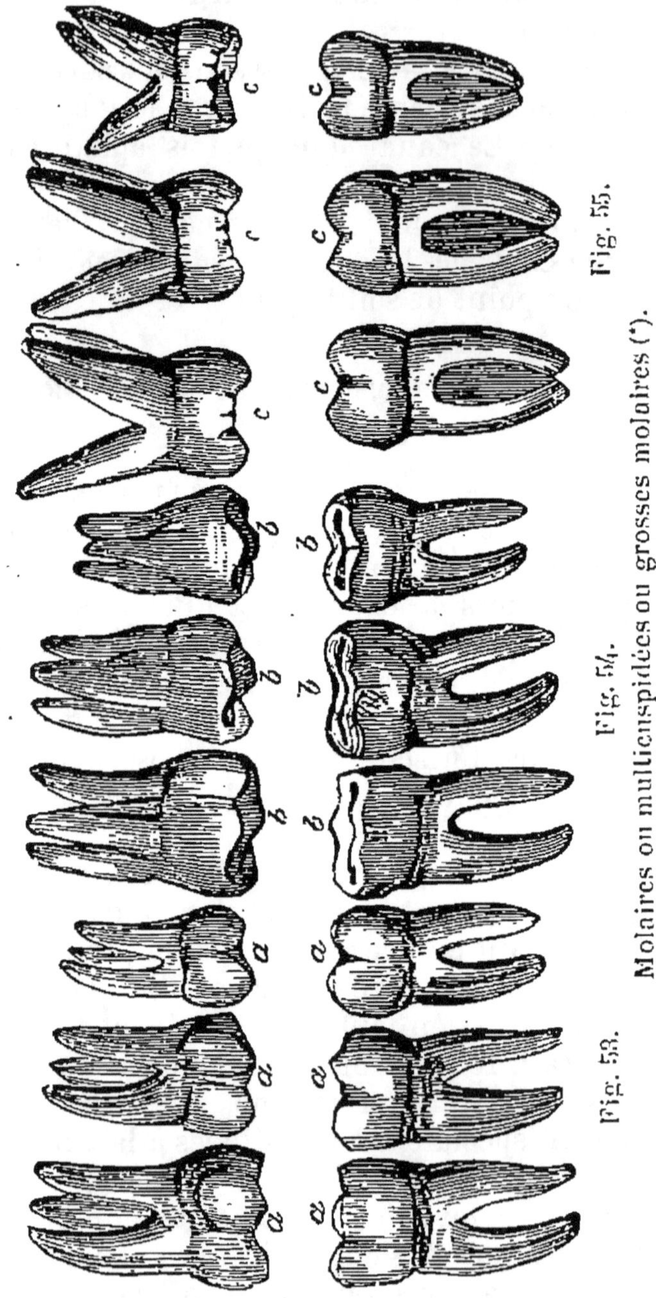

(*) *aaaaaa*, face externe. — *bbbbbb*, face interne. — *cccccc*, face latérale ou contiguë.

Grosses molaires supérieures. — Première grosse
molaire supérieure. — Cette dent est de beaucoup
plus volumineuse que celles que nous avons étudiées jusqu'à présent.

Face triturante. — Elle est quelque peu compli-
quée. On y compte :

4 sillons ; 4 lobes ou tubercules ; 5 crêtes marginales et 2 fossettes.

Sillon. — Trois prennent naissance en un même
point ; ce sont :

Le *sillon buccal* qui, parti du centre de la couronne, se dirige vers son bord buccal qu'il franchit
pour venir diviser en deux territoires la face buccale.

Le *sillon médian*, parti du même point, se dirige
vers le milieu du bord médian qu'il divise aussi
en le franchissant, mais il n'empiète guère sur la
face médiane qu'au niveau de son bord triturant.

Le *sillon distant*, se dirigeant vers le bord du même
nom, le franchit et il continue sur la face distante
d'une manière un peu plus visible que le précédent
sur la face médiane.

Le *sillon disto-lingual* a une origine isolée, il prend
naissance près de la crête distante dans son tiers
buccal et se dirige de là obliquement vers le bord
lingual, qu'il divise en son milieu par une profonde rainure se continuant jusqu'au milieu de la
face linguale.

Lobes ou tubercules. — Ils sont circonscrits et
limités par ces sillons :

1° *Tubercule médio-buccal.* — Le plus volumineux
de tous, limité par les sillons lingual et médian, il
comprend extérieurement la moitié des bords du
même nom, et l'angle médio-buccal par lequel ils
s'unissent. Il rappelle un tubercule de prémolaire
avec sa crête triangulaire large et ses deux lobes
latéraux plus petits.

2º *Tubercule disto-buccal.* — Le plus petit, en général, limité par les sillons buccal et distal. Il présente également une crête triangulaire et deux crêtes latérales, mais bien moins distinctes que celles du premier tubercule. Ce qui est caractéristique, c'est sa relation de continuité avec le tubercule dont nous allons parler.

3º *Tubercule médio-lingual.* — Limité par trois sillons, le médian, le distant et le disto-lingual, de forme allongée dans le sens du tubercule disto-buccal avec lequel il semble se continuer en formant un pont d'émail transversal. Il est le plus volumineux après le médio-buccal et, à l'inverse des autres, ses côtés externes sont inégalement formés : la portion qu'il emprunte au côté médian est d'un tiers plus longue que celle qu'il doit au côté lingual.

Il offre en outre deux crêtes latérales plus accentuées que la triangulaire, ce qui lui est particulier.

Tubercule disto-lingual. — Le plus irrégulier et le plus allongé de tous. Situé tout le long du sillon disto-lingual, il est limité à son extrémité buccale par une toute petite partie du sillon distal. On rechercherait en vain ici trace des trois lobes des bicuspidées.

Crêtes marginales. — Elles sont au nombre de cinq :

1º *Crête buccale.* — Partant de l'angle médio-buccal au sommet du tubercule du même nom, elle suit d'abord le côté buccal de ce tubercule, se creuse assez profondément par suite du passage du sillon buccal et se relève pour former le côté buccal du tubercule disto-buccal au sommet duquel elle se termine.

2º *Crête distante.* — Part de l'angle disto-lingual et va se terminer au sommet du tubercule disto-lingual : elle est déprimée en son centre par le sillon distal. C'est une forte bande d'émail épaisse d'un millimètre, la plus distincte en général des crêtes marginales.

3º *Crête linguale*. — Plus théorique que réelle, elle réunirait les angles disto-lingual et médio-lingual, mais elle est si profondément sectionnée à l'union de ses deux tiers médians avec son tiers distant par le sillon disto-lingual qu'on ne saurait vraiment prétendre qu'il existe véritablement à l'état d'organe distinct.

4º *Crête médiane*. — Elle unit les sommets des tubercules médio-lingual et médio-buccal; quoique assez profondément déprimée par le sillon médian, on peut néanmoins la suivre assez facilement : elle forme une courbe à concavité centrale.

5º *Crête oblique*. — Elle réunit les angles disto-buccal et médio-lingual, elle est déprimée en sa moitié buccale par le sillon distant. Cette crête oblique, très distincte, est caractéristique des premières molaires supérieures.

Fossettes. — Cette crête marginale sépare deux fossettes, l'une centrale, l'autre distante :

1º *Fossette centrale*. — Formée par les versants centraux des cuspides médio-buccal et médio-lingual et des crêtes médiane et oblique. Le lobe central du tubercule médio-buccal empiète un peu sur son étendue ; sa cavité est traversée par les sillons buccal, médian et distal, lignes de convergence des faces qui la circonscrivent.

2º *Fossette distante*. — Allongée dans le même sens que le sillon disto-lingual qui la parcourt sur toute sa longueur, elle est limitée par les faces centrales des tubercules disto-buccal et disto-lingual et des crêtes oblique et distante.

La face triturante de la première molaire supérieure est sensiblement carrée avec des angles arrondis et des bords plus ou moins incurvés.

Chacun des angles est occupé par un tubercule. De ces tubercules deux sont isolés : les médio-buccal et disto-lingual, et deux sont réunis par une crête oblique : le disto-buccal et le médio-lingual.

Face buccale. — Elle a la forme d'un trapèze. Elle est convexe dans tous les sens, mais irrégulière.

Son bord libre ou triturant est représenté par le côté buccal des tubercules médio et disto-buccal, du point de jonction desquels part un sillon remontant vers la ligne gingivale et divisant cette face en deux parties : l'une médiane fortement convexe, l'autre distante, convexe aussi, mais oblique vers le côté distant.

Elle est plus large au bord triturant qu'au collet, disposition due à la convergence des faces proximales.

Face linguale. — Présente une disposition analogue. Elle est plus régulièrement convexe et ne présente pas d'inclinaison vers le côté distal. Elle est également divisée en deux par un sillon vertical disposé de telle sorte que le lobe distant semble empiéter sur le lobe médian. Celui-ci est cependant le plus volumineux. Le bord libre est accidenté des tubercules médio et disto-lingual ; les bords proximaux convergent vers la racine linguale, ce qui a fait paraître la dent plus large à son bord libre qu'au collet.

Face médiane. — A la forme d'un trapèze renversé dont la côté lingual est plus oblique que le buccal. Plane dans sa partie buccale, elle s'infléchit dans sa partie linguale pour se terminer sur le tubercule médio-lingual.

Face distante. — Plus petite que la médiane, absolument convexe dans sa partie linguale ; toujours convexe dans sa moitié buccale au niveau du bord triturant, assez souvent concave au niveau du collet. Son bord libre est surmonté des tubercules disto-buccal et disto-lingual, dont le sillon de séparation s'étend parfois jusqu'à moitié de cette face.

Cette dent a trois racines presque toujours nettement et fortement divergentes, ce qui lui assure une solide implantation.

Deux de ces racines sont buccales ou externes : ce sont la médiane et la distante.

L'autre est la linguale ou palatine. La racine linguale est la plus forte et la plus divergente des trois. Il est rare qu'elle soit absolument rectiligne, le plus souvent elle présente une légère concavité faisant face au côté buccal. Parfois assez régulièrement conoïde, elle est d'ordinaire plutôt aplatie dans le sens médio-distant. Dans l'un et l'autre cas l'apex est épais et arrondi. Il n'est pas rare de la voir parcourue par un sillon sur sa face linguale.

Racines. — Des deux racines buccales, la *médiane* est la plus importante, elle se dirige d'abord dans le sens disto-médian, puis se recourbe quelquefois vers le côté distant. Elle est généralement aplatie dans le sens bucco-lingual et quelquefois sillonnée sur sa face, sur ses faces proximales. Elle se termine par un apex non effilé.

La *racine distante* tend d'abord à s'éloigner de la médiane, mais elle monte ensuite perpendiculairement. Dans des cas assez rares elle se rapproche dans sa moitié terminale de la racine médiane. Il existe alors entre ces deux racines une portion d'alvéole qui s'oppose à l'extraction. C'est le type de la *dent barrée*. C'est la plus petite des trois racines.

Chambre pulpaire. — Dans cette dent la chambre pulpaire est différenciée des canaux.

Sur une coupe bucco-linguale cette chambre

apparaît allongée dans ce même sens et reproduisant la forme de la couronne ; sur les dents très aplaties, la chambre pulpaire semble quelquefois l'être elle-même plus qu'elle ne devrait proportionnellement : cela tient à l'épaisseur relative des côtés proximaux.

Sur une coupe médio-distante, on reconnaît les cornes de la pulpe, longues et grêles dans les dents jeunes, s'enfonçant dans chacun des cuspides de la face triturante.

Canaux. — De cette chambre partent les trois canaux qui parcourent les racines et dont les orifices d'origine sont disposés sur un plan que Black décrit ainsi : « Ils sont situés dans la position des angles d'un triangle (*triangle molaire*) dont la ligne médiane est la plus longue, la buccale la plus courte et la distante la longueur intermédiaire. »

1° *Canal lingual.* — Il prend naissance par un orifice infundibuliforme d'accès large et facile. Ce canal, qui suit exactement l'axe de la racine, est toujours facile à sonder et à panser, il n'en est pas toujours de même des autres.

2° *Canal médian.* — Il commence à l'angle médian de la pulpe juste sous le tubercule médiobuccal ; il est souvent aplati et d'accès plus difficile que le précédent ; cependant comme il est en général assez rectiligne, quand on aura été assez heureux pour introduire une sonde dans son orifice, on pourra presque toujours l'explorer sur toute sa longueur.

3° *Canal distal.* — Le plus petit des trois et le plus difficile à trouver et à explorer, car il ne naît pas toujours d'une façon constante dans l'angle disto-buccal de la chambre, il peut se trouver au milieu du plancher de la chambre, ou même près de l'orifice du canal médian, de plus sa direction n'est pas toujours très rectiligne; pour ces motifs, dans bon nombre de cas ce canal ne peut être traité aussi bien que les autres.

Deuxième grosse molaire supérieure. — Ce qui différencie le plus la seconde molaire de la première, c'est la face triturante.

Classiquement on admet une distinction radicale et l'on dit : la seconde molaire n'a que trois tubercules ; mais cette disposition n'est pas toujours typique, dans bon nombre de cas le tubercule disto-lingual, qui disparaît quelquefois, il est vrai, complètement, est simplement moins développé qu'à la première molaire. Mais dans ce cas encore, il est possible de distinguer facilement l'une de l'autre les deux surfaces triturantes. Celle de la seconde molaire, en effet, est accidentée de tubercules et de sillons moins accentués que ceux de la première.

Souvent les fossettes sont moins régulières et moins nettes, et particulièrement le sillon disto-lingual est peu accusé, la crête linguale réunit alors sans interruption le tubercule médio-lingual au disto-lingual et, comme ce dernier reçoit en outre la terminaison de la crête distante, il en résulte qu'on peut considérer à la rigueur, dans ce cas, la dent comme n'ayant que trois tubercules, quoique, en réalité, le disto-lingual n'ait pas disparu.

Faces. — Les faces *proximales*, *buccale* et *linguale* ont les mêmes caractères généraux que celles de la première molaire ; elles sont plus convexes et la face buccale est dans sa moitié triturante plus inclinée vers l'axe de la dent. Les surfaces médianes et distantes sont moins souvent le siège d'une concavité. Cependant, en général, il n'y a sur ces faces aucune différence bien saillante d'avec celles que nous avons étudiées plus haut.

Racines. — Également au nombre de trois, mais

moins volumineuses et moins divergentes. Leur soudure n'est pas rare ; elle peut se faire selon différents types : tantôt la médiane est soudée à la distante, tantôt une de ces deux racines est accolée à la linguale, tantôt elles sont soudées toutes les trois et l'on peut même observer une racine unique sur laquelle des sillons plus ou moins profonds indiquent la disposition ordinaire.

Le plus souvent la seconde molaire est assez sensiblement plus petite que la première.

Chambre pulpaire. — Plus aplatie dans le sens médio-distant et les cornes de la pulpe plus divergentes. Il résulte de cet aplatissement que le *triangle molaire* est sensiblement modifié dans sa forme. « L'angle distal devient plus obtus, ce qui rapproche l'ouverture du canal distal de la ligne médiane du triangle » (Black).

La direction des canaux et leur calibre sont ainsi fort variables, et on ne peut pas dès lors pénétrer dans tous avec une sonde.

TROISIÈME GROSSE MOLAIRE SUPÉRIEURE. — La troisième molaire, appelée aussi *dent de sagesse*, tant à la mâchoire supérieure, qu'à la mâchoire inférieure, est la plus petite des molaires.

Le caractère distinctif de la troisième molaire est l'irrégularité ; toutefois, on peut dans certains cas la rattacher aux deux molaires précédentes.

Parfois, en effet, elle présente les dispositions typiques de la face triturante de la première ou de la deuxième, et particulièrement un lobe disto-lingual très atténué, il est vrai, mais cependant distinct.

Plus souvent, ce tubercule manque, et la crête oblique devient crête distante : on se trouve en présence d'une dent à trois lobes, avec atténuation des cuspides, des sillons et des fossettes ce qui n'est pas très irrégulier, en somme, puisque nous avons vu que la seconde molaire peut présenter un aspect analogue.

Mais il est des cas, et ce sont les plus fréquents, où la face triturante offre une fossette centrale d'où partent en divergeant un nombre indéterminé de lobes et de sillons extrêmement irréguliers.

Les faces médiane, distante et proximales sont, en général, plus arrondies qu'aux autres molaires ; les surfaces proximales ne présentent presque jamais de concavité.

Assez fréquemment la couronne est fortement aplatie dans le sens médio-distant; souvent encore elle est en quelque sorte atrophiée.

Racines. — Elles ne sont pas moins variables dans la forme et dans le nombre.

Quand elles sont au nombre de trois, elles sont toujours beaucoup plus petites que chez les autres molaires.

Quand la dent a trois cuspides, elles peuvent se réunir en une seule racine.

Mais le plus souvent elles sont multipliées au-delà du chiffre normal : on en peut rencontrer quatre, cinq, six et même plus.

Chambre pulpaire. — Une particularité non constante, mais remarquable, c'est son volume relativement plus considérable que chez les autres molaires.

Canaux. — Ils ont naturellement la disposition des racines. Quand la racine est unique, le canal qu'elle renferme est généralement large et d'accès facile, mais quand ses divisions sont nombreuses, chacun des canalicules devient très étroit, et c'est peine inutile que chercher à les sonder.

Grosses molaires inférieures. — Les molaires inférieures diffèrent des supérieures en premier lieu par leur volume qui est plus considérable ; en second lieu les racines sont au nombre de deux, et disposées sur un autre plan. La couronne est plus étendue en surface, son axe est oblique sur l'axe des racines, il s'incline vers le côté lingual. Enfin, chacune des racines contient en général deux canaux ; de plus ces racines ont une tendance marquée à s'éloigner de la ligne médiane.

Première grosse molaire inférieure. — Cette dent est la plus volumineuse de toutes.

Face triturante. — Elle peut s'inscrire dans un trapèze. Le côté buccal est plus long que le lingual, d'où il résulte que les angles buccaux sont aigus et les angles linguaux obtus. Tous ces angles d'ailleurs sont arrondis. Le côté buccal est, en outre, plus convexe que le lingual ; les côtés proximaux sont sensiblement rectilignes.

Nous décrirons sur cette face cinq sillons, cinq tubercules ou lobes, quatre crêtes marginales et une fossette.

Sillons. — Ils partent tous, sauf un, du centre de la dent ; ce sont :

1° *Sillon buccal.* — Il atteint la face buccale à l'union de ses 3/5 distants avec les 2/5 médians, franchit en ce point la crête buccale, et descend environ jusqu'à moitié de la face buccale, où il s'atténue insensiblement ;

2° *Sillon lingual.* — Il se dirige dans le sens opposé vers le milieu de la crête linguale, il la franchit également, mais empiète généralement peu sur la face linguale ;

3° *Sillon médian.* — Il va du centre de la dent au milieu de la crête médiane, qu'il divise profondément ; il n'est pas rare de le voir descendre sur la face médiane qu'il creuse d'une concavité ;

4° *Sillon distant.* — Semble être la continuation du

précédent; il se dirige vers le milieu du bord distant qu'il franchit parfois, pour aller se terminer sur la face distante; parfois, au contraire, il vient s'atténuer sur la crête distante;

5° *Sillon disto-buccal.* — Ces deux sillons, se continuant l'un l'autre, forment une ligne qui parcourt la face triturante dans le sens médio-distant. Vers le milieu de son trajet, cette ligne subit une brisure en V à sinus buccal, de l'extrémité de la branche distante duquel part le cinquième sillon se dirigeant vers l'angle disto-buccal. C'est le *sillon disto-buccal* qui, le plus souvent, franchit la face triturante pour venir s'imprimer plus ou moins profondément sur l'incurvation de l'angle disto-buccal.

Ces sillons circonscrivent cinq lobes : les lobes médio-buccal, disto-buccal, distal, disto-lingual et médio-lingual.

Chacun de ces lobes est constitué en tubercule. Les trois premiers de ces tubercules sont buccaux, deux seulement sont linguaux.

Tubercules. — 1° *Tubercule médio-buccal.* — Le plus important en général. Il est limité par les sillons médian et buccal. Nous y retrouvons les trois parties du cuspide-type et notamment la crête triangulaire descendant du sommet du tubercule vers le centre de la couronne. Ce tubercule occupe, comme nous l'avons déjà dit indirectement en parlant des sillons, les 2/5 environ du bord buccal de la face triturante ;

2° *Tubercule disto-buccal.* — Allongé dans le sens bucco-lingual, il est limité par les sillons buccal et disto-buccal. On ne trouve guère chez lui qu'une seule crête, dont la naissance est circonscrite par les deux côtés du V formé, comme nous l'avons dit plus haut, par la brisure de la ligne médio-distante ;

3° *Tubercule distal.* — Quoique n'étant pas le plus

volumineux de tous, il est le plus important, car il est caractéristique de la première molaire inférieure. Circonscrit par les sillons disto-buccal et distant, il est très variable de dimensions, il peut égaler et même dépasser en volume le tubercule *disto-buccal*, ou au contraire être considérablement réduit. Il peut même n'exister qu'à l'état de simple crête ; mais il est toujours constant. Son absence totale est excessivement rare ;

4° et 5° *Tubercules disto et médio-lingual*. — Ils diffèrent peu l'une de l'autre ; ils sont séparés des autres par les sillons médian et distant, et, entre eux par le sillon lingual. Tous deux présentent ordinairement les trois côtés du cuspide type.

Crêtes marginales. — Trois sont déprimées en leur milieu par le sillon qui lui est en quelque sorte perpendiculaire. L'autre, la crête linguale, est franchie par deux sillons, le lingual et le disto-lingual.

Fossettes. — *Fossette centrale*. — Elle est généralement unique, occupe le centre de la face triturante et semble surtout s'étendre selon le diamètre médiodistant. Elle est formée par les faces centrales des cuspides, et parcourue dans sa profondeur par les sillons qui séparent ces cuspides. Parfois le développement exagéré des crêtes triangulaires de deux cuspides se correspondant de chaque côté de la ligne médio-distante, forme des fossettes secondaires. On observe le plus souvent dans ce cas une fossette médiane.

Face buccale. — Elle est trapézoïde, forme due à ce que la ligne gingivale est moins longue que le bord triturant. Elle est convexe dans tous les sens, et présente une tendance marquée à rapprocher son bord triturant de l'axe de la dent. Elle est caractérisée aussi par la présence du sillon buccal qui la divise parfois très nettement en deux parties inégales, et

qui se termine souvent en un centre, en se bifur-
quant en deux petits sillons d'un millimètre à peine
de longueur, circonscrivant un petit espace triangulaire qui, lorsqu'il est très accentué, est un siège
de prédilection pour la carie. Cette disposition,
quand elle existe, est toujours symétrique.

Face linguale. — Elle est plus petite que la précédente en raison de la convergence vers elle des
faces proximales. Elle est assez souvent parcourue
dans sa moitié supérieure par le sillon lingual, et
assez régulièrement convexe sur toute son étendue ;
son bord gingival est plus rapproché de l'axe de la
dent que le bord triturant, disposition inverse de
celle de la face buccale, ce qui a fait dire avec juste
raison à Decaudin et Demontporcelet que l'axe de
la couronne des molaires est oblique sur l'axe général de la dent.

Face médiane. — Elle est parfois plane, parfois légèrement convexe. Le plus souvent elle présente,
dans le sens bucco-lingual, un concavité due au sillon médian qui se prolonge parfois jusqu'à la ligne
gingivale. Par suite de l'inclinaison opposée des
faces linguale et buccale, elle peut se comparer à un
parallélogramme aux angles plus ou moins accentués, selon le cas.

Face distante. — Elle affecte la même forme générale, plane le plus souvent, mais parfois convexe.
Le sillon distant s'arrête le plus souvent sur le bord
triturant, et ce n'est que par exception qu'il descend jusque sur cette face.

Racines. — Celles de la première et des molaires
inférieures en général sont au nombre de deux.
L'une est médiane, l'autre distante. Elles ont pour
caractères typiques de naître au collet sur toute la
largeur bucco-linguale de cette partie de la dent et
de descendre vers l'apex en s'amincissant peu à peu.

Elles sont au contraire remarquablement plates dans le sens médio-distant.

La *racine médiane* est toujours un peu plus forte que la distante ; elle se dirige d'abord de haut en bas dans le sens médian, puis, arrivée vers le milieu de sa longueur, elle s'incurve le plus souvent dans le sens distant. Elle est constamment parcourue par un sillon sur ses faces proximales et exceptionnellement l'apex, d'ordinaire aigu et large à la fois, se divise en deux pointes plus ou moins prolongées. Cette division peut même s'étendre plus haut, et il n'est pas de praticien qui n'ait extrait de molaire inférieure à *trois* racines, anomalie due à la bifurcation de la racine médiane.

La *racine distante* est plus grêle, en général, que la précédente ; elle est moins constamment sillonnée sur ses faces proximales. Descendant d'abord dans le sens distant, elle prend parfois, dans la seconde moitié de son parcours, une direction verticale ; parfois elle reste dans sa direction primitive ; souvent elle tend à se rapprocher de la racine médiane. Quand ce rapprochement est accentué, il peut en résulter une complication réelle pour l'extraction de cette dent. On connaît cette anomalie sous le nom de *dent barrée.*

Chambre pulpaire. — Elle est spacieuse, bien différenciée des canaux. Elle reproduit, comme toujours, la forme de la couronne et présente autant de cornes que celle-ci de tubercules. Son côté médian est presque toujours plus long et à angles plus vifs que le côté distant, ce qui tient à la disposition des canaux.

Canaux. — Le *canal médian* est presque toujours double. Les deux canalicules ainsi formés sont parfois indépendants l'un de l'autre sur toute leur longueur ; parfois ils se réunissent dans leur partie supérieure ou dans leur partie inférieure ; parfois encore, ils communiquent entre eux par une fente aplatie, tout en conservant leur individualité. Ils sont presque toujours accessibles.

Le *canal distant* est le plus souvent simple ; il est alors aplati dans sa portion supérieure, arrondi, au contraire, dans sa partie inférieure. Quand il est divisé en deux canaux, comme le médian, ce qui arrive quelquefois, ces deux divisions sont toujours très fines et très difficiles à sonder. Quand il est unique, il présente un orifice infundibuliforme, qui en rend l'accès relativement facile.

Deuxième grosse molaire inférieure.— Elle est plus petite que la précédente.

Elle présente avec la dent précédente assez de points communs pour que nous ne nous arrêtions que sur ceux qui l'en distinguent.

Face triturante. — Elle est inscrite dans un parallélogramme, n'a que quatre sillons, et, par suite, quatre cuspides. Le tubercule et le sillon distants font défaut.

Sillons. — Ce sont les sillons *médian*, *distant*, *buccal* et *lingual*, partant du centre de la couronne pour gagner le centre de chacun des bords, ce qui donne à leur ensemble une disposition cruciale typique. Le sillon médian franchit assez souvent la crête médiane et divise en deux parties la face médiane. Ces sillons ont une grande tendance à être fissurés.

Chacune des cuspides : médio-buccale, disto-buccale, médio-labiale et disto-labiale, occupe l'angle de même nom. Ils sont, en général, plus accentués et plus aigus que ceux de la première molaire.

Tubercules et crêtes. — Les tubercules médians sont également plus volumineux que les tubercules distants. Ils offrent tous quatre une crête triangulaire bien formée. Ces crêtes peuvent se réunir deux à deux dans le sens bucco-lingual pour circonscrire des fossettes secondaires.

Les crêtes *marginales* de cette face sont au nombre de quatre ; elles sont presque toujours profondément échancrées par les sillons.

Face buccale. — Elle est convexe, divisée en deux par le sillon buccal et a une tendance dans sa moitié supérieure à se porter vers l'axe de la dent.

Faces proximales. — Elles sont convexes toutes deux et convergent moins vers la face linguale que celles de la première.

Face linguale. — Cette face est, dès lors, proportionnellement plus large que celle-ci.

L'absence de sillon et de tubercule distants donne aux faces latérales de cette couronne une régularité et une conformité d'aspect que n'ont pas celles de la première molaire.

Racines. — Doubles souvent, comme à la première, elles peuvent être réunies en une racine unique conique, avec des sillons profonds rappelant la division normale et à direction distante. Quand elles sont isolées, il est rare qu'elles présentent des sillons sur leurs faces proximales.

Chambre pulpaire. — Elle n'offre rien qui la distingue bien de la précédente ; elle est peut-être plus arrondie et n'a que quatre cornes.

Canaux. — Ils offrent plus de variétés : ils peuvent se réduire à un seul, ce qui est exceptionnel ; le plus souvent, ils sont au nombre de deux, un pour chaque racine ; dans ce cas, le premier est généralement aplati. A cause surtout de l'éloignement de la dent sur l'arcade dentaire, ils sont, en général, peu faciles à sonder.

Troisième grosse molaire inférieure. — La troisième grosse molaire inférieure ou dent de sagesse inférieure, dont les dimensions sont très variables, présente, comme la supérieure, une variété infinie de formes, tant pour sa couronne que pour sa racine. Cependant Black est parvenu, comme pour la dent du haut, à créer trois groupes de ces dents :

1º Groupe de dents à cinq lobes, comme les premières molaires ;

2º Groupe de dents à quatre lobes, comme les secondes molaires ;

3º Groupe de dents avec un nombre quelconque de lobes et échappant à toute description.

Sillons. — Ils sont naturellement tout aussi variables de nombre et de direction : leur caractère le plus constant est d'être profondément fissurés.

Faces. — Variables d'ailleurs, comme tout le reste, elles sont presque toujours beaucoup plus convexes que celles des autres molaires.

Racines. — Elles sont bien connues pour leurs extrêmes variations. Cependant un type domine, c'est la racine unique. Mais le caractère constant de ces organes, quel qu'en soit le nombre, c'est une incurvation exagérée dans le sens distant, disposition qui rend l'extraction de cette dent extrêmement laborieuse dans certains cas.

Chambre pulpaire et canaux. — La hauteur des cornes, la forme, le volume de ces parties internes sont en corrélation étroite avec les variations des autres. Quand les racines sont multiples, il est illusoire de chercher à pénétrer dans les canaux. Si, au contraire, on se trouve en présence d'une racine unique, la chambre se continue en quelque sorte avec le canal qui, dans ce cas-là, sera d'accès facile.

La troisième molaire peut être aussi volumineuse que les autres ou considérablement atrophiée, c'est-à-dire qu'on en voit de toutes les tailles.

CHAPITRE III

DENTS TEMPORAIRES

Caractères des dents temporaires. — Les organes que nous venons de décrire occupent les arcades dentaires pendant la vie de l'homme adulte.

Ils sont précédés par une série d'organes du même genre permettant à l'enfant le broiement et la mastication de ses aliments. Ces dents, destinées à disparaître, ont été appelées, à cause de ce rôle passager, *dents temporaires*; elles sont au nombre de vingt.

Nous en rappelons la formule :

$$I\,\frac{2}{2}\ C\,\frac{1}{1}\ M\,\frac{2}{2}.$$

L'enfant ne possède pas de prémolaires. Le peu de développement de ses maxillaires ne permet pas, en effet, à ces dents d'exister conjointement avec les molaires vraies, et comme l'enfant a besoin, avec ses vingt dents, de triturer une alimentation qui doit lui suffire dans un moment où sa croissance est rapide, la seule place disponible sur les maxillaires est remplie par des molaires vraies succédant immédiatement à la canine.

Les dents de la première dentition se distinguent de celles de la seconde par des caractères généraux, et souvent une de ces dents persiste bien longtemps après l'époque où elle aurait dû normalement faire place à une dent de remplacement.

On trouve dans ces dents les incisives, canines et molaires avec leurs traits généraux caractéristiques (fig. 56 à 59). Toutes ces dents sont identiques de type avec celles que nous avons décrites ;

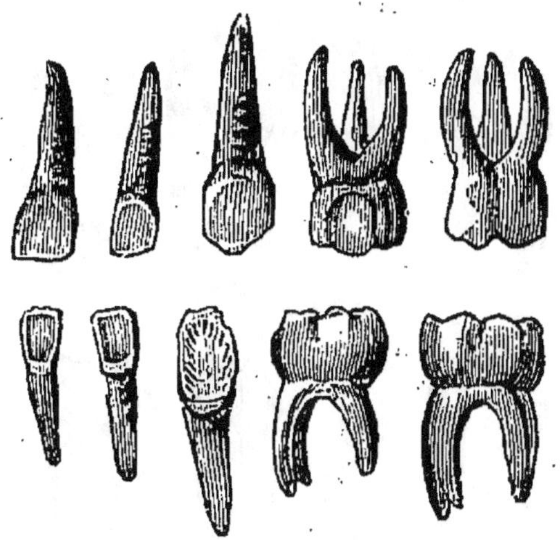

Fig. 56. — Face antérieure ou labiale des dents temporaires du côté gauche.

le nombre et la disposition des lobes sont aussi

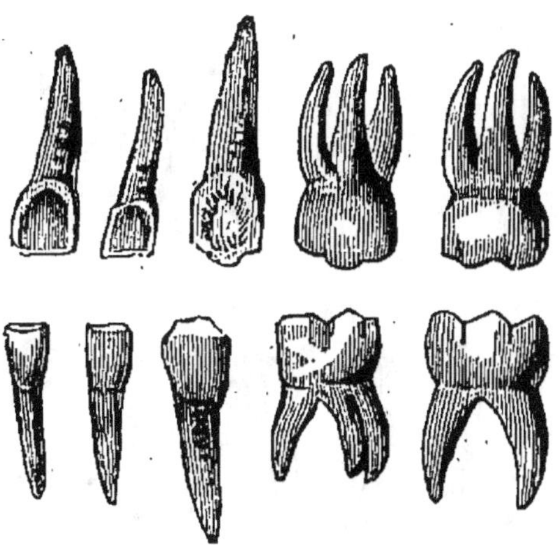

Fig. 57. — Face palatine ou linguale des dents temporaires du côté droit.

semblables, quoique moins apparents. Deux dents seulement présentent des caractères nettement particuliers : les premières molaires supérieures et inférieures.

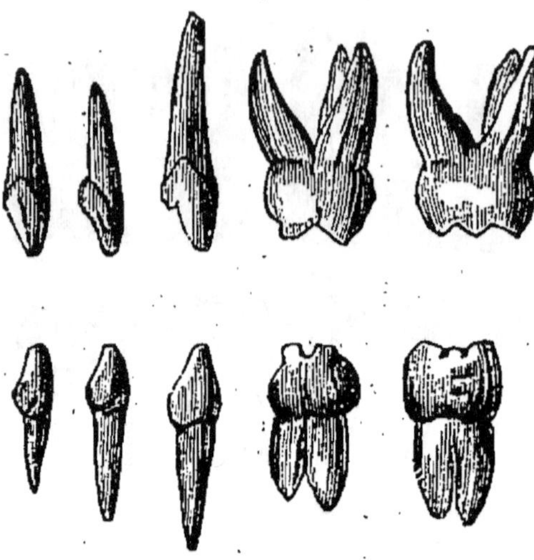

Fig. 58. — Face latérale des dents temporaires.

Les dents temporaires sont plus petites d'un tiers

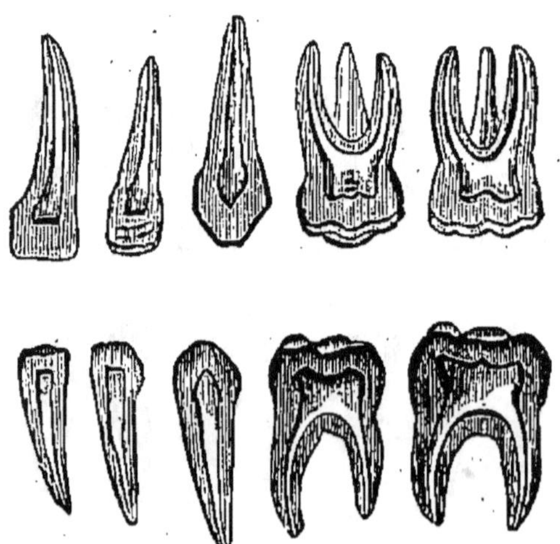

Fig. 59. — Coupe des dents temporaires du côté droit,
montrant les cavités de la pulpe.

environ que les permanentes. Cette diminution de volume est à peu près proportionnellement répartie sur toutes les parties de la dent, sauf à la racine dans le sens de sa longueur.

La racine est relativement plus longue, et l'implantation relativement plus solide que les permanentes (fig. 56 à 59).

L'émail semble conserver son épaisseur jusqu'au collet, où il cesse brusquement, en formant un angle vif qui donne à la couronne un aspect ventru et renflé.

Les racines multiples des molaires sont aussi plus constamment et plus fortement écartées que les racines des molaires permanentes, afin d'assurer la solide implantation de ces dents. Les dents temporaires sont d'une couleur uniformément blanche qui leur est spéciale.

La chambre pulpaire et les canaux (fig. 59) présentent la même forme et la même disposition que ceux que nous avons déjà étudiés, mais ils sont toujours plus développés, plus largement ouverts que ceux des dents permanentes.

Molaires temporaires. — Les *secondes* molaires temporaires sont exactement conformées sur le modèle des *premières* grosses molaires permanentes.

Les *premières* molaires temporaires sont d'un type absolument particulier.

Première molaire supérieure. — Cette dent est plus volumineuse que la prémolaire qui doit la remplacer.

Face triturante. — Elle n'est pas sans ressemblance avec celle d'une seconde grosse molaire permanente à trois tubercules.

Elle est de forme trapézoïde, le côté buccal étant plus long que le côté lingual, divisée en deux parties, l'une buccale, l'autre linguale par un sillon profond qui la parcourt au fond d'une dépression médiodistante.

Du milieu de ce sillon, un autre se dirige vers le bord buccal en divisant la crête buccale en deux parties, l'une médio, l'autre disto-buccale. A l'inverse du premier, ce sillon buccal est superficiel.

Trois crêtes marginales, la buccale est la mieux marquée, c'est à peine si le sillon buccal la déprime légèrement.

Face buccale. — Remarquable par l'angle brusque qui se produit à sa jonction au collet avec la partie radiculaire. Il en résulte un semblant de saillie de l'émail qui court tout le long de la ligne bucco-gingivale de l'angle médian à l'angle distant.

Cette face est plane, ainsi que les faces proximales. Seule, la face linguale est convexe.

Les racines offrent la même disposition que celles d'une molaire permanente.

Première molaire inférieure. — De même que la supérieure, la première molaire inférieure semble plutôt se rapprocher de la seconde grosse molaire permanente.

Face triturante. — Tantôt rectangulaire avec des angles très arrondis, tantôt ovoïde, elle est traversés par quatre sillons à peu près disposés en croix.

Les sillons médian et distant sont situés sur le prolongement l'un de l'autre comme à la dent permanente, le lingual part du centre de la face ; seul le buccal fait exception et prend naissance sur le médian à quelque distance du centre.

Tous ces sillons, sauf parfois le médian, franchissent les crêtes sur lesquelles ils se dirigent et viennent se terminer sur les faces de même nom.

Les tubercules, au nombre de quatre, occupent les angles de cette face, contrairement à ce qui se passe pour les molaires permanentes ; les tubercules labiaux, surtout le médio-labial, ont une tendance très marquée à se rapprocher de la ligne centrale.

Outre les quatre crêtes marginales ordinaires, il arrive le plus souvent que les crêtes triangulaires des tubercules médians se joignent en formant une *crête transversale*.

Il résulte de la présence ordinaire de cette crête que la face triturante présente deux fossettes : une *centrale*, la plus considérable, circulaire parfois, souvent diminuée et altérée dans son contour par la saillie des crêtes triangulaires des tubercules distants, et une fossette secondaire, *médiane* allongée dans le sens bucco-lingual.

Face buccale. — Plane comme celle de la molaire supérieure, elle se distingue encore comme elle par la saillie accentuée de la crête bucco-linguale.

Faces proximales. — Elles sont arrondies. La face distante est dans certains cas plus étendue que la face médiane.

Face linguale. — Convexe dans tous les sens, mais cette convexité est plus accentuée dans le sens vertical que dans le sens horizontal ; elle est assez souvent divisée en deux parties inégales par le prolongement du sillon lingual.

Les racines sont aplaties et souvent sillonnées comme celles des molaires permanentes ; elles en diffèrent surtout par leur divergence beaucoup plus accentuée.

CHAPITRE IV

ARCADES ET ALVÉOLES

ARTICLE PREMIER. — ARCADES.

Les dents sont rangées sur la mâchoire supérieure suivant une ligne ellipsoïde, dont le grand axe serait une perpendiculaire abaissée du point de contact des faces médianes des incisives centrales sur une ligne réunissant les faces distantes des troisièmes molaires.

Les formes qu'on peut rencontrer se rapportent à trois types principaux :

1° L'arcade est rigoureusement ellipsoïde ; c'est le type parfait et normal.

2° L'arcade est allongée par suite de l'écartement en dehors des incisives ; c'est la forme en V ;

3° Par suite de la saillie accentuée des canines en dehors de l'arcade, la courbe semble se redresser au niveau des incisives ; c'est la forme carrée.

Tout ce que nous dirons se rapportera au type normal. — Dans ce cas, toutes les crêtes labiales ou buccales des dents forment une ellipse régulière partant du bord tranchant des incisives centrales pour aboutir à l'angle disto-buccal des troisièmes molaires.

Une autre crête de même forme, mais de rayon plus petit, est formée par l'ensemble des tubercules et des crêtes linguales ; entre ces deux murs sensiblement parallèles court une rainure encaissée et formée par la réunion des sillons médio-distants des prémolaires et des fossettes centrales des molaires.

Il est rare de trouver une denture présentant une courbe parfaite, car, sans cesser d'être normal, le type peut subir des modifications. Le plus souvent ces altérations légères seront produites par la saillie en dehors de la ligne des dents de sagesse ou encore par l'ensemble du groupe molaire aligné sur une ligne droite au lieu de s'infléchir en courbe ; ces petites divergences sont sans importance.

Les dents de la mâchoire inférieure sont ordonnées sur une ligne parallèle, mais de rayon plus petit ; aussi, lorsqu'elles viennent à rencontrer les dents supérieures, celles-ci passent-elles devant elles sur toute l'étendue du bord buccal.

Les incisives et les canines inférieures viennent frapper par leur bord libre ou leur pointe contre la face linguale des mêmes dents du haut en un point qui peut se trouver placé dans tout l'espace compris entre leur bord libre et leur crête gingivo-linguale.

Les prémolaires et les molaires se répondent parfaitement par leur face triturante, dont l'*articulation* se fait normalement de cette façon :

Les tubercules buccaux des dents inférieures se placent dans la rainure médio-distante des dents du haut, en même temps que les tubercules buccaux des dents supérieures s'emboîtent de la même façon dans la rainure médio-distante des dents inférieures. Les tubercules buccaux des dents du haut et les linguaux des dents du bas restent donc libres et saillent légèrement hors des arcades, disposition qui empêche les lèvres, les joues et la langue d'être pincées entre ces dents pendant la mastication.

Les incisives centrales supérieures sont en général un tiers plus larges que les incisives centrales inférieures : elles recouvrent donc ces deux dernières complètement, plus la moitié environ de l'incisive latérale inférieure. Cette proportion se maintient jusqu'au niveau des grosses molaires. La large surface triturante de la première grosse molaire du bas répond au tiers distant de la seconde bicuspide supérieure et aux deux tiers médians de la première grosse molaire supérieure. De même, la deuxième molaire inférieure répond au tiers distant de la première et aux deux tiers médians de la deuxième supérieure. Enfin la troisième inférieure s'articule avec le tiers distant de la deuxième et avec la presque totalité de la troisième supérieure. Cette dernière, en effet, est la plus petite des molaires, le plus souvent elle ne dépasse que fort peu le bord distant de la dernière molaire du bas.

Ainsi donc les dents avec leur volume très inégal aux deux mâchoires arrivent à constituer deux rangées parallèles, se répondant exactement dans leur ensemble.

Si les dents se répondaient exactement corps pour corps, comme les maxillaires tendent fatalement à expulser toute dent qui n'est plus maintenue en place par son antagoniste, la perte de l'une d'elles entraînerait presque toujours celle de l'organe qui lui répond à l'autre mâchoire. Au contraire, avec la disposition existante, une dent peut disparaître sans que son antagoniste soit nécessairement compromise.

Les dents ne sont pas absolument disposées sur les mâchoires parallèlement à la direction de leur grand axe. Elles s'écartent plus ou moins de cette direction dans deux sens à la fois, dans le sens médian d'abord, dans le sens labial ou buccal ensuite.

Ces deux inclinaisons sont d'autant moins accentuées qu'on s'écarte davantage de l'axe médian. Très nettes et très constantes aux incisives et canines, elles s'atténuent aux prémolaires et peuvent totalement manquer aux molaires sans qu'il en résulte une anomalie.

L'inclinaison labiale est toujours moins accentuée aux incisives et canines du bas qu'à celles du haut.

Les prémolaires et les molaires inférieures font une remarquable exception à la règle de l'inclinaison buccale. Elles sont parfois absolument verticales, parfois même les prémolaires s'inclinent en effet dans le sens buccal, mais, le plus souvent, ces dents ont une inclinaison marquée dans le sens lingual.

Dans chaque dent, le diamètre médio-distant est

toujours moins long au collet qu'au niveau de la face triturante.

Il s'ensuit que, sur le squelette, les dents ne se touchent pas par toute l'étendue de leurs faces proximales. Elles sont contiguës près de leur bord libre et séparées au niveau du collet par un intervalle plus ou moins grand selon les sujets. Ces espaces se nomment *espaces interdentaires* ou *en V* à cause de leur forme. A l'état frais, ils sont comblés par le tissu gingival.

Les faces linguales étant toujours moins étendues que les faces proximales, disposition dont la raison se trouve dans l'alignement de ces faces selon deux courbes concentriques, ou à peu près, dont la plus interne est nécessairement la moins longue, les points de contact proximaux se portent presque toujours au niveau des angles buccaux et distants. Il peut arriver quelquefois que l'incurvation des faces proximales des molaires place à ces dents le point de contact exactement sur le prolongement du diamètre médio-distant. Parfois, au contraire, la convergence l'une vers l'autre des faces proximales est tellement accentuée que le point de contact régulièrement placé sur le bord buccal se trouve être le sommet d'un angle à sinus lingual. Ces variantes ne constituent pas une anomalie. Il n'en est pas de même de l'écartement exagéré des dents qui n'ont plus entre elles de points de contact. Cette disposition doit être considérée comme anormale.

En effet, les caractères essentiels des dents humaines sont : « la hauteur égale de leur couronne, le niveau égal du bord libre, *la contiguïté absolue des dents* qui se touchent toutes et ne laissent entre elles aucun intervalle » Decaudin et Demontporcelet).

Article II. — Alvéoles.

.Les dents sont maintenues en place par leurs racines incluses dans l'épaisseur des maxillaires, mais les cavités qui les reçoivent ou *alvéoles* n'ont pas d'existence propre. Elles n'existent que pour les dents ; elles sont donc parfaitement modelées sur leurs racines, dont elles suivent même les anomalies. Si la dent change de place ou de direction l'alvéole suit ; si la dent tombe ou est extraite, l'alvéole se résorbe et disparaît.

Comprises entre les deux tables des maxillaires et dans leur épaisseur, les cavités alvéolaires affectent avec ces tables des rapports différents. Les parties de l'os qui enveloppent et contiennent les dents, distinctes des autres parties par leur forme et leur minceur, ont reçu le nom de *procès alvéolaires*.

Les procès alvéolaires enveloppent la dent jusqu'à 1 ou 2 millimètres du collet ; quand ils arrivent à ce niveau, ils sont toujours fort minces.

D'une manière générale les racines des dents répondent surtout à la table externe des maxillaires.

Les incisives supérieures sont assez rapprochées de ce bord externe pour le soulever légèrement ; mais c'est surtout la canine qui fait fortement saillie vers l'extérieur et qui fait sur le maxillaire une éminence constante et fortement marquée, souvent reproduite par la gencive dont est elle recouverte ; le procès alvéolaire à ce niveau est toujours très mince.

De la première prémolaire à la troisième molaire, le procès alvéolaire affecte une disposition remarquable : il s'épaissit près du collet en une crête mince et longue courant longitudinalement jusqu'à la tubérosité, et s'amincissant ensuite en remontant vers l'apex. Il arrive assez fréquemment que les ra-cines de ces dents, solidement enchâssées au niveau du collet, sont recouvertes plus haut d'une lame osseuse tellement mince qu'elle est souvent per-forée.

Le procès alvéolaire lingual est toujours beaucoup plus épais; il ne reproduit jamais la forme des racines qu'il recouvre, pas même celle de la racine linguale des molaires.

A la mâchoire inférieure, les procès alvéolaires sont un peu plus épais qu'à la supérieure.

Aux dents antérieures, incisives et canines, ils sont extérieurement épais près de leur bord libre, et vont en s'amincissant vers l'apex, tandis qu'ils sont au contraire minces près du collet et épais vers l'apex à la face interne.

A cette mâchoire on voit naître également au niveau des bicuspides une crête longitudinale moins marquée qu'au maxillaire supérieur. Par contre, à partir de la seconde molaire la crête oblique externe va en s'épaississant pour former le bord antérieur de la branche montante; par la présence de ce re-bord épais, l'arcade dentaire semble rejetée en dedans, elle croise pour ainsi dire, au niveau des bicuspides, la génératrice de la courbe du maxil-laire et les molaires, surtout les deux dernières « sont fixées en réalité dans des alvéoles creusés dans la portion linguale du corps de l'os, plutôt que dans un procès osseux, comme il arrive pour les dents antérieures ». (Black.)

Les alvéoles, formés ainsi dans leur ensemble par les tables des maxillaires, sont limités individuelle-ment par des cloisons osseuses formées de tissu lâche qui réunissent ces tables entre elles à travers tous les interstices qui séparent les unes des autres les racines des dents.

ARTICLE III. — MOYENS DE FIXATION DES DENTS.

Trois moyens concourent à maintenir la dent dans l'alvéole :

1) Il faut d'abord tenir compte de la façon parfaite dont le tissu du maxillaire se modèle sur la racine ; il en reproduit toutes les dépressions, toutes les saillies, toutes les courbures et, il résulte pour la dent de l'engrènement de tous ces petits accidents un moyen de rétention faible mais réel, à tel point que sur le squelette, débarrassé de toutes ses parties molles, il est quelquefois fort difficile de sortir de son alvéole une dent qui remue entre les doigts.

2) Le vrai moyen de fixation de la dent, c'est la membrane fibreuse ou *périoste dentaire*, qui entoure la racine de toutes parts et l'unit étroitement à la paroi alvéolaire.

Ce périoste, épais dans la jeunesse, se raréfiant avec les progrès de l'âge, est un organe très riche en nerfs et en vaisseaux.

Les éléments vasculaires lui viennent de trois sources : de l'artère pulpaire, qui pénètre par le trou de l'apex dans l'intérieur de la dent ; de l'os, par les canaux de Havers ; de la gencive dans sa partie supérieure.

Malassez et Aguilhon de Sarran, reprenant une vieille théorie qui voyait dans l'implantation de la dent une véritable articulation d'une nature spéciale à laquelle on avait donné par analogie le nom de *gomphose*, considèrent le périoste dentaire comme une sorte de ligament articulaire.

3) Le dernier mode de fixation de la dent dans l'alvéole est la *gencive*.

La gencive est formée de deux tissus superposés et

étroitement unis ; l'un fibreux, contigu à l'os et se continuant sans démarcation précise avec le périoste alvéolaire, l'autre épithélial se terminant au niveau du collet qu'il enchâsse étroitement en formant un anneau. C'est cet anneau, dont l'épaisseur occupe la distance existant entre la terminaison de l'émail et le procès alvéolaire, qui, selon une expression très bonne, *sertit* en quelque sorte la dent et s'oppose à sa projection hors de l'alvéole.

C'est un moyen de contention très réel et très efficace : les dents dont le collet n'est plus étroitement embrassé par la gencive, quand cette gencive l'a abandonné à la suite d'une inflammation ou d'une affection quelconque, sont en effet dans un état marqué d'ébranlement et de mobilité.

CHAPITRE V

TISSUS DE LA DENT

La dent humaine est formée de nombreux tissus différents, qui doivent se ranger d'abord en deux classes : tissus durs et tissus mous (1).

Tissus durs (fig. 60). — Ils sont au nombre de trois :

1° L'*ivoire*, qui forme la masse constituante de la dent et qui lui donne sa forme caractéristique.

2° L'*émail*, qui recouvre l'ivoire sur toute l'étendue de la couronne et qui s'arrête brusquement au collet.

3° Le *cément*, qui entoure la racine et qui vient également se terminer au collet en empiétant légèrement sur l'émail.

(1) Les fig. 6o à 65 et 76 ont été dessinées d'après *Sammlung von mikrophotographien der Zahne des Menschen*, Dr Dent. Surg. A. Gysi und D. med. C. Rose, Zürich, 1894.

Les tissus durs sont propres aux dents ; on ne les retrouve nulle part ailleurs dans l'organisme humain. C'est tout au plus si, chez certains poissons

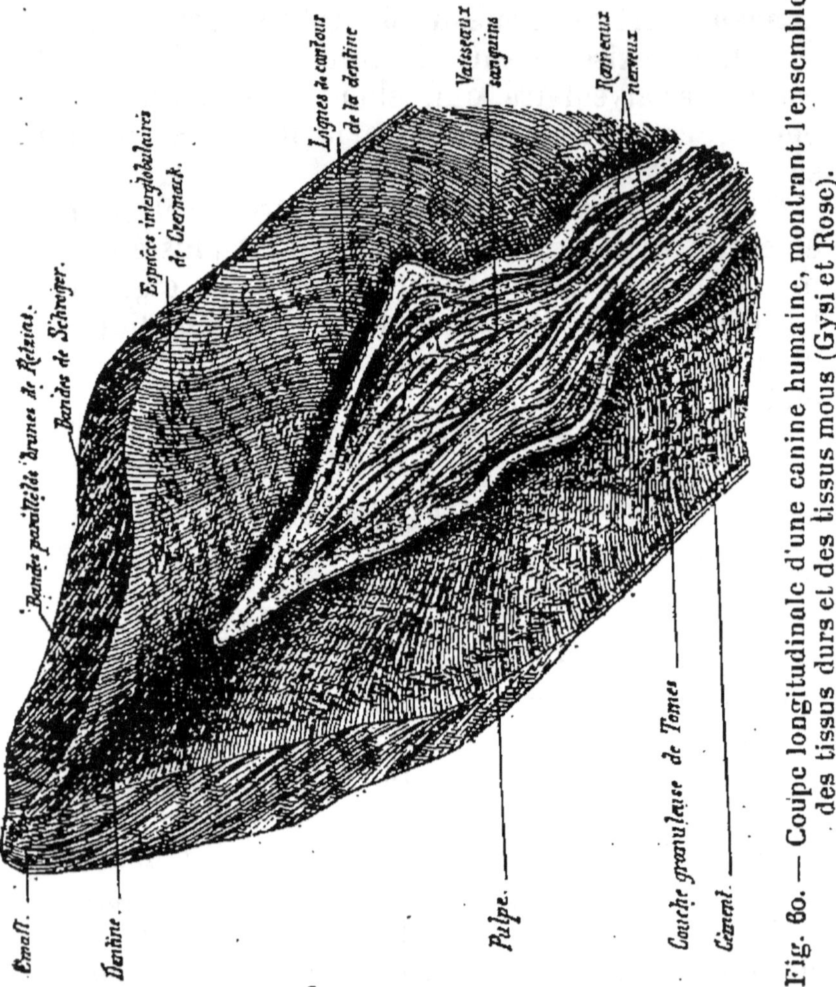

Fig. 80. — Coupe longitudinale d'une canine humaine, montrant l'ensemble des tissus durs et des tissus mous (Gysi et Rose).

ganoïdes et plagiostomes, on trouve de l'émail et de l'ivoire dans certaines écailles et certains piquants cutanés (Cruet). Cela n'a d'ailleurs rien d'absolument extraordinaire, puisque les dents sont de véritables productions épithéliales.

Tissus mous (fig. 61). — Ils sont aussi au nombre de trois :

1° La *pulpe*, partie vivante et sensible de la dent dont elle occupe la cavité interne.

2° Le *périoste*, destiné à unir étroitement la dent à l'alvéole.

3° La *gencive*, qui complète et perfectionne la contention de la dent dans son alvéole en l'enserrant au collet.

ARTICLE Ier. — TISSUS DURS.

Émail. — L'émail est le tissu le plus dur de l'économie et celui qui contient la plus faible proportion de matériaux organiques.

D'après Bibra, il contiendrait en effet :

Phosphate de chaux et traces de fluorure de calcium	89,89
Carbonate de chaux	4,37
Phosphate de magnésie	1,34
Sels solubles	0,88
Substance organique	3,39
Graisse	3,59

Soit, en résumé, 3-4 p. 100 de matières organiques, alors que l'os en contient 33 p. 100.

L'émail recouvre la couronne des dents humaines sur une épaisseur variable ; très mince au collet, il est toujours plus épais sur la face triturante et surtout sur les tubercules de cette face. Telle est du moins la disposition de l'émail sur les dents humaines.

Chez les animaux dont la couronne est revêtue d'une couche de cément (cément coronaire), la couche d'émail existe sous ce cément.

Chez les animaux dont les dents sont à croissance indéfinie, l'émail couvre non seulement la couronne, mais encore la racine et s'enfonce avec elle dans l'alvéole.

Chez les rongeurs, dont les incisives ont besoin d'être sans cesse fort aiguisées et coupantes, l'émail n'existe à ces dents que sur les faces antérieure et latérales ; la face postérieure en étant dépourvue, s'use beaucoup plus rapidement que les autres et l'organe est par suite taillé en biseau aigu aux dépens de sa face postérieure.

Chez certains animaux, l'émail semble ne pas avoir de structure ; chez l'homme, il est finement strié du centre vers la périphérie, et sa brisure se fait toujours dans le sens de ces stries.

Cet aspect est dû à la composition de l'émail, formé de fibres parallèles, accolées les unes aux autres, et prenant par pression réciproque l'aspect de prismes à 5-6 pans à peu près réguliers. On ne croit pas que ces prismes soient unis entre eux par un ciment spécial.

Leur direction n'est pas absolument rectiligne, sauf chez les *Manatées*. Chez l'homme, une coupe longitudinale de l'émail montre les fibres dont il est formé, sensiblement droites dans leur moitié confinant à l'ivoire, devenant fortement ondulées en approchant de la surface libre. Le trajet de chaque prisme, dit Tomes, se rapproche plus ou moins d'une spirale.

Chacune des fibres ayant un diamètre égal à ses deux extrémités et tout le long de son trajet, et la face en contact avec l'ivoire étant moins étendue que la face libre, on doit supposer qu'il existe, partant de la face extérieure, des fibres supplémentaires qui n'arrivent pas jusqu'à l'ivoire. C'est une disposition très difficile à constater à cause du trajet des fibres.

L'émail n'est pas seulement strié longitudinalement par la juxtaposition de ses fibres, il l'est encore transversalement. Hertz voit dans ces stries la présence et la trace d'une *calcification intermittente ;* Decaudin l'attribue seulement à la *réfringence diffé- rente* de chacune des parties d'une fibre qui n'est pas rectiligne, mais spiroïde; Waldeyer et Kölliker ont émis l'opinion, à laquelle se rallie Tomes, de *varicosités* des fibres, sortes de renflements en chapelet destinés à fortifier l'articulation réciproque des prismes. Cette hypothèse est confirmée par l'examen de ce qui se passe dans l'émail du *Rat* où ces stries sont très marquées ; chacune des fibres ainsi striées est dentelée et s'articule exactement par ces petites crêtes avec les fibres voisines.

La constitution des prismes diffère au centre et à la périphérie. Le centre est le point faible de la fibre. Si l'on agit mécaniquement sur l'émail et qu'on le brise, le trait de fracture ne passera pas par l'interstice des fibres, mais par leur centre. Si on les traite par un acide, de préférence par l'acide chromique, le centre se décalcifie le premier : il prend une teinte verte due au sesquioxyde de chrome, tandis que le contour reste incolore. Si l'on emploie un acide plus énergique, l'acide chlorhydrique, le centre des prismes disparaît complètement et la coupe prend l'aspect *fenêtré* qu'a décrit Tomes.

Il existe enfin un troisième mode de striation de l'émail. Ce sont les lignes connues sous le nom de *stries brunes de Retzius,* qu'on a crues, à cause de leur direction presque parallèle à celle du bord libre de la couronne, être l'indice d'une stratification dans la calcification de l'émail. De plus récentes préparations tendraient à faire croire que cet aspect est dû à des faisceaux de fibres adamantines d'une disposition anormale, croisant obliquement les prismes réguliers.

Une autre anomalie dans la structure de l'émail est constituée par des lacunes interprismatiques, dans lesquelles pénètrent des tubes de l'ivoire. J. Tomes a montré que cette disposition est normale chez les Marsupiaux dont elle peut être considérée comme caractéristique.

Les deux faces de l'émail sont très dissemblables : tandis que l'externe est lisse et régulière, l'interne, celle qui est en contact avec l'ivoire, est très irrégulière, accidentée de dépressions et d'éminences par lesquelles elle s'articule avec le tissu sous-jacent.

Chez un sujet jeune, l'émail n'est pas, à proprement parler, directement en rapport avec l'extérieur. Il est recouvert en effet par un organe, la *cuticule de Nasmyth*, dont la signification n'est pas encore positivement connue.

Cuticule de Nasmyth. — Si l'on traite la couronne d'une dent jeune par un acide minéral, on voit s'isoler de la surface de cette couronne par la dissolution des éléments calcaires de l'émail et par le dégagement des gaz issus de cette action chimique, une membrane très mince (1 μ d'épaisseur) qu'il est impossible de se procurer d'une autre façon : c'est la *cuticule de Nasmyth*.

Les caractères propres sont assez simples à connaître. La préparation précédente nous indique qu'elle est inattaquable par les acides. Les alcalis n'ont pas sur elle une action beaucoup plus appréciable : il faut la faire bouillir dans la potasse caustique pour la gonfler un peu. Elle paraît, dit Magitot, composée d'une matière organique azotée, imprégnée de sels calcaires, car sa combustion donne une odeur ammoniacale et laisse un résidu de cendres alcalines. Quand on la traite par le nitrate d'argent, on fait apparaître un réticule semblable à celui qu'on révèle de la même façon sur un endothélium ; les aréoles ainsi circonscrites semblent destinées à recouvrir le sommet des prismes de l'émail.

Au point de vue physiologique, on peut dire que la cuticule protège l'émail contre les attaques chimiques, protection assez illusoire d'ailleurs, car la cuticule, mal douée au point de vue de la résistance mécanique, ne semble pas résister longtemps à l'usure.

La signification morphologique de cet organe a déjà fait naître bien des théories, et rien n'indique que la liste en soit close.

Nous ne croyons pas nous éloigner de la réalité en les groupant autour de deux idées :

L'une voit dans la cuticule le *vestige* du cément coronaire : c'est celle de Nasmyth et de Tomes.

L'autre, un débris de l'organe qui sert à former l'émail : c'est celle de Huxley, de Waldeyer et de Renaut (de Lyon).

Nasmyth, qui a le premier observé et décrit cette membrane, lui donne le nom de *capsule dentaire persistante*.

Tomes n'a fait que tirer de cette idée une conclusion qu'elle comportait essentiellement en disant que la cuticule de l'émail est le vestige du cément coronaire ; en effet, la face interne de la capsule dentaire (que Nasmyth supposait persister) est précisément l'organe de sécrétion du cément. Mais Tomes a longuement développé cette idée et il lui a apporté un argument de grande valeur par la découverte des *lacunes encapsulées*, sortes de nodules cémentaires égarés çà et là dans les dépressions que présente la cuticule quand elle tapisse elle-même une dépression de l'émail.

Cette théorie, bien assise, s'accorde merveilleusement avec les idées d'évolution en honneur aujourd'hui, qui accueilleront toujours favorablement tout ce qui sera *reste ancestral, rappel atavique.*

Toutefois l'embryologie semble soutenir de préférence les partisans de l'autre hypothèse. Huxley, Waldeyer, Renaut, en effet, basent leurs théories sur des recherches embryogéniques. Chacun a exposé la sienne d'une façon différente, selon l'idée générale qu'il se faisait de la genèse de la dent. Toutefois, il se dégage de leurs opinions une idée commune, qui s'éloigne totalement de celle de Tomes, car ni les uns ni les autres n'ont vu dans la cuticule la signification ancestrale que celui-ci lui avait donnée.

Pour Huxley, c'est le débris de la *membrane préformative* qu'il avait imaginé s'interposer entre l'émail formé et l'organe de l'émail (V. *Embryologie*).

Il est juste de dire que l'existence de la membrane préformative est absolument et universellement niée aujourd'hui.

Pour Waldeyer, elle est formée par les cellules de l'épithélium externe de l'organe de l'émail, qui sont devenues cornées en s'appliquant sur l'émail.

Pour Kölliker, c'est une couche formée par les cellules de l'organe de l'émail après qu'elles ont terminé la formation des prismes.

Toutes ces idées qui ont un fond commun, ont été combattues avec quelque succès par les partisans de l'autre théorie. Mais elles viennent de recevoir une confirmation par les travaux plus récents du professeur Renaut, de Lyon, sur les *épithéliums*, qui s'exprime ainsi : « Sur leur face adhérente ou d'implantation répondant à l'émail déjà déposé, les cellules adamantines ne sécrètent plus alors qu'une dernière assise : c'est une ligne de plateaux basaux, qui subit elle-même l'imprégnation calcaire et qui constitue la manifestation clôturale de l'activité de l'épithélium adamantin. *Cette ligne forme la cuticule de l'émail.* Quand la couronne vient émerger au dehors, l'épithélium adamantin, *qui ne se calcifie jamais*, se flétrit dans la portion exposée, découvrant l'émail revêtu de sa cuticule continue. »

Ces interprétations indiquent tout au moins que la signification de la cuticule de Nasmyth, qu'on a considérée un moment comme acquise, est en réalité encore discutable.

Dentine ou ivoire. — La *dentine* ou *ivoire* est la substance qui constitue véritablement la dent. C'est un tissu blanc jaunâtre, moins dur que l'émail, mais plus dur que l'os.

Elle offre à considérer trois éléments distincts : 1) Une substance fondamentale sillonnée de canaux — 2) les parois de ces canaux — 3) des fibres contenues dans ces canaux.

La *substance fondamentale* est homogène, elle contient 28 p. 100 de matières organiques ; les autres éléments sont répartis de la façon suivante :

Phosphate de chaux........................... 66,72
Carbonate de chaux........................... 3,36
Phosphate de magnésie........................ 1,08
Chlorure de sodium........................... 0,83
(d'après Bibra).

De même qu'en traitant l'os par les acides, on obtient une substance se transformant en gélatine par la coction, de même, dans les mêmes conditions, la dent fournit une matière analogue, mais non identique à la gélatine et qu'on a nommée *cartilage de l'ivoire.*

Coupe transversale. — En examinant cette dentine sur une coupe transversale (fig. 61), on reconnaît que cette substance, homogène à l'œil nu, est en réalité criblée d'une infinité de petits trous entourés d'une zone plus claire que la masse de la dentine et nettement différenciée de celle-ci. Ce sont les tubes de

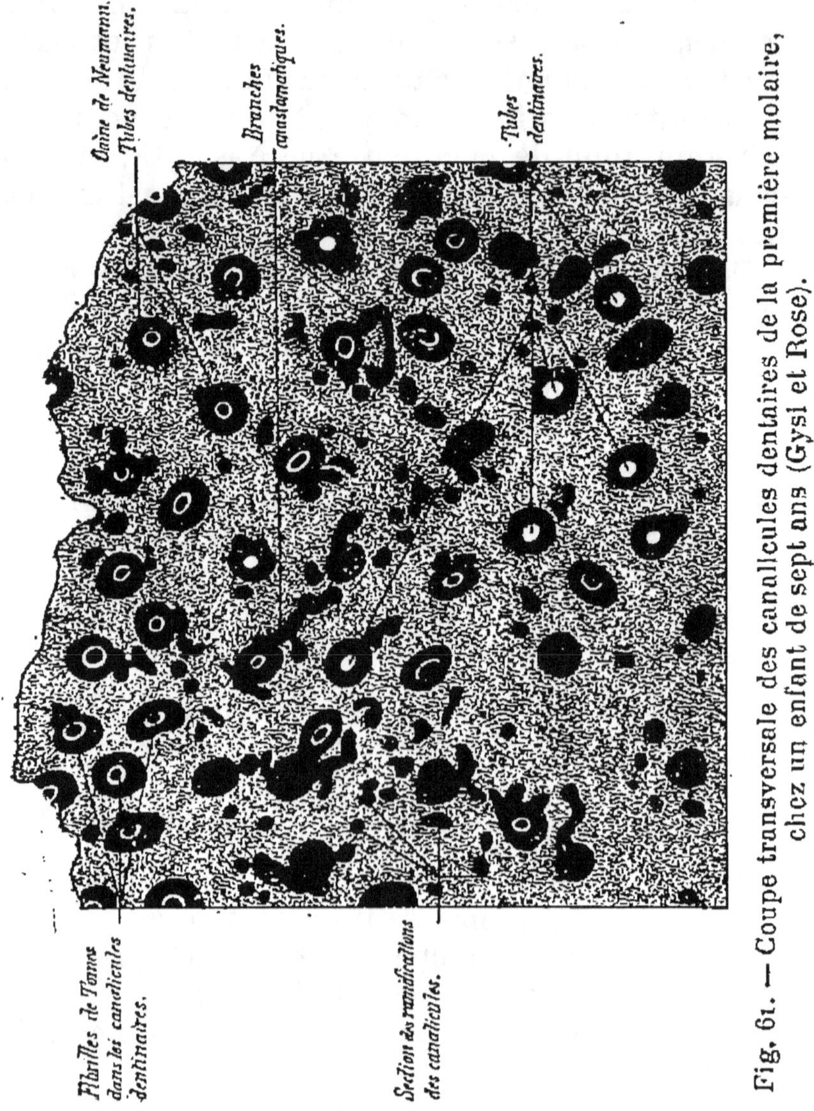

Fig. 61. — Coupe transversale des canalicules dentaires de la première molaire, chez un enfant de sept ans (Gysi et Rose).

l'ivoire ou *canalicules dentaires*, tapissés de leur membrane d'enveloppe.

Cette membrane, décrite d'abord par Kölliker,

puis par Neumann, qui y a attaché son nom (*gaine de Neumann*), isolée par Tomes par l'action d'un acide énergique sur la dentine, n'en avait pas moins été niée par quelques auteurs, Magitot entre autres, qui attribuait leur double contour à un effet de perpective dû à l'épaisseur de la coupe. Quoique leur existence ait été déjà bien établie, aujourd'hui il n'est plus possible de la discuter, car sur des coupes de dents traitées au chromate d'argent suivant la méthode de Golgi, les gaines de Neumann apparaissent de la façon la plus évidente (V. fig. 61).

Coupe longitudinale. — En considérant la dentine sur une coupe longitudinale (fig. 63), on voit les tubes sur tout leur trajet. Partis de la cavité centrale, ils se dirigent vers la surface de l'ivoire non pas dans une direction rectiligne, mais avec des inflexions, qui, répétées par tous les tubes, donnent à la coupe un aspect ondulé très particulier ; les lignes irrégulières ainsi formées se nomment les *lignes de Schreger*.

Chez certains animaux, les tubes de l'ivoire s'envoient des anastomoses tout le long de leur trajet. Cette disposition se remarque également sur les dents humaines, mais elle est bien moins accentuée ; fait particulier, signalé par Tomes, ces anastomoses sont beaucoup plus fréquentes à la racine qu'à la couronne.

Arrivés à une petite distance de l'émail, les tubes se divisent et se subdivisent en ramifications de plus en plus fines et anastomosées largement entre elles. Cette région périphérique, riche en terminaisons tubulaires, a reçu le nom de *zone aréolaire* ou *anastomotique*. Sur tout le bord de l'ivoire qui confine au cément règne une zone de petites lacunes dans la substance dentinaire dans lesquelles viennent se jeter les canalicules. Tomes a donné à cette région, à cause de son aspect, le nom de *couche granuleuse*. Parfois les tubes franchissent la dentine et vont se perdre dans l'émail ; ils peuvent de même pénétrer dans le cément et aller s'ouvrir dans ses lacunes. Cette dernière disposition, à l'inverse de la première, n'est ni exceptionnelle ni anormale.

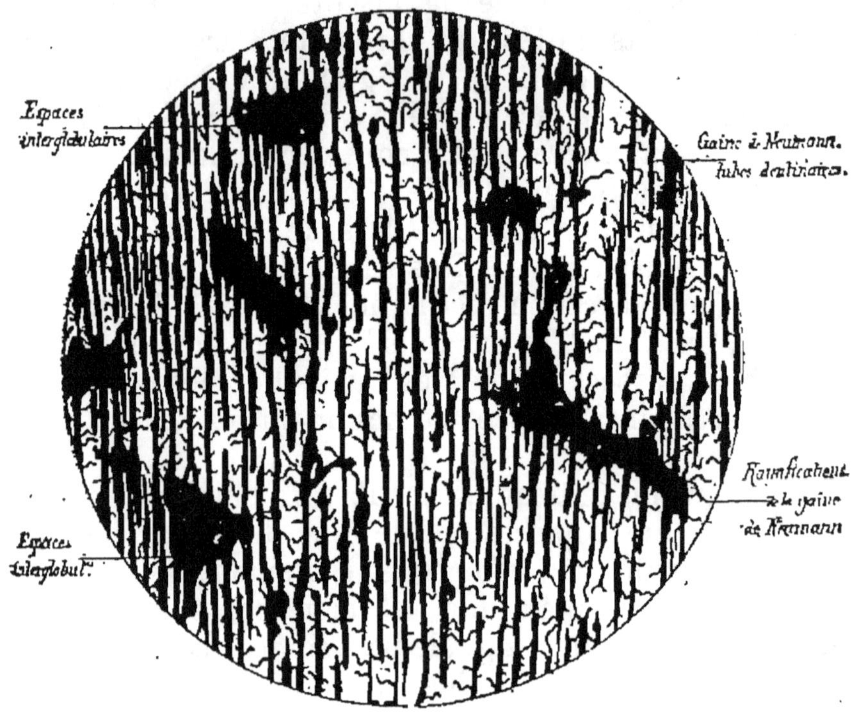

Fig. 62. — Section longitudinale de la couronne d'une incisive. (Gysi et Rose.)

On avait tour à tour supposé gazeux, puis liquide le contenu des canalicules : cette dernière hypothèse fut longtemps acceptée comme démontrée. J. Tomes a découvert la véritable nature de ce contenu : c'est une sorte de filament, appelé *fibrille de Tomes*, qui, parti des cellules périphériques de la pulpe, parcourt les tubes dentinaires sur toute leur longueur (fig. 63.)

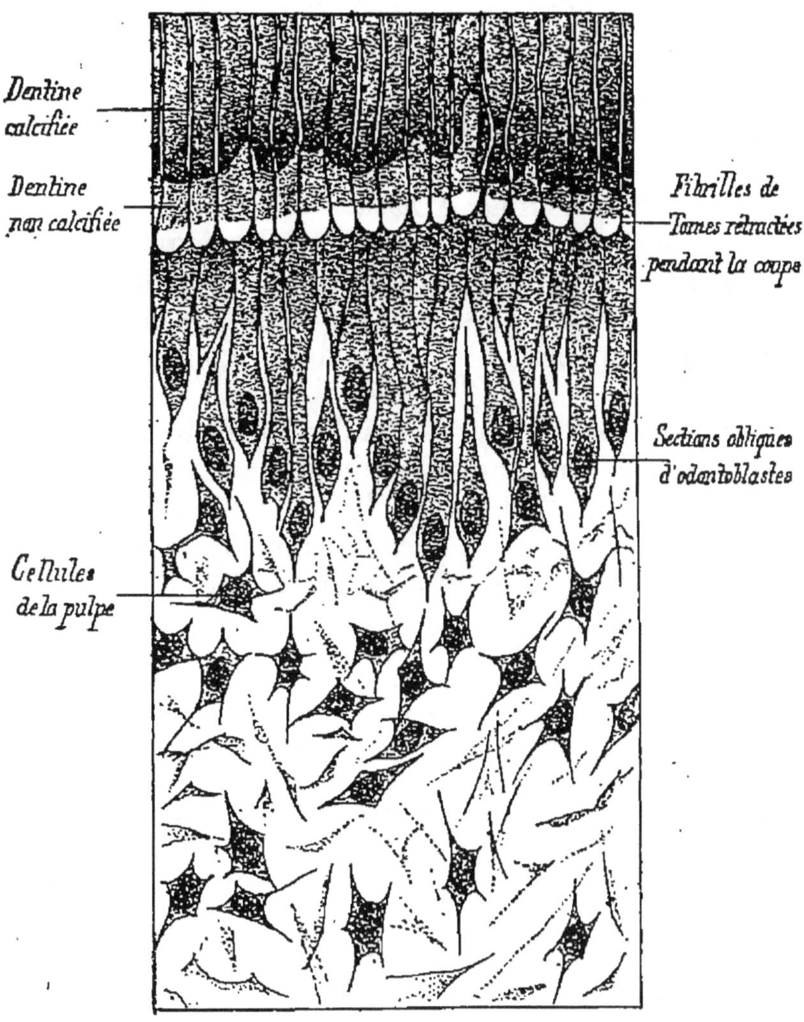

Fig. 63. — Dentine d'une molaire (Gysi et Rose).

L'ivoire n'est pas toujours parfaitement homogène : il présente parfois, souvent même, des espaces plus transparents, moins denses, dont les contours paraissent régulièrement sphériques. On attribue ces espaces anormaux, auxquels on a donné le nom d'*espaces interglobulaires de Czermak*, à des arrêts de la nutrition générale se manifestant ici par des arrêts dans la calcification : la substance calcaire envahissant le tissu dentinaire sous forme de petits globules, on a ainsi l'explication des contours arrondis de ces lacunes, contours qu'on désigne sous le nom de *lignes de contour d'Owen*.

Les espaces interglobulaires de Czermark sont donc pathologiques; nous avons vu au contraire que la dentine offre au voisinage du cément une zone granuleuse qui peut être considérée comme normale.

Cément. — De tous les tissus dentaires, le cément qui enveloppe la racine est celui qui se rapproche le plus de l'os vrai; c'est aussi celui qui contient le plus de matières animales. Il en renferme 32 p. 100 dans des proportions que Bibra a montrées être celles-ci :

Phosphate de chaux............................ 48,73
Carbonate de chaux............................ 7,22
Phosphate de magnésie........................ 0,99
Sels solubles................................. 0,82

Le cément offre une substance granuleuse, finement striée, contenant des *lacunes* de forme et de direction variables, hérissées de prolongements rameux qui les font communiquer les unes avec les autres, et qui les mettent ainsi en communication avec les tubes de l'ivoire (fig. 64).

On trouve aussi dans le cément une sorte de stratification lamellaire, des corpuscules osseux qui le rapprochent de l'os vrai; toutefois ces corpuscules n'affectent aucune disposition régulière. Enfin, autre analogie, on peut y rencontrer des *fibres de Sharpey*.

On donne comme caractère distinctif du cément l'absence de canaux de Havers, caractère qui n'est pas absolument constant. Sur les dents à cément épais, et surtout au voisinage de l'apex, on rencontre parfois de véritables canaux sanguins.

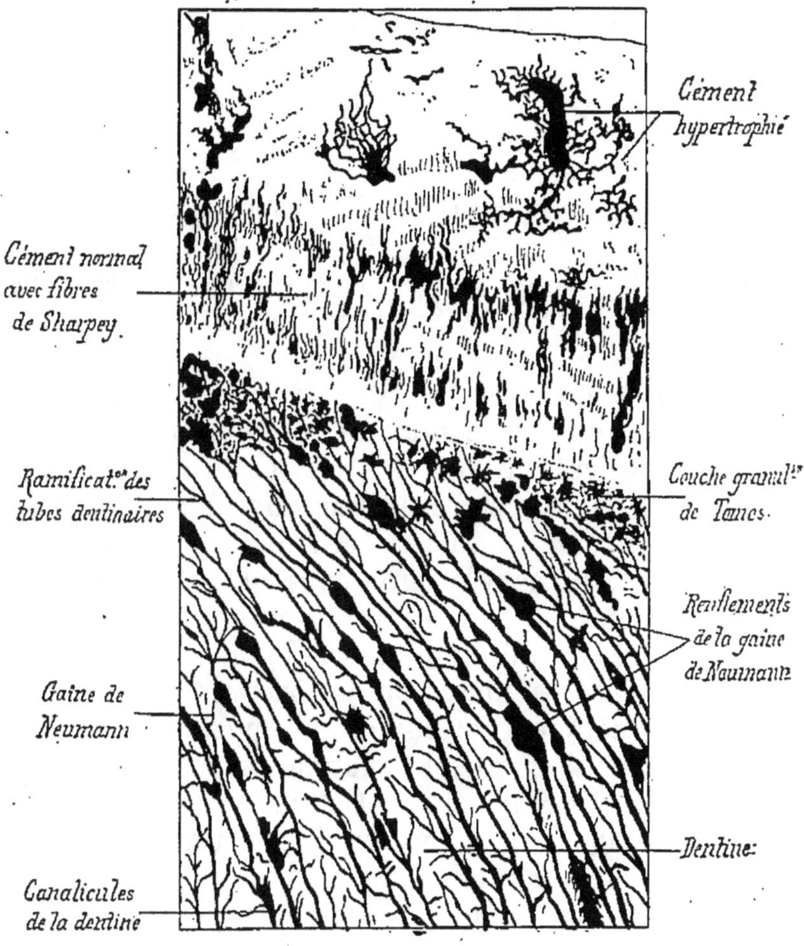

Fig. 64. — Dentine et cément d'une molaire humaine (Gysi et Rose).

Le cément qui, chez l'homme, est réservé à la protection de la racine, prend chez certains animaux herbivores une plus grande importance : il couvre la couronne et réunit entre elles les pièces des dents composées.

De tous les tissus dentaires le cément est le plus superficiel, car il est produit par le feuillet interne du sac dentaire. Nous avons déjà montré qu'au collet il recouvre légèrement l'émail.

ARTICLE II. — TISSUS MOUS.

Pulpe. — La pulpe dentaire (fig. 65) est l'organe qui remplit complètement la cavité interne de la dent.

Physiologiquement, c'est le reste de l'organe de l'ivoire, et, dans une certaine limite, elle remplit encore ce rôle.

Successivement on la crut être un repli intradentaire de la muqueuse buccale, un composé globulaire ou vésiculaire avec des vaisseaux et des nerfs. C'est à Ch. Tomes et à Kölliker que nous devons la connaissance de ce qu'est réellement la pulpe.

La pulpe, qui est d'origine conjonctive, est formée d'une matière fondamentale de nature conjonctive, gélatineuse, au milieu de laquelle on reconnaît des vaisseaux et des nerfs; on y observe en outre des éléments conjonctifs; suivant Tomes, ces derniers éléments seraient surtout abondants dans les pulpes en voie de décomposition. Cette substance de réaction alcaline contient en dissolution une substance albuminoïde, coagulable par l'acide acétique, et une très petite quantité de phosphate de chaux.

Classiquement on décrit dans la pulpe trois couches distinctes :

1) Une couche centrale, renfermant les vaisseaux et les nerfs et contenant en outre quelques éléments embryonnaires.

Les vaisseaux pénètrent dans la cavité de la dent par le trou de l'apex. Ils sont le plus souvent multiples. Selon Tomes, on en trouve ordinairement trois;

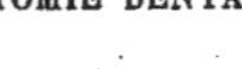
Séparation radiée du tronc nerveux principal en filets nerveux isolés
Division des vaisseaux sanguins et capillaires anastomosés
Denticule
Précipité calcaire
Dentine secondaire
Noyau des cellules de la pulpe
Tronc nerveux principal
Vaisseaux sanguins principaux

ils montent d'abord parallèlement à l'axe de la dent, puis se divisent en plusieurs branches et finalement se terminent par un réseau de capillaires très fins, immédiatement sous la couche des odontoblastes.

Les nerfs (fig. 66) pénètrent dans la pulpe en même temps que les artères sous forme d'un tronc important auquel sont adjoints plusieurs petits filets. Ils s'enchevêtrent avec les vaisseaux et viennent se terminer, au moins en apparence, par un plexus très abondant au niveau du plexus vasculaire.

Leur terminaison réelle n'a pas encore été vue d'une manière indiscutable. La sensibilité de l'ivoire a fait supposer qu'il pénétrait de fins ramuscules nerveux dans les canalicules de la dentine conjointement avec les fibrilles de Tomes. Bell, cité par Tomes, affirme avoir constaté sur une pulpe traitée pendant une heure par l'acide chromique des terminaisons nerveuses franchissant les

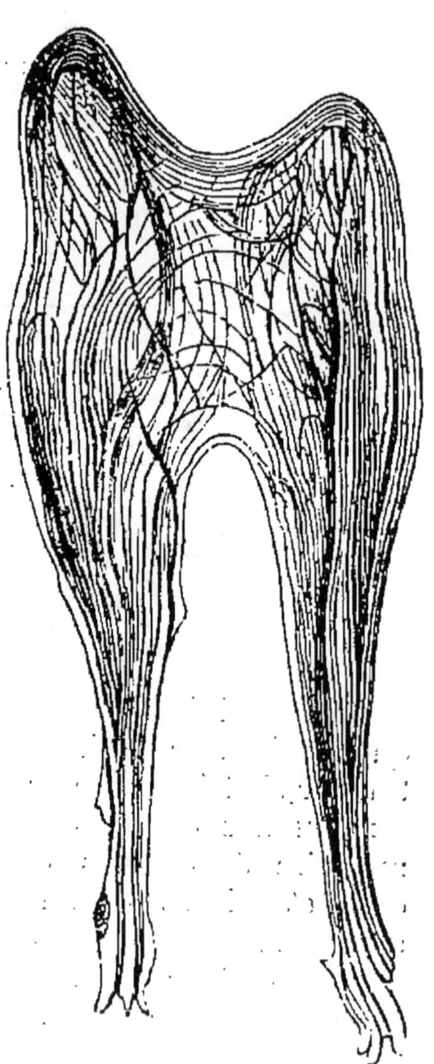

Fig. 66. — Nerfs de la pulpe d'une petite molaire supérieure chez un adulte, à un grossissement de 3o diamètres.

limites de la pulpe, il les a reconnues être des fibres sans myéline en relation de continuité avec les fibres à myéline. Mais ni Bell, ni aucun autre, n'a pu voir une de ces fibres pénétrer dans l'ivoire.

Magitot assure avoir constaté des filets nerveux venant se perdre dans les odontoblastes par leur prolongement caudal.

Johnson, de Baltimore, a plus récemment affirmé qu'il avait trouvé une communication entre la fibrille de Tomes et les filets nerveux. Cependant, Paolo Carreras croit encore que ces fibrilles ne sont que de simples agents de transmission de la sensibilité.

Les éléments embryonnaires qu'on trouve dans le centre de la pulpe diminuent de nombre à mesure que le sujet avance en âge. Ceux qui subsistent chez le vieillard, subissent une transformation conjonctive. Dans certains cas pathologiques, ils peuvent proliférer et donner naissance à ces tumeurs de la pulpe décrites sous le nom de *polypes de la pulpe*, dénomination fausse, car, suivant Paolo Carreras, le pédicule qui leur a fait donner ce nom n'existe qu'en raison de l'exiguïté du pertuis par lequel la tumeur s'est échappée de la dent.

2) Au-dessus de ces éléments, une couche intermédiaire de cellules étoilées anastomosées entre elles et faisant communiquer avec les organes centraux la couche des cellules externes auxquelles elles servent de substratum.

D'après Ch. Tomes, « les éléments cellulaires de la pulpe sont disposés sur une coupe transversale dans le sens de rayons allant du centre à la périphérie », et ces éléments cellulaires seraient d'autant plus nombreux et réguliers dans leur disposition et leur forme qu'ils sont plus rapprochés de la périphérie.

3) La couche la plus périphérique ou *couche des odontoblastes.*

Les odontoblastes sont des cellules ovoïdes ou plutôt pyriformes, tassées les unes contre les autres à la surface de la pulpe, juste en contact avec l'ivoire. Outre leur forme, elles sont caractérisées par leur gros noyau apparent et leurs prolongements. Tomes y voit un *prolongement de l'ivoire,* c'est la *fibrille de Tomes;* un *prolongement pulpaire* ou caudal, qui les met en rapport avec les cellules moyennes de la pulpe et par l'intermédiaire de celles-ci avec les couches profondes; des *prolongements latéraux*, qui les font communiquer les unes avec les autres.

Les odontoblastes sont considérés comme les éléments actifs de la pulpe et ils sont actifs par leur prolongement de l'ivoire dont nous avons dit un mot à propos de l'ivoire, nous proposant de le décrire ici.

Sur des coupes longitudinales on voit les fibrilles de Tomes, parties des odontoblastes, pénétrer dans les canalicules dentinaires dont elles suivent toutes les inflexions.

Sur des coupes transversales de dents jeunes colorées au carmin on peut observer les sections de ces fibrilles en place dans les tubes revêtus de leur gaine de Neumann.

A mesure que l'âge avance, les fibrilles diminuent de diamètre et se laissent envahir par la calcification.

Quelle est la nature de ces prolongements? Tomes croit qu'ils ne sont que le prolongement du protoplasma des odontoblastes et il leur suppose un rôle analogue à celui des cellules olfactives de la grenouille, décrites par Frey comme étant la continuation des ramuscules terminaux du nerf olfactif. Johnson, de Baltimore, prétend avoir trouvé des connexions qui confirmeraient pleinement les prévisions de l'illustre auteur anglais.

Les fibrilles se divisent en autant de branches que les tubes dentinaires et forment, par conséquent, au niveau de la zone aréolaire, un réseau sensible dont la mise à nu pourra être l'occasion d'une douleur assez nette vers la fin de l'évolution d'une carie de premier degré.

Telle est la description classique de la pulpe. Paolo Carreras avoue qu'il n'a pas souvent trouvé ce type dans la réalité. Il a constaté seulement, à la périphérie de l'organe, les odontoblastes plus serrés entre eux, plus nombreux et se rapprochant davantage de leur forme primitive. — Il a donné de cette différence existant entre la réalité et la description des auteurs, une raison absolument valable : que les auteurs auraient fait une confusion entre le *germe dentaire*, où l'on retrouve effectivement les éléments disposés et différenciés comme ils l'ont dit, et la *pulpe dentaire* telle qu'elle existe chez l'adulte, après la complète formation de la dent et le rétrécissement de l'apex. Dans cette pulpe constituée, les éléments histologiques sont bien moins faciles à distinguer.

La pulpe a-t-elle ou non une membrane d'enveloppe? Les anciens auteurs n'en doutaient pas. Tomes l'explique ainsi : la membrane de l'ivoire (couche des odontoblastes) revêt la pulpe à la manière d'un épithélium. C'est aussi l'avis de Kölliker.

Raschkow en avait fait une membrane spéciale, à laquelle il avait donné le nom de *préformative*. Bell la croyait constituée par le périoste alvéolaire dont un feuillet pénétrait par l'apex dans la cavité pulpaire. Andrieu s'en est fait une opinion assez peu dissemblable de celle de Bell.

Enfin, Robin et Magitot, dont Paolo Carreras approuve l'opinion, l'ont expliquée de cette façon : Les odontoblastes seraient unis entre eux par une substance intercellulaire *qui les enveloppe de tous côtés*, mais qui les déborde du côté externe sur une certaine épaisseur, formant une sorte de pellicule à laquelle on ne saurait donner le nom de *membrane*.

La pulpe dentaire, débris d'un organe qui a formé l'ivoire, continue elle-même cette fonction durant la vie de l'individu. Normalement elle s'atrophie avec l'âge par la sécrétion de nouvelles couches de dentine qui empiètent peu à peu sur l'espace qu'elle occupe. Chez le vieillard, elle disparaît à peu près complètement.

Elle représente encore un élément de résistance de la dent contre la carie, par la sécrétion de la dentine secondaire, destinée à densifier et à augmenter d'épaisseur la couche d'ivoire qui sépare la pulpe du point atteint.

Il peut arriver encore que, sous l'influence de certains troubles pathologiques, la pulpe produise dans l'épaisseur de son tissu et sans soudure avec l'ivoire des nodules d'apparence calcaire qui peuvent même l'envahir en entier.

On n'avait pas jusqu'à présent de définition bien précise de cet état de la pulpe. Par suite de la vieille assimilation de la dent à l'os, on avait dit que la pulpe *s'ossifiait*. Harris emploie cette expression. Owen appella cette matière de nouvelle formation *ostéo-dentine*. Plus généralement on parle de *calcification*, sans trop avoir d'idée nette sur cette calcification. Paolo Carreras, reprenant les idées de Weil, nous apprend en quoi consiste ce phénomène : « Il ne s'agit pas de calcification, dit-il, et encore moins d'ossification, mais bien de la transformation en substance éburnée, qu'on peut appeler *métaplasie éburnée de la pulpe dentaire* ou *éburnification* de cet organe. A vrai dire, cette néoformation est de la *vraie dentine* traversée par des canalicules irréguliers dans leur direction et très ramifiés. »

Périoste alvéolo-dentaire. — Le *périoste alvéolo-dentaire* est la membrane qui tapisse la cavité alvéolaire et qui sert à joindre la dent aux parois de cette cavité.

Commençant au niveau du collet de la dent, il se continue jusqu'à l'apex et même envoie un prolongement jusque dans le canal dentaire pour envelopper les vaisseaux qui se rendent à la dent.

Il se compose de fibres conjonctives, se dirigeant obliquement et de haut en bas de l'alvéole au cément en formant des faisceaux onduleux qui affectent une disposition différente selon qu'on les considère au niveau de l'os, ou au niveau du cément. Par leur extrémité alvéolaire ils ne diffèrent du périoste ordinaire que « par l'absence complète d'éléments élastiques et le grand nombre de ses filets nerveux » (Magitot).

Au contraire, du côté du cément, les fibres deviennent plus fines, plus onduleuses, plus entrecroisées, comme pour donner plus de laxité à l'organe qu'elles soutiennent. De côté et d'autre, l'implantation est remarquablement solide.

Le périoste ainsi formé reçoit un riche plexus nerveux, dans lequel Kölliker mentionne des tubes larges et de nombreux vaisseaux venant de trois sources : l'artère pulpaire, les vaisseaux de la gencive, les canaux de Havers de l'alvéole. L'artère pulpaire est celle qui fournit le plus de branches au périoste.

Cruet a montré un côté du rôle physiologique de cette membrane, quelle qu'en soit la nature. En cas de disparition de la pulpe, elle devient le siège d'une suractivité de circulation qui empêche de considérer comme morte toute dent dont le périoste n'a pas cessé ses fonctions. Cette sorte de pléthore peut aider à comprendre, sans préjudice d'autres causes, la facilité avec laquelle se produit l'inflammation de ce tissu, la *périostite*, dans les dents à pulpe dévitalisée.

Une discussion sans fin s'est élevée sur la question de savoir si le périoste est composé d'un seul ou « de deux tissus distincts accolés l'un à l'autre ». Voici, d'après Decaudin et Demontporcelet, les arguments en faveur de l'une et l'autre opinion :

Tomes se déclare pour un périoste unique : il se base sur la communauté d'origine des vaisseaux et nerfs radiculaires et de la plupart des vaisseaux et nerfs du périoste ; d'où il conclut à l'origine commune de la pulpe et du périoste et de là à l'unité du périoste.

Au contraire Spence Bate, Heitzmann, Sharpey et Schelley admettent l'hypothèse de deux membranes : ils pensent qu'à de l'os vrai il faut un périoste vrai, et à un os modifié un périoste modifié.

Ingersoll déclare que le périoste alvéolaire est irrigué par les canaux de Havers de l'alvéole et le périoste cémentaire par l'artère pulpaire, et conclut à « deux nutritions distinctes, deux feuillets distincts ». Le même auteur s'appuie encore sur l'*excémentose* qui se produit toujours du côté du cément, sans que jamais du côté de l'alvéole il se produise d'exostose au même moment.

Kölliker mentionne deux structures différentes, mais ne conclut pas pour cela à deux tissus distincts.

Malassez a établi que le *périoste alvéolo-dentaire n'est pas un périoste*. Au triple point de vue, dit-il, « de la physiologie, de l'histologie, de l'anatomie comparée, il n'y a pas de périoste entre le maxillaire et la dent, il y a un véritable ligament. Les anciens anatomistes avaient donc eu raison de voir là une *articulation*, une sorte particulière de *synarthrose*, à laquelle ils avaient donné le nom pittoresque de *gomphose*. »

Voici comment cet auteur comprend le ligament alvéolo-dentaire :

« Je ferai remarquer tout d'abord, dit-il, que s'il existait un véritable périoste entre le maxillaire et la dent, la mastication serait absolument impossible ; car cette membrane se trouverait sujette à des pressions considérables, qui seraient atrocement douloureuses en raison de sa grande richesse en nerfs...

« Sur des coupes comprenant la dent dans son alvéole, on voit de solides faisceaux fibreux qui, des parois de la cavité alvéolaire, vont en convergeant s'insérer à la surface de la racine dentaire et forment dans leur ensemble une sorte de ligament circulaire ; ils pénètrent profondément sous forme de fibres de Sharpey dans le maxillaire, comme dans le cément, ainsi que cela a lieu dans les solides insertions tendineuses... Ils ont en général leur point d'attache maxillaire plus élevé ou plus superficiel que le dentaire, en sorte que la dent se trouve comme suspendue par ces faisceaux à l'intérieur de la cavité alvéolaire. La mastication ne pourra donc produire de ces compressions dont nous parlions plus haut, mais de simples tractions comme sur tout ligament. De plus, il existe entre les faisceaux tendineux d'assez larges interstices remplis d'un tissu cellulaire lâche ou médullaire, communiquant avec les espaces médullaires voisins, et c'est dans ces interstices que se trouvent et les volumineux vaisseaux et les nombreux nerfs de cette région ; il n'y aura donc pas à redouter de compression pour ces derniers (1). »

M. Beltrami a donné (2) une très bonne étude du périoste.

Gencive. — « La gencive, dit Kölliker, est cette portion de la muqueuse buccale qui revêt le bord alvéolaire des mâchoires, en circonscrivant le collet des dents ; elle est constituée par un tissu rougeâtre, vasculaire, *assez mou*, qui ne paraît ferme au toucher qu'à cause des parties dures sous-jacentes. Là où les gencives sont appliquées sur les dents elles-mêmes, elles ont une épaisseur de 1 à 4 millimètres et portent de grosses papilles qui ont de 0,3 à 0,7 millimètres de hauteur ; ces papilles sont garnies de petites papilles simples ; le tout est revêtu d'un épithélium pavimenteux de 0,45 à 0,88 millimètres d'épaisseur entre les papilles. *Je n'ai rien trouvé* dans les gencives qui ressemblât à des glandes. (Ces glandes avaient été décrites par Serres, qui leur avait attribué un rôle dans l'élimination des produits toxiques : mercure, plomb, etc.) Il faut éviter de prendre pour des orifices glandulaires, certaines dépressions arrondies de la couche épithéliale, dans lesquelles les cellules sont plus cornées. Ces dépressions, qui ont 170 à 330 μ de largeur, se rencontrent fréquemment à la partie supérieure des gencives (3). »

La gencive reçoit de nombreux vaisseaux, mais peu de nerfs ; elle se continue au collet avec le tissu péridentaire sans ligne de séparation constatable.

(1) Malassez, *Arch. de Phys.*, 1885, p. 144.
(2) Beltrami, *L'articulation alvéolo-dentaire chez l'Homme*, thèse, Paris, 1895.
(3) Kölliker, *Traité d'histologie*.

CHAPITRE VI

DÉVELOPPEMENT DES DENTS

On a longtemps ignoré le mode de formation des dents. Eustachi, Urbain Hémard, Albinus s'en étaient jadis occupés sans en reconnaître la nature. Plus près de nous Fox (1), Serres, Cuvier, Delabarre, Oudet (2), Flourens (3) ont étudié cette question.

Black et Bell ont décrit les dents permanentes comme naissant du sac des temporaires.

Goodsir donna le premier une théorie complète : la théorie du *sillon dentaire primitif*, qui n'offre aujourd'hui qu'un intérêt historique.

Théorie de Goodsir. — Goodsir admettait quatre périodes :

1º *Période du sillon primitif.* — Sur un embryon de six semaines on constate, d'après lui, un sillon profond courant sur le bord du maxillaire en reproduisant ce qui sera plus tard l'arcade dentaire. Bientôt au fond de ce sillon s'élève une crête qui le divise en deux sillons plus petits, l'un antérieur qui sera le repli gingivo-labial, l'autre postérieur ou sillon dentaire proprement dit.

2º *Période papillaire.* — Bientôt au fond de ce sillon apparaît le germe des dents sous forme de papilles ovoïdes et granuleuses. Ce sont successivement : la première molaire supérieure (7ᵉ semaine), la canine (8ᵉ semaine), les incisives (9ᵉ semaine), la seconde molaire (10ᵉ semaine).

(1) Fox, *Histoire naturelle et maladies des dents.* Paris, 1821.

(2) Oudet, *Recherches anatomiques, physiologiques et microscopiques sur les dents.* Paris, 1862.

(3) Flourens, *Recherches sur le développement des os et des dents,* Paris, 1841, et *Théorie expérimentale de la formation des os,* Paris, 1847.

3° *Période folliculaire*. — Vers la fin de la dixième semaine, les parois du sillon se rapprochent et tendent à se refermer par-dessus les papilles ; pendant la douzième semaine des prolongements unissent ces parois dans les interstices des papilles. A la quatorzième semaine, ce travail s'est effectué de telle sorte que chaque papille semble s'être enveloppée d'un follicule.

4° *Période d'éruption*. — Le développement des racines comprend trois actions simultanées : l'allongement de la pulpe, le dépôt de substance dentaire sur la pulpe et son adhérence à cette portion du sac interne qui est en contact avec elle.

Vers la quatorzième semaine, apparaissent derrière les follicules des dents temporaires, les *cavités de réserve*, dépressions en forme de croissant dans lesquelles vont se développer avec les mêmes phases que précédemment les papilles des dents permanentes. D'abord largement en communication avec les sacs des temporaires, ceux des permanentes finissent par s'isoler et ne sont plus en relation avec les premiers que par un petit pertuis : l'*iter dentis* de Delabarre.

Cette théorie fut acceptée universellement jusque vers 1863, époque où Kölliker, en prouvant l'origine épithéliale de l'émail, ouvrit une voie nouvelle.

C'est seulement depuis vingt-cinq ans à peine, après les travaux de Wedl, Waldeyer, Kollmann, que la question a été envisagée sous son vrai jour.

En 1873, puis en 1879, MM. Legros et Magitot ont fait connaître (1) une théorie qui est universellement admise aujourd'hui, et c'est elle que nous adopterons.

THÉORIE DE LEGROS ET MAGITOT (fig. 67 à 72). —

____

(1) Magitot et Legros, *Origine et formation du follicule dentaire chez les mammifères* (*Comptes rendus de l'Acad. des Sciences*, 1873, t. LXXVII, p. 1000, et *Journal d'Anatomie* de Ch. Robin, 1873, p. 449).

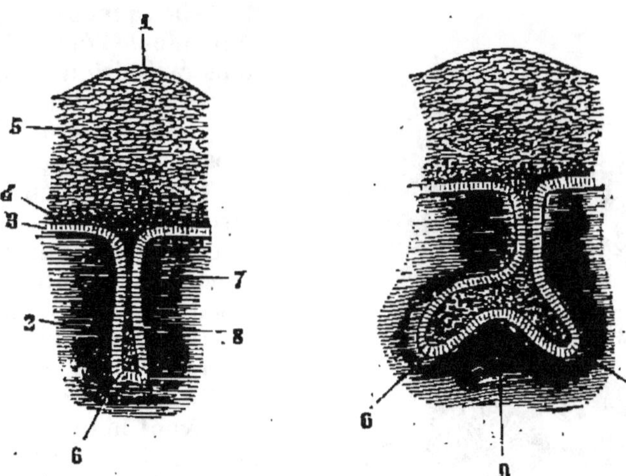

Fig. 67. — Première ébauche de l'organe de l'émail.

Fig. 68. — Premier tracé de la papille dentaire et du sac dentaire.

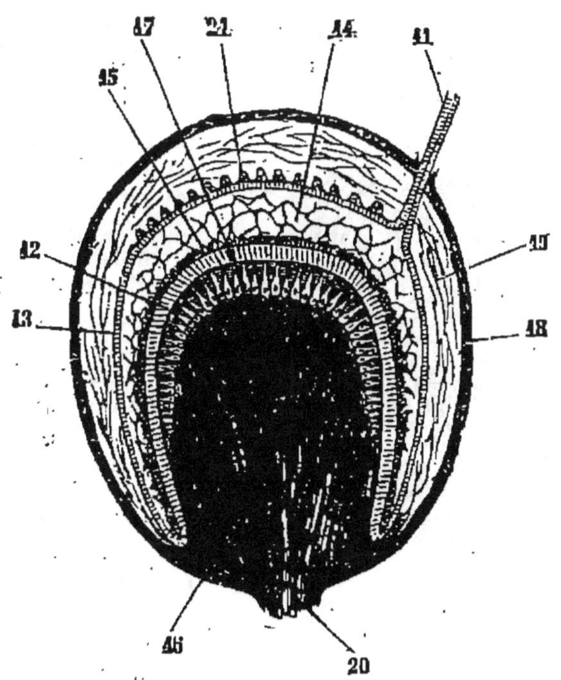

Fig. 69. — Germe dentaire complètement formé.

Fig. 67 à 71. — Développement des

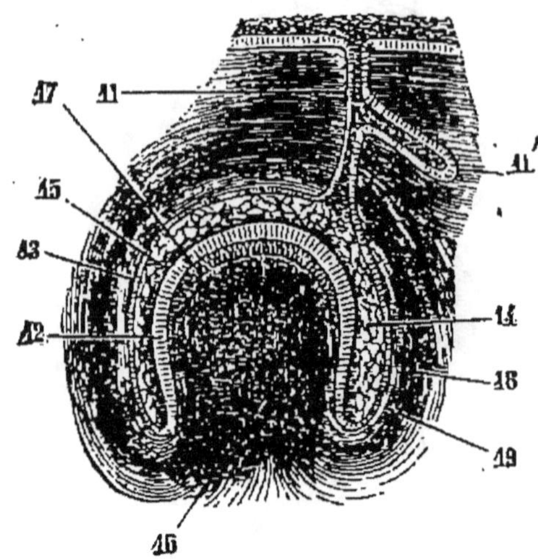

Fig. 70. — Stade plus avancé.

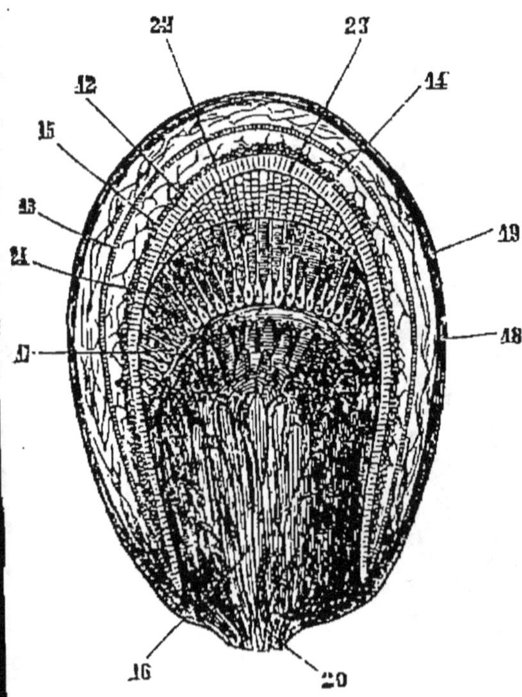

Fig. 71. — Calcification du germe dentaire; apparition de l'émail et de l'ivoire.

dents. Figures demi-schématiques.

1, crête dentaire ; 2, derme de la muqueuse ; 3, couche profonde de l'épithélium; cellules cylindriques; 4, couche moyenne, cellules arrondies ; 5, couche superficielle, cellules pavimenteuses ; 6, germe de l'organe de l'émail ; 7, sa partie extérieure formée par les cellules cylindriques de la couche épithéliale profonde ; 8, son intérieur rempli par les cellules arrondies de la couche épithéliale moyenne ; 9, saillie du derme muqueux soulevant le fond de l'organe de l'émail et constituant l'ébauche de la papille dentaire ; 10, premières traces du sac dentaire ; 10, pédicule rattachant l'organe de l'émail à l'épithélium buccal (*gubernaculum dentis*); 11, première trace de l'organe de l'émail de la dent permanente ; 12, membrane de l'émail formée par les cellules internes cylindriques de l'organe de l'émail; 13, cellules externes de l'organe de l'émail ; 14, cellules intermédiaires étoilées formant la pulpe de l'émail ; 15, membrane intermédiaire ou cellules germinatives ; 16, papille dentaire ; 17, cellules de l'ivoire ; 18, partie externe du sac dentaire ; 19, partie interne de ce sac plus lâche ; 20, pédicule de la papille dentaire donnant passage aux vaisseaux et aux nerfs ; 21, bourgeons épithéliaux de la membrane externe de l'organe de l'émail ; 22, prismes de l'émail ; 23, prétendue membrane préformative; 24, ivoire de nouvelle formation avec les fibres dentaires. (Beaunis et Bouchard.)

L'organe qui va devenir une dent, se compose de trois parties distinctes, se développant successivement :

1° L'*organe de l'émail*, d'origine épithéliale, formé par l'invagination de la couche de Malpighi ;

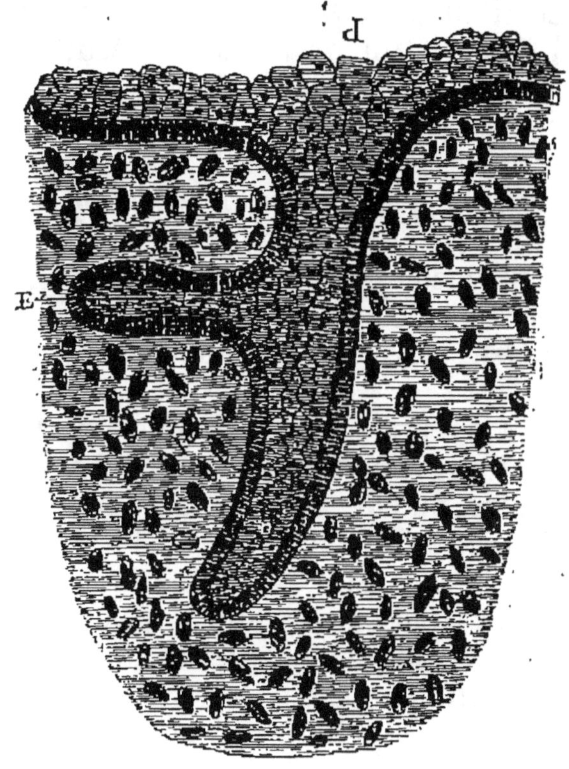

Fig. 72. — Coupe d'une des branches du maxillaire inférieur d'un mouton de 0ᵐᵐ,065. Grossissement de 260 diamètres (Magitot et Legros) (*).

2° La *papille dentaire*, la future pulpe, d'origine conjonctive, qui vient se recouvrir de l'organe de l'émail comme d'un capuchon ;

3° Le *sac dentaire*, également d'origine conjonc-

(*) *d*, épithélium de la surface buccale se prolongeant dans la mâchoire sous forme de bourgeon plus ou moins vertical ; E, lame épithéliale naissant de ce bourgeon.

tive, qui enveloppe le tout et qui sera en même temps l'organe du cément.

Formation de l'organe de l'émail. — C'est vers le 40ᵉ ou 45ᵉ jour de la vie fœtale que l'on trouve sur les mâchoires le premier indice du travail de dentification. Le tissu gingival superficiel est le siège d'une prolifération intense, dont le résultat est la production tout le long de la future arcade d'une petite élevure continue à laquelle on a donné le nom de *bourrelet épithélial*.

On sait que la gencive, tissu pavimenteux stratifié, est formée schématiquement de trois couches : l'une supérieure, composée de cellules plates, l'autre moyenne, formée de cellules polyédriques, la dernière inférieure, constituée par des cellules prismatiques.

La couche moyenne surtout semble être le siège de la prolifération ; par son augmentation de volume, en même temps qu'elle soulève la couche superficielle, en constituant le bourrelet, elle déprime la couche profonde des cellules prismatiques en l'enfonçant dans le tissu embryonnaire des maxillaires et en formant un sillon ou *V épithélial*. Si l'on soumet à la macération un fœtus arrivé à ce stade de développement, l'épithélium se détache avec une extrême facilité, laissant dans le tissu sous-jacent la dépression du V épithélial : c'est là l'origine de la théorie du sillon de Goodsir (fig. 72).

Bientôt de la face interne et concave de ce V, qui est incliné de dehors en dehors et incurvé avec concavité interne, se détache un prolongement horizontal, aplati, formé des mêmes éléments histologiques, c'est-à-dire extérieurement de cellules prismatiques, intérieurement de cellules polyédriques, mais en petit nombre, souvent réduites à une seule couche. C'est la *lame épithéliale* (fig. 73).

A l'extrémité libre ou interne de cette lame, apparaît, au point où sera la future dent, un renflement toujours formé des mêmes éléments, mais qui se développe peu à peu par prolifération des cellules polyédriques et surtout aux dépens de la face inférieure de la lame. C'est le *bourgeon primitif*, première trace de l'organe de l'émail.

A mesure que cet organe s'accroît, la lame épi-

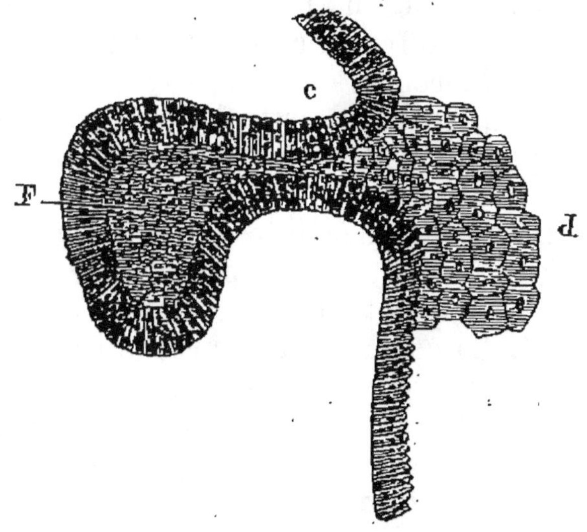

Fig. 73. — Coupe de la lame épithéliale d'un embryon de mouton de 0^{mm},115. Grossissement 350 diamètres (Magitot et Legros) (*).

théliale s'allonge, s'incurve et s'aplatit pour le suivre : elle sera bientôt réduite à un simple cordon.

Formation de la papille dentaire.— A ce moment apparaît au milieu du tissu embryonnaire, qui formera le maxillaire, un point sombre qui semble résulter seulement de la condensation du tissu, car on

(*) C, cellules prismatiques qui font suite aux cellules de la couche de Malpighi ; D, grandes cellules épithéliales du bourrelet épithélial ; F, petites cellules de la lame épithéliale.

ne remarque aucun changement dans la structure des éléments histologiques. L'organe de l'émail, qui jusqu'alors avait été sensiblement sphérique, commence à changer de forme. Sa face inférieure s'aplatit, puis s'invagine dans sa moitié supérieure ; ce mouvement s'accentue peu à peu et l'organe de l'émail ressemble bientôt à un capuchon qui viendrait coiffer la papille et qui serait rattaché au V épithélial par le cordon. Tomes l'a comparé, à cause de l'aspect qu'il offre en ce point de son évolution, à un vase de Florence.

A mesure qu'il prend cette forme caractéristique et que la papille le déprime, il subit des modifications dans sa structure.

Les deux couches de cellules prismatiques (fig. 73), qui jusque-là avaient été composées d'éléments semblables en tous points, cessent alors d'évoluer parallèlement. La couche inférieure, qui répond à la papille, s'accroît considérablement, les cellules qui la constituent deviennent plus volumineuses et plus longues. Bientôt elles s'effilent par leur extrémité centrale et se mettent en rapport avec les cellules polyédriques, qui elles-mêmes éprouvent des modifications. Les cellules de la couche inférieure ainsi modifiées s'appellent *adamantoblastes*.

Une modification simultanée s'accomplit dans les cellules polyédriques qui occupent l'intérieur de l'organe de l'émail. Celles qui sont au centre deviennent étoilées par l'interposition entre elles d'une substance albuminoïde, gélatiniforme, qui donne à l'ensemble une consistance molle à laquelle il doit son nom de *gelée de l'émail*. Les cellules qui sont en contact avec la couche profonde de l'épithélium adamantin, prennent une forme spéciale, intermédiaire entre celle des cellules du centre et celle qu'elles possédaient auparavant.

Toutes ces cellules s'anastomosent entre elles et la couche des adamantoblastes se trouve mise en rapport avec la gelée de l'émail par l'intermédiaire de la couche périphérique, qui a reçu, à cause de ce rôle, les noms de *stratum intermédiaire, couche intermédiaire de Kollmann, membrane intermédiaire de Hannover* ou *matrice de l'émail.*

Le rôle de la gelée de l'émail est inconnu. « L'émail, dit Ch. Tomes, peut parfaitement se former en son absence, comme chez les reptiles ou les poissons ; chez les mammifères même elle disparaît avant que l'émail soit achevé. »

Le même auteur enregistre l'hypothèse que cette gelée de l'émail pourrait ne servir qu'à remplir temporairement la place que la dent occupera quelques mois plus tard. Cette explication nous semble insuffisante.

La question des membranes préformatives a donné lieu à diverses discussions.

Huxley a nié la transformation de l'épithélium adamantin en émail, à cause de l'existence d'une membrane qu'il décrit et qui, d'après lui, séparerait l'émail déjà formé des adamantoblastes. Il est très affirmatif à ce sujet, et prétend que cette membrane peut être isolée de la surface de l'émail à *toutes les périodes de son développement.* Tomes ne croit pas à l'existence de cette *membrane de Huxley*, il dit qu'elle n'existe probablement pas. Renaut, de Lyon, a repris cette idée.

Quand on parle de membrane de Huxley, on a donc en vue une membrane limitant la face inférieure des cellules prismatiques de l'épithélium adamantin, et qui se trouvera placée entre ces cellules et l'émail quand celui-ci sera formé.

Une autre membrane a été décrite, également à la face inférieure des cellules prismatiques de l'épithélium adamantin, mais lors de la formation de l'émail, elle resterait interposée, non entre ce produit et les cellules qui l'ont engendré, mais entre ce même produit et le dentine. C'est la *membrane de Henle*, ou encore *membrane préformative de Raschkow*.

D'après MM. Legros et Magitot, c'est là seulement une apparence due à ce que les plateaux qui terminent inférieurement les adamantoblastes peuvent facilement se détacher de ces cellules, et en adhérant les uns aux autres donner l'illusion d'une membrane.

Pendant que s'opèrent les transformations de l'organe de l'émail, décrites un peu plus haut, la papille dentaire, qui apparaît sous forme d'une tache sombre, s'est organisée. On y trouve maintenant à la périphérie, en contact avec l'organe de l'émail, une petite zone claire, amorphe, dans laquelle on a voulu voir encore une *membrane préformative* qui n'a pas reçu de nom d'auteur. Ch. Robin et Magitot l'ont montrée formée par une substance transparente, gélatiniforme, abondante dans toute la pulpe, mais condensée surtout à sa périphérie, là où se développent bientôt les odontoblastes, ces cellules pyriformes décrites antérieurement (page 257), et auxquelles elle forme comme un vernis (fig. 74).

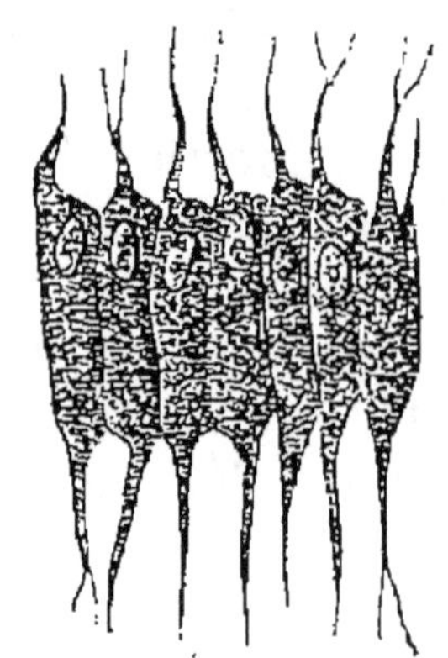

Fig. 74. — Cellules de l'ivoire de l'homme, grossissement 600 diamètres (Magitot et Legros).

Au-dessous de cette zone, on trouve des cellules étoilées, mélangées encore de nombreux éléments embryonnaires (dont quelques-uns persisteraient jusqu'à l'âge adulte), et, à la base enfin, une anse vasculaire à laquelle vient se joindre plus tard un filet nerveux. Arrivée à ce stade de son développement, la papille prend le nom de *bulbe dentaire*.

Formation du sac dentaire (fig. 75 et 76). — A peu près vers le même moment, on voit apparaître à la base du bulbe des prolongements de même nature, qui peu à peu s'organisent, s'élèvent en forme de çalice autour de l'organe dont nous avons suivi les transformations, l'englobent, arrivent au contact du cordon épithélial atrophié, le *gubernaculum dentis*, pour finir par le sectionner et isoler ainsi le follicule dentaire de l'épiderme. A ce stade, le sac dentaire, de forme assez régulièrement ovoïde, n'est plus percé qu'à la base, d'une ouverture qui sans cesse diminue de diamètre, véritable hile de l'organe aux vaisseaux et aux nerfs duquel il livre passage.

Le sac dentaire serait constitué de deux couches distinctes.

La couche interne, formée d'un tissu lâche et peu dense, assez mou, bien développée chez les ruminants qui ont du cément coronaire, et regardée généralement comme l'organe générateur de ce tissu. MM. Robin et Magitot l'ont jugée assez nettement différenciée pour la décrire spécialement sous le nom d'*organe du cément*, comme nous venons de décrire un organe de l'émail et un organe de l'ivoire (*bulbe dentaire*).

Tomes n'est pas de cet avis, il pense, et Cruet avec lui, que le cément n'a pas d'organe spécial. On peut dire seulement que cette partie du sac participe à la formation du cément.

La couche externe est plus mince et plus résistante; elle constitue la paroi du follicule, et est formée surtout de tissu conjonctif au milieu duquel on trouve encore des cellules embryonnaires et des cellules étoilées ; elle est abondamment pourvue d'éléments vasculaires et nerveux. Cette couche formera le périoste alvéolo-dentaire précédemment étudié.

Telle est l'opinion généralement admise ; mais d'après Tomes, les deux feuillets cessent de très bonne heure, chez l'homme, de pouvoir être distingués, et cet auteur pense qu'on leur a accordé une trop grande importance.

La vascularité du sac est très développée, surtout à sa face interne ; elle est parcourue en tous sens par des vaisseaux nés à la base du follicule de l'artère pulpaire et anastomosés entre eux à l'infini, de manière à figurer une sorte de filet artériel qui enserrerait l'organe.

La face interne, vers la fin de la période de formation du follicule, se plisse et les ondulations qu'elle présente ainsi concordent parfaitement avec des dépressions et des renflements correspondants de l'épithélium externe de l'organe de l'émail. La signification de ces ondulations, que Huxley et Goodsir ont comparées aux villosités intestinales, n'est pas encore bien connue.

Achèvement du follicule. — Le sac, en se fermant, arrive à embrasser, à étrangler, et en quelque sorte à couper le cordon qui reliait l'organe à la couche de Malpighi. Au moment de cette rupture, il se produit, dans certaines parties des organes que nous venons de passer en revue, une multiplication considérable des cellules (fig. 75).

D'abord le cordon donne naissance à de nombreux prolongements s'irradiant surtout vers l'extérieur et composés le plus souvent de petites cellules prismatiques.

La lame épithéliale est ensuite le siège de phénomènes analogues, dus à l'active prolifération des éléments polyédriques qu'elle contient, et dont quel-

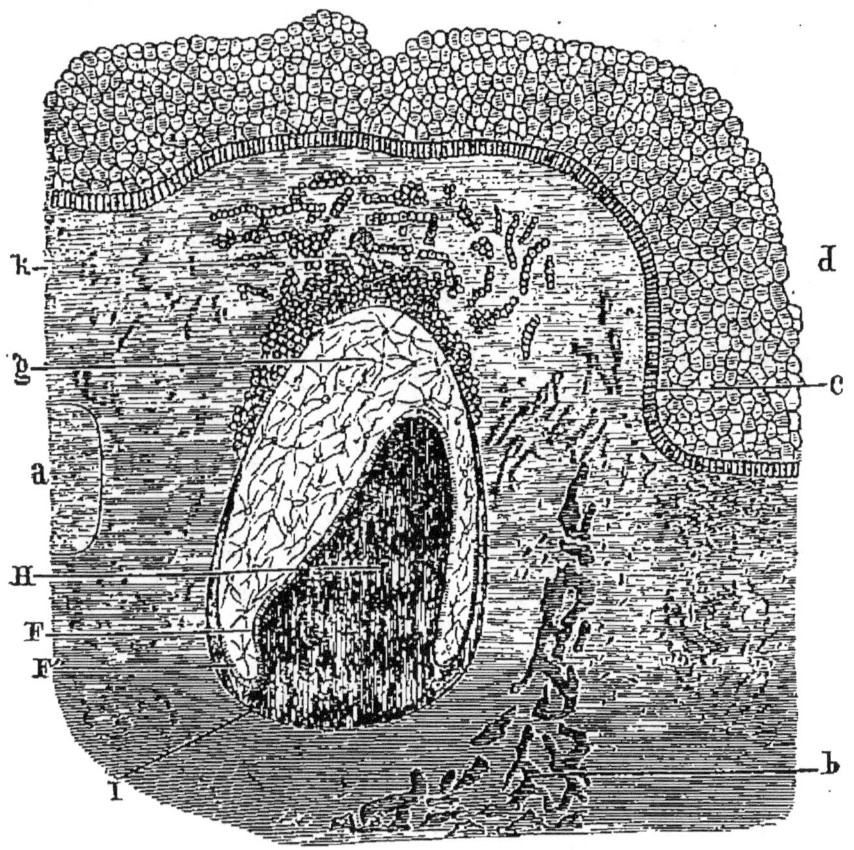

Fig. 75. — Coupe d'une des branches de la mâchoire inférieure d'un veau. Grossissement 80 diamètres (Magitot et Legros) (*).

ques-uns, formant de véritables globules, se détachent de la lame.

(*) *a*, cartilage de Meckel; *b*, traces d'ossification; *c*, couche de Malpighi; *d*, épithélium buccal; F, couche interne des cellules prismatiques de l'organe de l'émail; F', couche externe; *g*, éléments étoilés de l'organe de l'émail; H, bulbe; I, paroi du follicule; *k*, débris et bourgeonnements du cordon.

Enfin, la face externe du follicule se hérisse de papilles, de bourgeons, qui se joignent aux autres

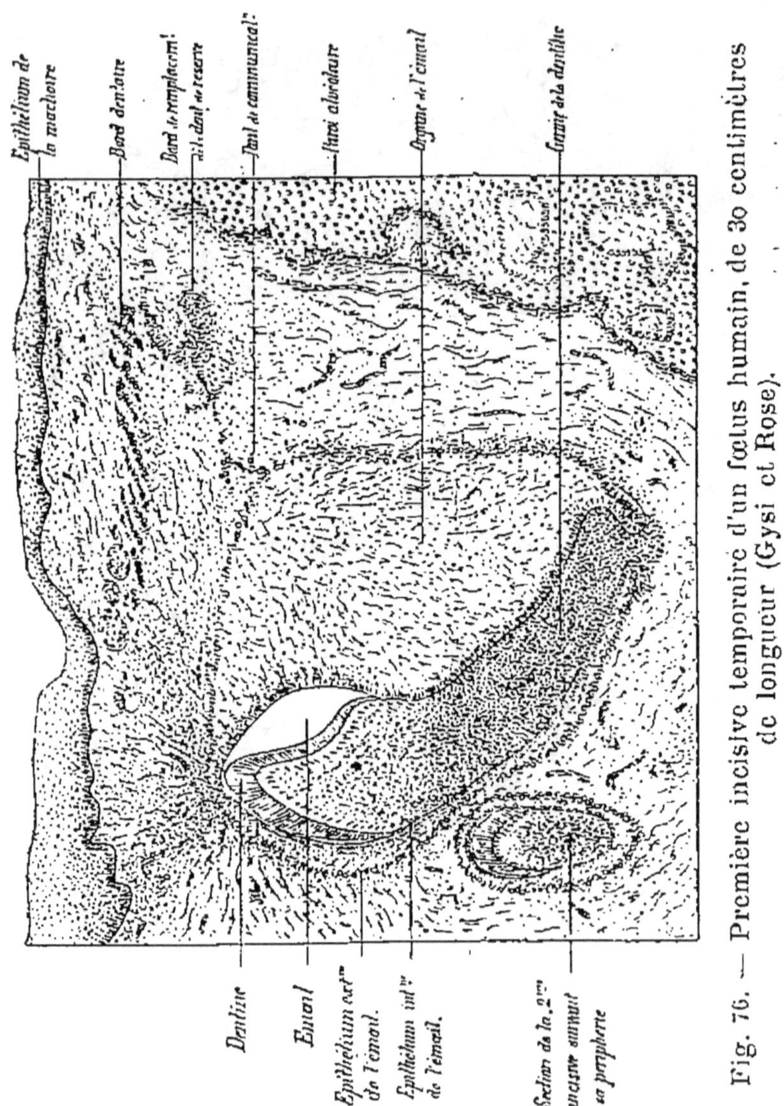

Fig. 76. — Première incisive temporaire d'un fœtus humain, de 30 centimètres de longueur (Gysi et Rose).

cellules de néoformation pour constituer une sorte de réseau unissant le follicule à la surface de la gencive.

Le but de ce travail de prolifération est inconnu ; mais la connaissance de ces phénomènes a permis à Verneuil d'émettre deux hypothèses touchant l'origine de certaines affections des mâchoires et des dents.

L'une a trait à l'origine des épithéliomas des maxillaires à début central, dont il a vu la cause dans la persistance de ces débris épithéliaux.

L'autre, confirmée d'une manière éclatante par les recherches de Malassez, se rapporte aux *kystes alvéolaires* ou *périostiques de Magitot*. Dès 1874, Verneuil a vu dans les petits sacs qui sont parfois attachés aux racines ou à l'apex des dents, le développement des débris épithéliaux à la formation desquels nous venons d'assister, et en 1885, M. Malassez publiait (1) la découverte qu'il avait faite de traînées de cellules épithéliales échelonnées tout le long des racines de dents d'adultes, dans l'épaisseur du périoste alvéolo-dentaire, découverte qui, en confirmant pleinement l'hypothèse de Verneuil, a clos définitivement la discussion sur l'origine de ces kystes.

Formation des follicules des dents permanentes. — Vers la seizième semaine de la vie fœtale, on voit apparaître, au niveau du collet du cordon qui unit l'organe de l'émail à la couche épithéliale de la gencive, un petit bourgeon dirigé en arrière du follicule de la dent temporaire.

Ce petit bourgeon évolue selon un processus semblable à celui que nous venons de décrire. Comme le bourgeon que nous avons vu naître de la lame épithéliale, il va se déprimer pour englober une papille qui naîtra dans le tissu du maxillaire embryonnaire, et l'organe ainsi formé, constitué

____

(1) Malassez, *Archives de Physiologie*, 1885.

par les mêmes éléments histologiques, va s'envelopper d'un sac qui, à un moment donné, viendra sectionner le cordon de ce second follicule. Il se produira alors un mouvement de multiplication cellulaire analogue à celui que nous venons d'observer et le réseau ainsi formé viendra s'unir à celui qui unissait déjà le follicule temporaire à la surface de la gencive.

Il existe chez l'homme une différence remarquable entre le trajet du cordon de la dent temporaire qui est court et rectiligne et celui de la dent permanente qui est long et spiroïde. Cette distinction n'est pas possible chez les animaux et surtout chez les herbivores dont les deux cordons sont également spiroïdes.

Les follicules des dents permanentes viennent se placer sur le côté interne du sac des dents temporaires correspondantes. C'est ainsi que naissent et se développent les 20 dents permanentes destinées à remplacer les dents temporaires. Quant aux grosses molaires, qui ne succèdent à aucune dent de lait, leurs follicules prennent naissance de la façon suivante :

Vers la fin de la seizième semaine, la première molaire prend naissance de la lame épithéliale comme une dent temporaire ; elle se développe absolument comme les autres dents.

Vers le troisième mois après la naissance, la seconde molaire se détache du collet de l'organe de l'émail de la première.

Enfin la troisième molaire, ou dent de sagesse, naît du collet de l'organe de l'émail de la seconde molaire, trois ans après la naissance (Magitot).

Quand les follicules sont parvenus au point de développement que nous avons vu, ils ne tardent pas à prendre chacun la forme de la dent qu'il doit produire, les parois alvéolaires se développent, et bientôt commence l'important travail de l'imprégnation de ces tissus par des éléments calcaires.

CHAPITRE VII

CALCIFICATION DU FOLLICULE

On entend par *calcification* le phénomène qui se produit quand un tissu précédemment protoplasmatique s'imprègne de sels calcaires et d'éléments minéraux, au point de se transformer plus ou moins profondément dans sa structure et sa consistance.

Ce dépôt de substance calcaire peut se faire de deux façons différentes : 1° elle est directement déposée au sein même des tissus embryonnaires représentant le futur organe ostéoïde, et c'est là un processus de *substitution;* 2° elle est produite par un organe spécial qui, par *sécrétion*, la forme en dehors de lui sans s'en laisser lui-même envahir.

L'os est un exemple de tissu formé par substitution, les coquilles des mollusques sont des exemples de tissu formé par sécrétion (Tomes).

Comment se fait le dépôt de substance calcaire? Comment cet élément minéral va-t-il faire partie intégrante d'un tissu organique?

Raynie à constaté que le carbonate de chaux formé dans une solution albumineuse ne se précipite pas comme à l'ordinaire, mais sous forme de globules formés d'une combinaison intime de ce sel et de l'albumine, et auxquels il a reconnu une structure lamellaire qu'il a expliquée de cette façon: chacune des masses ainsi obtenues est formée d'une infinité de globules dont chacun, en se précipitant, perd son individualité en s'unissant avec ceux qui se précipitent en même temps que lui ; il en résulte des masses qui s'aplatissent en couches concentriques.

Harting, en étudiant les masses ainsi obtenues auxquelles il a donné le nom de *calcosphérites*, a reconnu qu'elles étaient constituées par une combinaison si intime d'un élément minéral et d'un élément organique qu'elle est pour ainsi dire indestructible et que même l'action des acides ne peut entièrement dissoudre les sels de chaux et mettre l'albumine en liberté.

Ceci explique, d'une manière générale, le mécanisme de la calcification, la cause immédiate de l'aspect des espaces interglobulaires de Czermak, et la possibilité de décalcifier une dent pour l'étude microscopique sans altérer sa structure essentielle.

Calcification de l'émail. — Deux théories sont en présence pour expliquer la formation de l'émail :

Théorie de Tomes. — Pour J. et Ch. Tomes, l'émail est le produit de la transformation totale des cellules de l'épithélium inférieur de l'organe de l'émail.

Si l'on observe à part, dit Ch. Tomes, des cellules de l'émail au moment où l'émail commence à se former et si on les traite par la glycérine ou tout autre liquide capable de déterminer leur retrait, elles présentent un prolongement effilé partant de l'extrémité qui répond à l'émail, ou *prolongement de Tomes*, lequel pénètre dans le centre d'un prisme en voie de calcification.

De plus, on observe que le protoplasma de la cellule ayant été contracté par la glycérine, ne l'est cependant pas au niveau du plateau qui répond à l'émail.

Dans ces faits, Tomes voit la preuve évidente que

la calcification s'opère au sein même des cellules de l'épithélium et selon un processus progressant de la périphérie au centre. Le prolongement est précisément le vestige central du protoplasma non encore calcifié, et le plateau inférieur rigide et non contractile, le premier stade de calcification de la cellule.

Sur une coupe transversale et superficielle, l'émail en voie de formation se montre criblé d'une infinité de petits trous, un au centre de chaque prisme, dus précisément à l'existence du prolongement; enfin sur des pièces traitées par des acides *la couche d'émail la plus jeune* s'enlève à la façon d'une membrane isolable, mais n'ayant rien de commun avec ce que d'autres auteurs ont appelé *membrane préformative.*

Théorie adverse. — Huxley, se basant sur l'existence de la *membrane préformative,* conclut qu'il est impossible que les cellules séparées de l'émail par cette membrane puissent prendre une part *directe* à sa formation.

Kölliker objecte à Tomes qu'à toutes les périodes du développement de l'émail, les cellules en cause conservent la même dimension et la même forme, preuve évidente, selon lui, qu'elles ne se transforment pas.

Schwann émet une idée mixte : il suppose que la cellule croît par son extrémité libre et qu'elle se calcifie par cette même extrémité à mesure qu'elle s'accroît. J. Tomes, Waldeyer, Hertz, croient au contraire qu'elle ne peut croître que par son extrémité fixe.

Magitot est aussi en faveur de la *théorie de la sécrétion :*

1º L'émail est un produit d'élaboration des cellules épithéliales prismatiques dites de l'émail ou *adamantoblastes*, lesquelles cellules laissent transsuder par leur extrémité centrale et au travers de leur plateau les éléments calcaires qui constituent la substance de l'émail. — 2° Chaque cellule de l'émail produit ainsi un prisme de forme identique à elle-même, mais de longueur variable suivant la région de la couronne et l'épaisseur future du revêtement d'émail.

Renaut, de Lyon, a apporté son autorité à la théorie de la sécrétion ; sa théorie de la *vitrée basale* dérive d'une propriété générale de l'épithélium, à laquelle les cellules de l'organe de l'émail ne sauraient échapper. Huxley avait tort certainement en parlant, d'une façon assez vague d'ailleurs, de membrane préformative ; mais le fait en lui-même est vrai, la membrane existe : c'est une couche sans structure, membraniforme, transparente comme le verre et à double contour, qui sépare le pôle adhérent des cellules prismatiques de l'épithélium malpighien, du feuillet moyen ou tissu conjonctif primordial. C'est à cette couche que Renaut a donné, à cause de sa transparence et de sa situation, le nom de *vitrée basale ;* sous-jacente à l'épithélium, elle s'enfonce avec lui dans l'épaisseur du tissu conjonctif au moyen de la formation de l'organe de l'émail, et on aurait peine à comprendre qu'il pût en être autrement. Conclusion nécessaire : « L'émail est une *formation* basale de l'épithélium adamantin ; et, quand la couronne vient émerger au dehors, l'épithélium adamantin, *qui ne se calcifie jamais,* se flétrit dans la portion exposée. » Les recherches de Renaut infirment les idées de Tomes et sur la nature de la cuticule et sur la formation de l'émail.

Quant à la gelée de l'émail, personne ne la fait intervenir dans la formation de l'émail et son rôle est encore des plus obscurs.

Calcification de la dentine. — Trois théories sont en présence sur le vrai mode de calcification de l'ivoire :

1° Celle de Tomes, qui voit dans l'ivoire un produit de transformation cellulaire ;

2° Celle de Kölliker, qui le croit un produit de sécrétion ;

3° Celle de Legros et Magitot, qui en font un produit d'*élaboration* cellulaire sans analogue dans l'économie.

Théorie de Ch. Tomes. — Pour Tomes, l'odontoblaste jeune, qui existe au moment de la calcification, n'est pas cette cellule allongée, pyriforme, munie d'un prolongement filiforme, que nous avons décrite plus haut, et qui n'existe en cet état que sur les dents adultes dont la calcification est terminée, mais bien cette cellule cubique, brusquement tronquée par sa face, contiguë à l'ivoire et possédant à ce niveau un ou plusieurs prolongements enfoncés dans l'ivoire. Cet aspect signifierait que l'ivoire est formé par la transformation directe des cellules odontoblastiques, absolument comme l'émail résulte de la transformation des cellules de l'émail. La fibrille serait l'analogue du *prolongement* des adamantoblastes.

La fibrille, la gaine de Neumann, l'ivoire, seraient trois degrés de transformation de la même substance. Entre la fibrille protoplasmatique et l'ivoire calcifié, la gaine serait un terme intermédiaire, formé à la fois d'une matière protoplasmatique et d'une matière calcifiée (L. Beale).

Cette théorie permet de comprendre la diminution de calibre du centre à la périphérie, leur disparition graduelle avec les progrès de l'âge, la formation de la dentine secondaire, etc. Elle a été admise par Waldeyer, Frey, Boll, Beale.

Théorie de Kölliker. — Pour Kölliker et Lent,

l'ivoire est une *substance intercellulaire*, sécrétée par les odontoblastes ou même par l'ensemble de la pulpe ; Kölliker n'admet pas la transformation directe des odontoblastes. « Puisque, dit-il, les cellules de l'ivoire s'effilent immédiatement à leur extrémité périphérique pour former la fibrille, au lieu de se développer, comme on le croyait autrefois, de manière à envelopper la fibrille, qui serait alors considérée comme leur partie centrale, il est impossible de faire dériver immédiatement l'ivoire de ces cellules. » Tomes avait, par avance, réfuté cette objection en établissant que la fibrille n'existe qu'*après* la calcification.

Théorie de Magitot. — Pour Magitot, l'ivoire est un produit absolument spécial, dans l'élaboration duquel les odontoblastes jouent un rôle constant, car ces odontoblastes persistent durant toute la durée de la vie, préposés toujours à la même fonction, qu'ils manifestent suivant le cas par la densification de l'ivoire déjà existant, par la production de la dentine secondaire, par la diminution constante de diamètre de la chambre pulpaire et des canaux. Mais cet ivoire n'est pas un produit de sécrétion, car tout produit sécrété perd toute relation de continuité avec l'organe qui l'a engendré ; ce qui n'est pas le cas pour l'ivoire, qui est sillonné par le réseau des fibrilles, siège de phénomènes vitaux et particulièrement d'une sensibilité propre et qui le tient en rapports constants avec les odontoblastes, c'est-à-dire avec la pulpe.

Calcification du cément.—Le cément ne commence à se former qu'après que la couronne est complètement achevée, alors qu'elle est déjà au cours de son mouvement d'éruption et que les racines sont en voie de formation : c'est donc un travail postérieur à ceux dont nous venons de parler.

Il s'accomplit aux dépens de la face interne de la paroi du sac. M. Magitot croit à un *organe du cément.* Il semble que cet organe existe réellement chez les animaux qui ont du cément coronaire et dont le cément passe par l'état cartilagineux. Chez l'homme, il n'en est pas de même : la formation du cément est identique à celle des os de membrane.

Dans la masse cartilagineuse qui va s'infiltrer de sels calcaires et devenir un os, il se produit tout un travail de modification : les capsules cartilagineuses, jusque-là éparses çà et là au sein du cartilage, s'orientent vers le point où doit commencer l'ossification, se disposent en piles régulières et parallèles, auxquelles on a donné le nom de *cartilage série.* En même temps la substance fondamentale s'imprègne de sels calcaires, et des vaisseaux, pénétrant dans la masse et se dirigeant selon les piles de capsules, semblent les enfoncer par pression et mettent en liberté les cellules qu'elles contiennent. Ces cellules s'unissent à différents éléments qui ont pénétré avec les vaisseaux et se disposent tout autour du canal formé par la destruction des capsules. Ces cellules ou *ostéoblastes* élaborent la substance osseuse qui va se déposer sous forme de corpuscules ou *ostéoblastes* en lamelles concentriques rétrécissant de plus en plus le canal primitif, qui est bientôt réduit à un conduit vasculaire ou *canal de Havers.*

Dans les os de membrane il en est absolument de même, avec cette différence que les directrices selon lesquelles s'ordonnent les éléments ostéoblastiques sont représentées non plus par des couches sériées de capsules chondrales, mais par des trousseaux fibreux ou *fibres de Sharpey* envoyés par le périoste au sein du tissu embryonnaire.

Le phénomène commence naturellement au contact même du périoste par une couche serrée d'ostéoblastes, couche sous-périostique de Kölliker, blastème sous-périostique d'Ollier.

Le cément se forme d'une façon absolument analogue.

Quand il s'est formé une longueur appréciable de racine, la couche interne du sac se comporte comme le blastème sous-périostique. Il s'y développe une grande quantité de cellules embryonnaires, véritables ostéoblastes, ou mieux *cémentoblastes*, qui se dirigent suivant des fibres de Sharpey disposées obliquement du périoste à la racine. Dans un certain nombre d'ostéoblastes la calcification s'opère mal au centre de la cellule, qui reste remplie d'une substance molle et prend un aspect de *lacune étoilée* ; il peut arriver en outre qu'une ou plusieurs de ces cellules ne soient pas unies à leurs voisines par la substance qui imprègne la masse et qu'elles gardent un contour défini, nettement reconnaissable : cette disposition a reçu le nom de *lacunes encapsulées*.

C'est Henlé qui a donné cette explication de la lacune étoilée, et cette explication est généralement admise. Pour Sharpey cependant, elle ne correspondrait pas à la réalité et ces lacunes seraient non dans les cellules, mais autour, elles proviendraient de petits vides subsistant entre le réticule des fibres de Sharpey. Quant à la cause première de ces lacunes, elle est encore inconnue.

Nous rappellerons les deux grandes différences qui distinguent le cément de l'os vrai : 1° l'irrégularité de disposition des cémentoblastes, tandis que les ostéoblastes sont régulièrement disposés en couches concentriques autour des canaux de Havers; 2° l'absence de ces canaux. Ce dernier caractère n'est pas absolu, car on peut rencontrer des canaux de Havers sur des coupes de cément épais, et en particulier, au niveau de l'apex.

La première couche de cément adhère à la dentine de la manière la plus intime et parfois même des canalicules de l'ivoire peuvent le pénétrer et se mettre en communication avec les cémentoblastes.

Au moment où commence la sécrétion du cément le travail d'éruption de la dent est déjà commencé.

CHAPITRE VIII

ÉRUPTION DES DENTS

Les théories abondent sur la question de l'éruption.

C'est vers le septième mois après la naissance, en moyenne, que commence le travail de l'éruption.

Tout d'abord la paroi osseuse qui recouvre la couronne calcifiée de la dent se résorbe, mais uniquement sur sa face *antérieure* ; la face *postérieure* subsiste pour clore la cavité contenant la dent de remplacement et en même temps pour soutenir et maintenir la dent temporaire qui évolue.

La gencive se trouve alors en contact avec l'émail, c'est-à-dire avec un tissu beaucoup plus dur qu'elle, qui, par un travail d'usure, d'ulcération, s'entr'ouvre et permet à la couronne de saillir à l'extérieur, entourée d'un bourrelet de gencive.

Pendant cette ascension de la dent, il s'accomplit dans l'alvéole un travail de réparation. Par production osseuse la cloison se reforme, embrasse et soutient la dent au collet en même temps qu'elle l'accompagne dans son mouvement d'ascension. Le maxillaire en effet semble fait pour la dent ; les alvéoles, les procès alvéolaires, n'existent que pour les dents, c'est par les dents qu'ils sont formés et, quand les dents viennent à disparaître, leurs parois se résorbent. Par contre, durant tout le travail auquel nous allons assister, les maxillaires se développent à mesure que les dents s'allongent.

On voit donc que, dans ce dernier phénomène, on peut distinguer trois temps successifs : la *résorption alvéolaire*, la *perforation de la gencive*, la *réparation* et *l'accroissement de l'os*, et un processus principal dont tous les autres ne sont que la dépendance : *l'ascension de la dent*.

Ascension de la dent. — Plusieurs idées ont été émises pour expliquer cette ascension.

Celle de Delabarre n'a plus qu'un intérêt historique : il comparait le sac dentaire à une matrice qui, à un moment donné, expulserait son contenu. Cette théorie de l'*odontocie* ne permet pas de s'expliquer comment la racine pourra se développer après la contraction du sac, dont la paroi interne doit lui fournir le cément ou couche de revêtement.

M. Magitot avait pensé que la racine, en se développant, prenait un point d'appui sur le fond de l'alvéole et que dès lors la dent ne pouvait plus s'allonger que vers l'extérieur, ce qui expliquerait l'ascension de la couronne proportionnellement à l'enfoncement de la racine. On a fait à cette idée ingénieuse des objections dont elle ne peut triompher : l'ascension normale des dents à racine atrophiée, ou encore des dents dont la racine pénètre dans une cavité comme le sinus maxillaire, et par contre la séquestration dans un maxillaire, durant de longues années parfois, de dents constituées très normalement.

On se rallie aujourd'hui, pour comprendre l'ascension de la dent, à l'opinion de Tomes qui, en plus de l'accroissement de la racine, indique comme cause plus importante la néoformation de tissu osseux dont nous venons de parler : la couronne étant soutenue et comme soulevée par les nouvelles couches osseuses, la racine trouve une place suffisante pour s'accroître vers la profondeur. Cette conception permet de comprendre comment une dent peut se développer et s'allonger alors même que l'extrémité de ses racines plonge dans le sinus, comment la couronne peut s'accroître et s'accroît en effet proportionnellement plus vite que la racine, enfin elle explique toutes les objections dont était passible la théorie de Magitot.

Trousseau a attiré l'attention sur ce point que le travail d'éruption *n'est pas un phénomène continu*, mais bien un processus *interrompu par des périodes de repos*. Les dents font leur évolution par groupes. La chronologie de l'apparition de ces groupes est loin d'être fixe et les dérogations à l'ordre que nous allons donner ne sont nullement l'exception. Cependant on peut dire, en règle générale, que les choses se passent dans l'ordre suivant (d'après Tomes) :

	Apparaissent :	Leur éruption est suivie d'un repos de :
Les incisives centrales inférieures.	Entre 6-9 mois.	2-3 mois.
Les 4 incisives supérieures....... puis Les incisives latérales inférieures. et enfin Les 4 premières molaires........	De 9 à 12 mois.	5 mois.
Les canines (très variables).......	18 mois.	6 mois.
Les 4 secondes molaires.........	Vers la fin de la 2ᵉ année.	3-5 ans.

A la fin de ce long repos, apparaît la première molaire permanente, permanente d'emblée, ne succédant à aucune dent temporaire, et faisant son appa-

rition à la suite des temporaires. Le mécanisme
par lequel elle évolue ne diffère en rien de celui

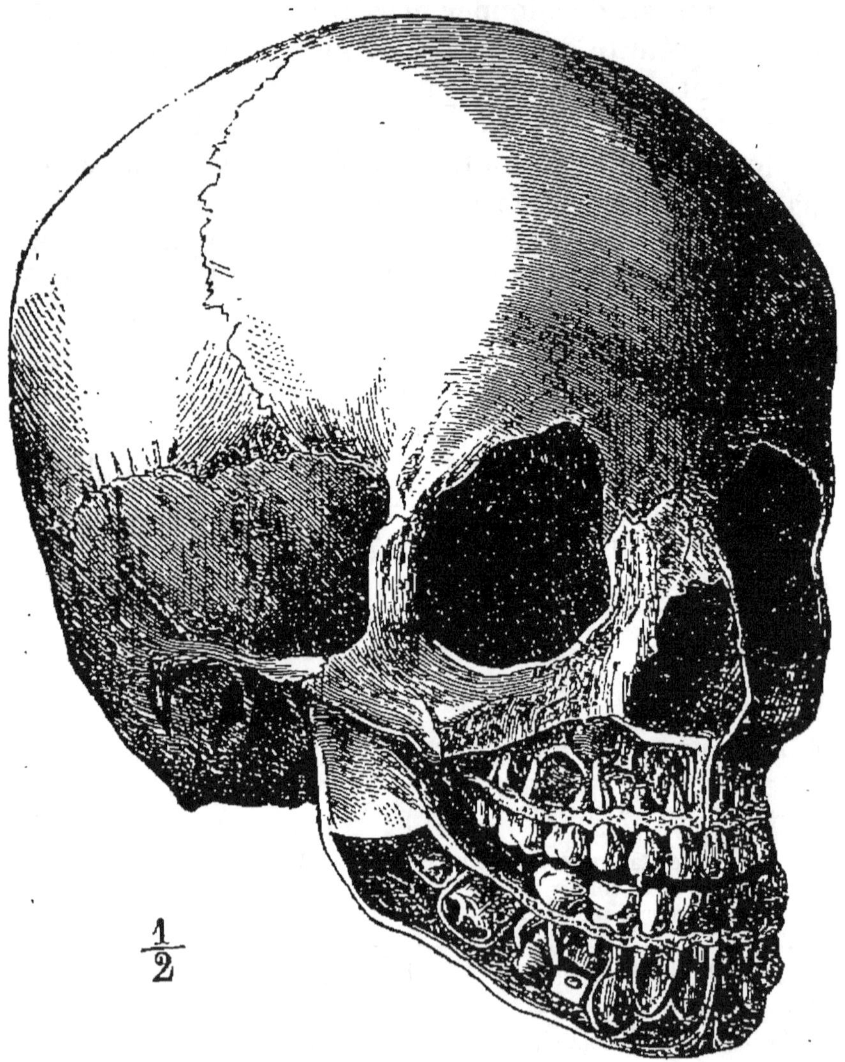

Fig. 77. — Crâne d'un enfant de sept ans, montrant la position
des dents permanentes,

que nous avons précédemment étudié. Il en est de
même des deuxièmes et troisièmes molaires.

Ce repos de trois à cinq ans n'est qu'apparent.

A la fin de la deuxième année les couronnes seules des dents temporaires ont achevé leur évolution et, jusqu'à l'apparition de la molaire de six ans, les racines se développent et s'achèvent.

L'apparition de la molaire de six ans est le signe précurseur, de l'important phénomène par lequel vont disparaître toutes les dents temporaires que nous venons de voir évoluer, pour être remplacées par des dents de seconde formation (fig. 77).

La chute des dents temporaires a été expliquée de diverses façons. Ce n'est guère que depuis quelques années que, grâce au travail de Redier, de Lille, nous semblons en connaître le véritable mécanisme.

A l'époque où le remplacement va se faire, les dents temporaires deviennent mobiles dans les alvéoles, à tel point que la moindre force suffit à les déplacer, pression de la langue, du doigt ou des lèvres. Bientôt la dent ainsi ébranlée tombe et sous elle apparaît celle qui va la remplacer. Il est facile de voir alors que si la dent est tombée, c'est par suite de la disparition de sa racine ; et, en examinant au microscope la surface excavée, on y remarque de petites excavations arrondies qu'on appelle *lacunes de Howship*.

Résorption alvéolaire. — La résorption commence par la formation de très petites cavités, qui peu à peu se réunissent, mais elle ne débute pas toujours, quoique ce soit le cas le plus général, par le côté de la racine qui est en rapport avec la couronne de la dent permanente. Sous la racine en voie de résorption et immédiatement en contact avec elle, on trouve un corps mou et vasculaire, sur la nature duquel on a beaucoup discuté et qui présente à sa surface de grandes cellules (analogues aux cellules à myéloplaxes), dont chacune s'enfonce dans une des lacunes de Howship et qu'on a nommées *ostéo-*

clastes. Ce corps est le *fongus* de Delabarre, ou *corps absorbant* de Tomes.

Selon Tomes, la marche de la résorption n'est pas constante et continue. Non seulement il se produit des arrêts, mais encore le phénomène de raréfaction peut être remplacé par un phénomène de production osseuse, qui « se manifeste par le dépôt dans les excavations de l'ivoire ou même de l'émail d'un tissu qui ne diffère pas du cément ».

Tels sont les faits et voici comment on les explique :

THÉORIE MÉCANIQUE. — L'idée la plus naturelle était de croire que la racine temporaire disparaissait par *usure* à la suite de la pression exercée sur elle par la couronne de la dent permanente. Ce fut la pensée de Fox et de Bell. Ch. Tomes a montré qu'elle n'était pas fondée. Comme nous l'avons vu, l'excavation de le racine ne débute pas forcément là où s'exercerait la pression ; chez certains animaux, comme la grenouille ou le crocodile, la résorption commence alors que l'organe de l'émail de la dent de remplacement est encore en voie de formation ; celle-ci est donc incapable d'exercer une pression dont elle serait la première à souffrir ; enfin il peut arriver, chez l'homme, que la chute des dents de lait ait lieu avant que les dents de remplacement soient prêtes à sortir.

D'autres auteurs font agir mécaniquement la couronne permanente, non tant comme cause d'usure directe que comme obstacle (par compression des vaisseaux) apporté à la nutrition de l'organe caduc, d'où résulte son expulsion.

THÉORIES ORGANIQUES. — Il faut remonter jusqu'à Fauchard pour trouver mention d'une explication chimique (d'origine organique) du phénomène qui nous occupe. « On peut présumer, dit-il, que la nature a disposé les sucs intérieurs de cette racine, ou les liqueurs qui l'arrosent extérieurement, de façon qu'ils contribuent à la dissoudre et consumer, plutôt qu'un simple attouchement par la pression de la seconde dent. »

Laforgue émit l'hypothèse d'une substance placée derrière la dent et sécrétant un liquide capable de dissoudre la racine. Delabarre père démontra l'existence de ce corps et en expliqua la formation et l'action. L'organe de l'émail serait irrigué par des vaisseaux partis de la surface de la muqueuse et qui viendraient s'anastomoser sur les parois du sac avec les autres vaisseaux partis de sa base. Quand le rôle physiologique de l'organe de l'émail est achevé, ces anastomoses se rompraient et les vaisseaux venus de la muqueuse, ainsi que ceux que contient le cordon, deviendraient turgescents, gonflés, ils se pelotonneraient pour former un corps spécial ou *fongus*, au contact duquel la racine de la dent de lait se résorbe et disparaît.

Harris admet l'existence du fongus et déclare qu'il agit par un liquide acide qu'il sécréterait et dont la réaction pourrait être constatée par le papier de tournesol, chaque fois qu'on avulse une dent de lait quand elle commence à céder la place à sa dent de remplacement. Celle-ci serait garantie de l'action corrosive par sa *cuticule*, intacte à ce moment de l'existence.

Tomes accepte aussi l'existence de ce corps, qu'il nomme *corps absorbant*, et auquel il a décrit des *ostéoclastes*.

THÉORIE DE REDIER. — « Le processus, dit Redier, de Lille (1), qui accompagne la chute des dents temporaires par résorption de leurs racines est analogue au *processus de l'ostéite simple*, qui se traduit constam-

_____

(1) Redier, *Journal des sciences médicales de Lille*, 1883.

ment par des *phénomènes alternatifs de résorption et de production osseuse*, avec prédominance définitive de l'un ou de l'autre. Ce processus a pour point de départ l'irritation physiologique déterminée par l'éruption, l'évolution et le développement du germe ossifié de la dent permanente. Le périoste de la dent caduque et les éléments conjonctifs de la cloison folliculaire deviennent le siège d'une prolifération très active, aboutissant à la formation d'un tissu semblable à la moelle embryonnaire (papille absorbante, corps fusiforme). Ce nouveau tissu sera un agent de destruction ou un agent de formation, suivant le degré de l'irritation ; mais quand les choses se passent d'une façon normale, il y a évidemment prédominance du processus destructif. La cloison alvéolaire est d'abord atteinte, puis le cément de la racine de la dent caduque, enfin l'ivoire et même l'émail. »

La portée générale de cette explication nous conduit, en même temps que d'autres considérations, à la regarder comme un résultat définitivement acquis.

Résorption et réparation osseuse. — L'expulsion de la dent ramenée au processus général de l'ostéite nous permet de comprendre et d'expliquer cette observation de Tomes sur l'alternative de la résorption et de la réparation osseuse.

Le fongus n'est plus un corps mystérieux, c'est le produit inflammatoire du périoste physiologiquement irrité. Son action n'a plus rien de spécifique, il agit comme ces anévrysmes de la crosse de l'aorte qui entament le sternum, ou encore comme ces tumeurs qui détruisent l'os avec lequel elles sont en contact, comme les polypes naso-pharyngiens qui arrivent à détruire la cloison des fosses nasales, l'unguis, la lame criblée de l'ethmoïde ; il rentre, en un mot, dans la classe si nombreuse des tissus mous capables d'altérer l'os.

Et cette réaction inflammatoire du périoste est expliquée d'une manière aussi évidente que simple par l'irritation qu'il éprouve de la part de la dent permanente qui commence son mouvement d'ascension. A partir du moment où la dent temporaire est tombée, l'éruption de la dent de remplacement se fait par le mécanisme que nous avons précédemment étudié.

Quant au moment précis où se fait l'apparition des dents permanentes, il existe parmi les auteurs bien des divergences, explicables d'ailleurs par les nombreuses variations individuelles. Néanmoins l'*ordre de succession* de ces dents est à peu près constant.

Il est toutefois une dent dont l'éruption a donné lieu à des opinions différentes ; c'est la canine. La canine a, en effet, un moment d'éruption variable : tantôt elle sort après les deux prémolaires, tantôt après la première et avant la seconde ; parfois, mais plus rarement, avant la première (Andrieu). Cependant, pour établir une moyenne exprimant une règle générale, on peut dire que la canine apparaît *après les deux prémolaires*. C'est l'opinion de Sappey, qui l'appuie sur le raisonnement suivant : « Les incisives permanentes étant plus grosses que les incisives temporaires, elles s'emparent d'une partie de la place nécessaire aux canines ; mais comme, d'autre part, les molaires temporaires sont plus volumineuses que les prémolaires de l'adulte, elles laissent un vide en tombant, et la place que les canines perdent en avant, elles la retrouvent en arrière. De là pour elles la nécessité d'attendre la chute des molaires de lait, ou, ce qui revient au même, la sortie des prémolaires. »

Les opinions de trois auteurs différents touchant la date d'éruption des dents permanentes se trouvent résumées dans le tableau suivant :

	D'après SAPPEY.	D'après BOUCHUT.	D'après MAGITOT.
Les premières molaires inf. et sup...............	A 5 ans.	De 5-7 ans.	A 7 ans.
Les incisives centrales inférieures................	De 6-8 ans.	De 6-8 ans.	A 7 ans.
Les incisives centrales supérieures................	De 7-8 ans.	De 7-9 ans.	A 7 ans.
Les incisives latérales inf. et sup................	De 8-9 ans.	De 7-9 ans.	A 8 a. 1/2.
Les premières prémolaires inf. et sup.............	De 9-10 a.	De 9-10 a.	De 9-12 a.
Les deuxièmes prémolaires inf. et sup.............	De 12-13 a.	De 10-11 a.	A 11 ans.
Les canines inf. et sup....	De 10-11 a.	De 11-12 a.	De 11-12 a.
Les deuxièmes molaires inf. et sup................	De 12-14 a.	De 12-13 a.	De 12-13 a.
Les troisièmes molaires inf. et sup................	De 20-30 a.	De 18-24 a.	De 19-25 a.

(la colonne centrale : apparaissent :)

En résumé, comme l'a montré Magitot, la dentition de l'homme s'effectue en cinq temps et comprend au total 52 dents :

        1re dentition. — Dents de lait.............. 20 dents.
        2e dentition. — 1re molaire (de 6 ans)...... 4 —
        3e dentition. — Dents de remplacement des
        dents de lait............................. 20 —
        4e dentition. — 2e molaire (de 12 ans)...... 4 —
        5e dentition. — 3e molaire (dent de sagesse). 4 —

                Total.................. 52 dents.

Quelle est la durée physiologique et quel est le mode de disparition des dents? On ne saurait le dire avec quelque exactitude, car rien n'est plus variable. On peut dire simplement qu'il est rare de voir les dents demeurer dans leurs alvéoles au delà de soixante-quinze ans.

Tableau chronologique de l'éruption des dents. — Ce tableau, emprunté à Tomes, augmenté par Decaudin et Demontporcelet, est établi sur les états successifs de chaque dent, classés naturellement dans l'ordre où celles-ci apparaissent.

Durant la période embryonnaire, chaque donnée est composée de deux chiffres, dont le premier indique l'âge de l'embryon et le second sa longueur. Ainsi :

Apparition du bourrelet.

Incisive centrale......... { 7e semaine.
{ 3 centimètres.

signifie que le bourrelet épithélial qui donnera naissance à l'incisive centrale apparaît à la septième semaine de la vie fœtale, alors que l'embryon est long de 3 centimètres.

Dentition temporaire (période fœtale).

	APPARITION DU BOURRELET, puis du cordon épithélial.	APPARITION de la PAPILLE.	APPARITION DU SAC.	FORMATION DE L'ORGANE de l'émail.	ACHÈVEMENT du FOLLICULE.	APPARITION DU CHAPEAU de dentine.	HAUTEUR DU CHAPEAU DE DENTINE.					
							$1^{mm},5$	$1^{mm},9$	$2^{mm},4$	$2^{mm},9$	3^{mm}	$3^{mm},5$
Incisive centrale..						17e s. / 25-27 c.	20e s.	25e s. (6 mois) / 32-35 c.	28e s. (6m.1/2) / 37-39 c.	32e s. (7m.1/2) / 40-42 c.	36e s. / 44-47 c.	39e s. (9 mois) / 45-52 c.
Incisive latérale...						20-21 c.	20e s.	25e s.	28e s.	32e s.	36e s.	39e s.
Première molaire..	7e s. / 3 c.	9e s. / 3-4 c.	10e s. / 4-6 c.	15e s. / 15-18 c.	16e s. / 18-19 c.	18e s. (4 mois)	Dans le cours de la 26e s.	Dans le cours de la 27e s.	32e s.	36e s.	39e s.	»
Seconde molaire..						21-24 c.	Dans le cours de la 26e s.	Dans le cours de la 27e s.	32e s.	36e s.	39e s.	»
Canine...........						17e s. / 20-21. c.	20e s.	25e s.	28e s.	32e s.	36e s.	39e s.

Dentition permanente (période fœtale).

	APPARITION du cordon épithélial.	APPARITION de la papille.	APPARITION du sac.	ACHÈVEMENT du follicule.	APPARITION du chapeau de dentine.	LA HAUTEUR du chapeau est de $0^{mm},1$ à $0^{mm},2$.	LA DENTINE a envahi toute la face triturante.	LA HAUTEUR du chapeau est de $0^{mm},8$ à 1^{mm}.	LA HAUTEUR du chapeau est de 1^{mm} à 2^{mm}.
Incisive centrale.........						»	»	»	6 mois.
Incisive latérale.........						»	»	»	6 mois.
Canine...............	16e sem.	20e sem.	22e sem.	39e sem.	1 mois après la naissance.	»	»	»	6 mois.
1re prémolaire...........						»	»	»	»
2me prémolaire...........						»	»	»	»
1re molaire............	15e sem.	17e sem.	18e sem.	20e sem.	25e sem.	28e sem.	32e sem.	36e sem.	39e sem.
2me molaire..........	»	6 mois après la naissance.	»	1 an.	Fin de la 3e année.	»	»	»	»
3me molaire............	»	3 ans après la naissance.	7 ans.	8 ans.	12 ans.	»	»	»	»

TROISIÈME PARTIE

DES DENTS CHEZ QUELQUES ANIMAUX EN PARTICULIER

Poissons. — Il est impossible de décrire un Poisson présentant une dentition type.

D'une manière générale, les Poissons se distinguent par des *dents très nombreuses*.

Chez les uns (Sélaciens), elles sont *unies à la muqueuse* en plusieurs rangées parallèles, et se renouvellent par déplacement de celle-ci.

Chez les autres (Téléostéens), elles sont *ankylosées sur tous les os de la bouche et du pharynx*. On a constaté même quelques exemples d'*articulation mobile*.

Au point de vue de la composition histologique, on rencontre pour ainsi dire toutes les variétés.

Batraciens et Reptiles. — Point d'attachement des dents à la muqueuse seule, mais toutes les variétés d'ankylose et d'implantation alvéolaire, tous les aspects de tissus dentaires, tous les modes de développement et de renouvellement.

Deux choses absolument spéciales : l'armure buccale cornée des Chéloniens, le processus de remplacement des crochets venimeux des Serpents; à part cela, il est impossible d'établir une dentition type.

Mammifères. — *Monotrèmes.* — Pas de dents dans cet ordre (Échidné). L'*Ornithorynque* est muni d'un bec portant des lames cornées.

Édentés. — Quelques-uns sont complètement dépourvus de dents (Fourmiliers). La plupart sont parfaitement homodontes et ne manquent que d'incisives. Le nombre des dents qu'ils possèdent est assez variable : les *Armadilles* en ont le plus souvent 32; le *Priodonte*, près de 100; le *Fourmilier du Cap*, 26. Le terme d'*Édentés* est donc tout à fait relatif.

Ces animaux sont également monophyodontes; leurs dents sont dépourvues d'émail et croissent indéfiniment.

Cétacés. — Nous pouvons arbitrairement considérer deux classes de Cétacés, ceux qui ont des dents vraies et ceux qui ont des dents très différenciées.

Parmi les premiers, nous trouvons le *Cachalot*, qui porte presque toutes ses dents à la mâchoire inférieure, le *Dauphin*, qui possède environ 200 dents, le *Marsouin*, l'*Épaulard*, qui a environ 50 dents. Le Cachalot a les dents fixées sur la muqueuse buccale, l'Épaulard a des alvéoles normaux.

Le *Narval* est un intermédiaire entre ces deux classes. La femelle possède deux dents atrophiées et restant incluses dans l'os. Chez le mâle, une de ces dents (rarement les deux) se développe d'une manière exagérée, et devient cette défense qui peut atteindre deux mètres de longueur et qui caractérise l'animal.

Les Cétacés, qui n'ont pas de dents vraies, sont les *Baleines*, chez lesquelles elles sont remplacées par les *fanons*. Le fanon se distingue de la dent, en ceci surtout qu'il est *corné* au lieu d'être ossifié. Il se compose de deux lames compactes, enfermant une pulpe vasculaire et circonscrivant par conséquent une cavité, de laquelle s'échappent par le bord interne des sortes de poils, d'origine épidermique, comme les lames. Les fanons sont disposés à la mâchoire supérieure verticalement et transversalement ; leurs barbes s'entremêlant, forment une sorte de filet, propre à retenir les petits poissons dont la Baleine se nourrit.

Ongulés périssodactyles (Rhinocéros, Tapir, Cheval). — Les caractères qu'on peut fixer aux dents de cette famille sont : nombre d'incisives variable (2 ou 3), existence de la canine variable également ; nombre de prémolaires 3 ou 4, la dernière de la série étant toujours très développée ; nombre des molaires, 3.

Le *Rhinocéros* a pour formule : $I \dfrac{2}{2}$ (?) $C \dfrac{0}{0}$ $Prm \dfrac{4}{4}$ $M \dfrac{3}{3}$, c'est-à-dire qu'il ne possède pas de canine.

Le *Tapir*, au contraire, a une dent de cette nature : $I \dfrac{3}{3}$ $C \dfrac{1}{1}$ $Prm \dfrac{4}{3}$ $M \dfrac{3}{3}$.

Le *Cheval* a une formule presque identique : $I \dfrac{3}{3}$ $C \dfrac{1}{1}$ $Prm \dfrac{4}{4}$ $M \dfrac{3}{3}$.

Les incisives du Cheval se rencontrent bord à bord : elles portent le nom de *pinces*, pour la première paire ; de *mitoyennes*, pour la seconde ; de *coins*, pour la troisième. Elles présentent cette disposition caractéristique, qu'au bord libre, l'émail s'invagine dans la substance de la dent, entraînant avec lui une légère couche de cément. La dent est donc composée de dehors en dedans : de cément, d'émail, de dentine, puis encore une fois d'émail ; comme elle s'use par l'usage, il en résulte que la surface active représente, à proprement parler, une section perpendiculaire à l'axe et offrant un dessin formé par les couches concentriques du tissu. Ce dessin varie naturellement suivant la hauteur de la coupe, et comme l'usure est proportionnelle au temps, cette *marque*, comme on l'appelle, sert à déterminer l'âge des Chevaux ; à 6 ans, elle disparaît de la première paire, à 7 ans de la seconde, à 8 ans de la troisième. Les molaires du Cheval offrent ceci de particulier, c'est que, quoique n'étant pas pourvues de pulpe persistante, elles s'accroissent néanmoins proportionnellement à l'usure.

Ongulés artiodactyles (Cochon, Hippopotame, Chameau, Mouton, Bœuf, etc.). — Les Ongulés artiodactyles se divisent en *Non-ruminants* et en *Ruminants*.

Non-ruminants. — Le *Cochon* nous servira de type. Sa formule est : $I \frac{3}{3} \, C \frac{1}{1} \, Prm \frac{3}{3} \, M \frac{3}{3}$. Les incisives centrales supérieures, écartées à la base, convergent l'une vers l'autre, les incisives inférieures sont presque horizontales. Il existe un diastème entre les incisives et les canines.

Cet espace est encore plus accentué chez le *Sanglier*, dont les canines très développées deviennent les défenses : la défense supérieure offre cette disposition remarquable qu'elle se recourbe brusquement après être sortie de la bouche en contournant la lèvre, pour se diriger de bas en haut.

L'*Hippopotame* $\left(I \frac{2}{2} \, Prm \frac{4}{4} \, M \frac{3}{3} \right)$ a des incisives verticales en haut, horizontales en bas, à accroissement indéfini, comme les canines, énormes (jadis employées en prothèse dentaire).

Ruminants. — Les Ruminants, qu'on divise en R. à cornes pleines et en R. à cornes creuses, sans préjudice de l'autre division en trois groupes (Tragulidés, Pécores, Camélidés), acceptent la formule suivante comme l'expression d'une réalité généralement vraie : $I \dfrac{0}{3} C \dfrac{0}{1} (?) Prm \dfrac{3}{3} M \dfrac{3}{3}$.

Donc pas d'incisives supérieures. Goodsir avait cru qu'elles n'étaient qu'avortées, mais Pietkewickz a démontré qu'elles n'existent même pas à l'état de germe. La canine existe très rarement chez les Ruminants : les *Camelidés* la possèdent, et le *Chevrotain porte-musc mâle* a une canine supérieure très développée et formant défense. Il est à remarquer que ces animaux ne possèdent pas de cornes.

Proboscidiens. — Cette classe, fort bien représentée à la période quaternaire, ne contient plus aujourd'hui que l'*Éléphant*. Nous avons déjà parlé de ses incisives-défenses à pulpe persistante, qui sont chez lui $\dfrac{1}{0}$, tandis qu'elles étaient $\dfrac{1}{1}$ chez le *Mastodonte*, et $\dfrac{0}{1}$ chez le *Dinotherium;* nous avons parlé aussi du mode de succession des molaires, de ces dents qui offrent le type de la *dent composée*. La dent d'Éléphant ne diffère de celle du Mastodonte, formée de tubercules réunis par du cément, qu'en ce que les tubercules sont ici aplatis, disposés en lamelles occupant toute la largeur de la dent et réunis d'avant en arrière, en un nombre variable, mais constant pour chaque espèce, par une masse de cément qui en fait un organe unique. La racine d'une telle dent est absolument rudimentaire. Elle n'est pour ainsi dire composée que de la couronne. Chaque lamelle étant constituée comme une dent isolée formée de dentine revêtue d'ivoire, on conçoit l'aspect sous lequel se présente une molaire ayant servi quelque temps à la trituration : masse de cément, semblant constituer à proprement parler la dent, dans laquelle on trouve disposées parallèlement d'avant en arrière, des plaques allongées formées de dentine entourée d'émail.

Rongeurs (R. claviculés : Écureuil, Rat, Castor ; R. non claviculés : Lièvre, Cobaye, etc.). — Ce qui distingue les Rongeurs, c'est d'abord l'absence complète de dents entre les incisives et les molaires ; et c'est ensuite, comme on le sait déjà, l'accroissement indéfini des incisives, ainsi que la disposition spéciale de l'émail sur ces dents (face postérieure dépourvue de ce tissu) pour leur permettre d'être continuellement taillées à angle très aigu. Ces dents présentent encore une autre particularité bien remarquable : elles s'enfoncent profondément dans les maxillaires, non pas perpendiculairement, mais suivant une *ligne courbe*, à tel point que l'extrémité ouverte de la dent se trouve être *postérieure aux molaires*, et s'il en est ainsi, c'est uniquement pour soustraire les pulpes de ces dents toujours en état d'activité extrême, à l'influence nuisible de la pression directe.

Les molaires ne diffèrent pas considérablement, sauf pour la longueur des racines, des molaires d'Éléphant ; elles sont en nombre variable : $\frac{3}{3}$ chez les Souris, $\frac{4}{4}$ chez le Porc-Épic, $\frac{6}{5}$ chez le Lièvre ; elles sont parfois à accroissement indéfini (Capybare) et présentent alors des racines de forme incurvée comme les incisives.

La disposition des condyles et des cavités glénoïdes ne permet à ces animaux que des mouvements antéro-postérieurs.

Carnivores. — Caractères généraux : Incisives petites; canines très développées et séparées des incisives à la mâchoire supérieure par un diastème dans lequel vient se loger la canine inférieure ; existence de la *dent carnassière* de Cuvier. Considérons seulement trois groupes de Carnivores, et nous y verrons la justification de cette proposition, que plus les mâchoires sont puissantes, moins nombreuses sont les pièces dont elles sont armées.

Félidés (Chat, Lion, Tigre, etc.). — La formule de ces animaux est : pour les dents temporaires $I \frac{3}{3}\ C \frac{1}{1}\ M \frac{2}{2}$ et pour les dents permanentes $I \frac{3}{3}\ C \frac{1}{1}\ Prm \frac{3}{2}\ M \frac{1}{1}$.

Les incisives sont très petites, les canines très puissantes au contraire, les prémolaires de taille croissante jusqu'à la quatrième, qui, en haut, est la *dent carnassière* et qui, en bas, est représentée par la première molaire.

Canidés (Chien, Loup, Renard). — Dents temporaires : $I \frac{3}{3}\ C \frac{1}{1}\ M \frac{3}{3}$; dents permanentes : $I \frac{3}{3}\ C \frac{1}{1}\ Prm \frac{4}{4}\ M \frac{2}{3}$.

Les incisives sont mieux développées et trilobées en haut; les canines sont toujours volumineuses, mais un peu aplaties d'avant en arrière ; les prémolaires un peu plus développées; la dent carnassière présente un tubercule interne, les autres molaires ont une face triturante : toutes dispositions qui indiquent une armure buccale destinée à permettre à l'animal une alimentation moins exclusivement carnée que celle des Félidés, alimentation que leurs forces, leur souplesse, moins développées, rendraient plus incertaine.

Ursidés. — Mêmes formules dentaires. Mais ces

animaux, placés pour la plupart dans des conditions moins favorables à l'alimentation carnée, possèdent des dents dont les caractères deviennent de plus en plus propres à une alimentation mixte. Les incisives se développent, les canines s'atténuent, la dent carnassière devient difficile à reconnaître ; la face triturante des molaires s'accentue. Chez quelques Ours, destinés à vivre en herbivores exclusifs, la dentition répond absolument à ce genre d'alimentation.

Insectivores. — « Les incisives semblables à des pinces, les canines émoussées et atrophiées, les molaires hérissées de tubercules aigus, tels sont les caractères communs du plus grand nombre des insectivores ». (Tomes.)

Le *Hérisson commun* a pour formule : $I \dfrac{3}{2}$ Prm $\dfrac{4}{3}$ $M \dfrac{3}{3}$. Les incisives centrales sont caniformes et les latérales se rapprochent des prémolaires, la quatrième prémolaire devient brusquement volumineuse et semble se distinguer assez peu des molaires vraies. On a discuté pour savoir si le Hérisson avait des canines ou non : la dent qui se trouve suivre immédiatement les incisives ayant deux racines et un tubercule semblable à celui des prémolaires, la réponse semble devoir être négative.

Il en a été de même pour la *Taupe*, pour laquelle on n'a pas donné moins de cinq formules successives ; et cette difficulté tient encore à l'impossibilité de déterminer la canine. La dent qu'on pourrait qualifier de canine est en effet la plus développée, mais elle possède également deux racines, dont l'une s'implante dans le prémaxillaire ; de plus, celle qui lui correspondrait à la mâchoire inférieure se placerait *en arrière* de celle-ci quand les mâchoires sont rapprochées : deux faits en contradiction avec les théories admises à ce sujet.

Une disposition particulière de certaines faces triturantes des molaires a fait donner à ces dents le nom de *dents en* W (Urotrichus), à cause d'une crête médiane.

Lémuriens. — Les Lémurs ont des incisives supérieures petites, des incisives inférieures longues et grêles ; leur canine supérieure est conoïde et bien développée, mais la dent qui lui répond à la mâchoire inférieure tombe *en arrière*, c'est-à-dire que si physiologiquement c'est bien une canine, morphologiquement, c'est une prémolaire.

Le *Cheiromys* se rapproche des Rongeurs non seulement par ses incisives à accroissement indéfini (p. 306), mais encore par d'autres caractères : il n'a ni canines, ni prémolaires, et ses molaires ressemblent de très près aux molaires des Rongeurs.

Singes. — Ces animaux sont si proches de l'Homme que nous n'avons qu'à montrer les côtés de leur dentition qui s'éloignent de la nôtre.

Ces caractères sont différents selon que nous considérons les Singes du nouveau continent ou ceux de l'ancien.

Les premiers ou *Platyrrhiniens* ont une formule dentaire qui suffit à les distinguer : $I \frac{2}{2} \, C \frac{1}{1} \, Prm \frac{3}{3}$ $M \frac{3}{3}$, soit *36 dents*.

Certains Singes de l'ancien continent n'ont que 32 dents : mais ils possèdent sur ce nombre 3 prémolaires et 2 molaires seulement.

Les Singes de l'ancien monde ou *Catarrhiniens* (Gibbon, Chimpanzé, Orang, Gorille), ont la même formule dentaire que l'Homme : $I \frac{2}{2} \, C \frac{1}{1} \, Prm \frac{2}{2}$

M $\frac{3}{3}$. Ils s'en distinguent par les caractères suivants :

Incisives centrales énormes, incisives latérales relativement très petites, canines très développées, et présentant nettement le caractère sexuel (n'acquièrent leur volume caractéristique que dans la dentition permanente, apparaissent plus tard chez le mâle et sont chez celui-ci beaucoup plus développées que chez la femelle) ; existence à la mâchoire supérieure d'un diastème dans lequel vient se placer la canine inférieure ; prémolaires implantées par trois racines ; gradation marquée du type des dents. Ces caractères sont ceux des dents de Gorille, c'est-à-dire du Singe le plus rapproché de l'Homme ; au contraire, l'Orang, qui en est beaucoup plus éloigné par l'ensemble de son organisation, se trouve avoir une dentition plus semblable à la nôtre.

Enfin, il est un caractère qui éloigne absolument tous les Singes connus de l'Homme le moins développé, c'est le prognathisme exagéré et la forme carrée de l'arcade dentaire due à la saillie de la canine. « Les divergences entre la dentition d'un Sauvage et celle d'un Singe, dit Tomes, sont *beaucoup plus grandes* qu'entre la dentition de l'Européen et celle du Sauvage. »

TABLE DES MATIÈRES

DEUXIÈME PARTIE

ANATOMIE DENTAIRE

TROISIÈME PARTIE

DES DENTS CHEZ QUELQUES ANIMAUX EN PARTICULIER

FIN DE LA TABLE DES MATIÈRES.

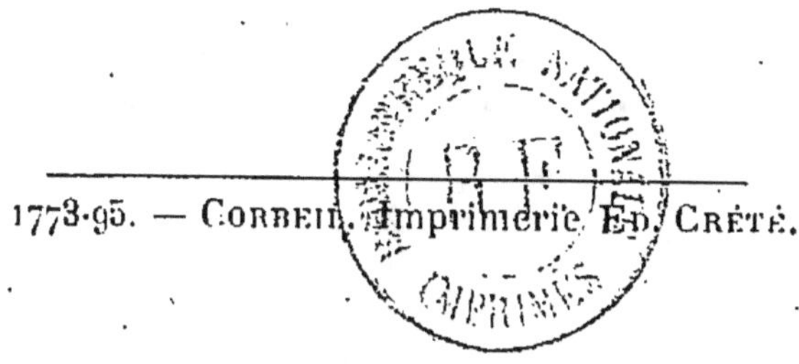

1773-95. — CORBEIL. Imprimerie Éd. CRÉTÉ.

FABRIQUE DE DENTS MINÉRALES & D'ARTICLES DENTAIRES

JULES FRIESE

Inventeur de l'ÉMAIL PLASTIQUE

23, rue de la Chaussée-d'Antin, Paris

Le nouveau Ciment ÉMAIL PLASTIQUE DIAMANTIN est le plus dur et le plus solide de tous ceux connus jusqu'à ce jour. Très facile à employer, il durcit aussitôt introduit et serré dans la cavité. **Au bout de cinq minutes, ni la lime, ni aucun acide ne peuvent l'attaquer.** Ce n'est plus une obturation provisoire, mais bien une permanente. Etant de véritable émail, il imite parfaitement celui de la dent; aussi rend-il facile la reconstitution des parties de dent disparues.

Il se fait en six nuances et chaque boîte d'une teinte est vendue 20 francs.

Comme par le passé, l' « *Émail plastique* », **le plus ancien et le plus en vogue de tous les autres mastics,** se vend 12 fr. 50 la boîte.

Ces deux articles sont vendus à garantie.

LIBRAIRIE J.-B. BAILLIÈRE ET FILS

Traité théorique et pratique

DE L'ART DU DENTISTE

Comprenant

L'anatomie, la physiologie, la pathologie, la thérapeutique, la chirurgie, la prothèse, l'hygiène, et un Formulaire des maladies de la bouche et des dents,

Par **HARRIS** et **AUSTEN**

Professeur au Collège des dentistes de Baltimore.

2' Édition, annotée et augmentée

Par le Dr E. ANDRIEU

Chirurgien-dentiste des Hôpitaux de Paris.
Professeur à l'École dentaire de Paris.

1 vol. gr. in-8, 1104 pages avec 572 figures, cartonné.
Prix : 20 francs.

LIBRAIRIE J.-B. BAILLIÈRE ET FILS, 19, RUE HAUTEFEUILLE, PARIS.

Formulaire de l'Antisepsie

Par H. BOCQUILLON-LIMOUSIN   ET DE LA DÉSINFECTION

1 vol. in-18 de 306 pag., avec fig., cart. 3 fr.

FORMULAIRE DES ALCALOIDES

Par H. BOCQUILLON-LIMOUSIN   ET DES GLUCOSIDES

Introduction par G. HAYEM, professeur à la Faculté de médecine de Paris.
1 vol. in-18 de 318 pag., avec fig., cart. 3 fr.

Formulaire du MASSAGE

Par le Dr G. NORSTROM
1 vol. in-18 de 268 pages, cartonné. 3 fr.

Le massage est de plus en plus employé en thérapeutique.

On trouvera dans ce Formulaire le résultat d'une pratique déja longue et le fruit d'un travail aussi personnel et aussi original que possible en même temps que le résumé des nombreux travaux antérieurs de l'auteur. Il n'interessera pas seulement le masseur de profession, mais encore et surtout le médecin praticien. Car à côté du manuel opératoire (effleurage, friction, pétrissage, tapotement) et de la technique physiologique, il renferme un grand nombre d'aperçus nouveaux ressortissant du domaine de la pathologie.

Formulaire des Eaux minérales

de la Balnéothérapie & de l'Hydrothérapie

Par le Dr DE LA HARPE
Professeur de balnéologie à l'Université de Lausanne
Introduction par le Dr *Dujardin-Beaumetz*, membre de l'Académie de médecine,
1895. 1 vol. in-18, de 300 pages, cart. 3 fr.

Formulaire des Stations d'Hiver des Stations d'Été et de Climatothérapie

Par le Dr DE LA HARPE
1895. 1 vol. in-18 de 300 pages, cart. 3 fr.

Formulaire de MÉDECINE et de CHIRURGIE **DENTAIRES** Par N. H. THOMSON
Chirurgien-Dentiste de la Faculté de Médecine de Paris.

Maladies et Hygiène de la bouche et des dents
1 vol. in-18 de 228 pages avec fig., cart. 3 fr.

ENVOI FRANCO CONTRE MANDAT POSTAL

www.ingramcontent.com/pod-product-compliance
Lightning Source LLC
Chambersburg PA
CBHW051259060726
47596CB00001B/176